現代医学と社会

―〈医学概論〉講義―

森本 兼曩

……［監修］……

朝倉書店

序

　医学概論は,「医学・医療とは何か」を,大きく変容していく社会の中で,疾病の診断・治療や予防・健康増進医学のもつ21世紀的意義について他の学問分野と関連させながら,明らかにし理解することを目的としている.ここでは,医学が本来内包している社会性,人間性に視点を定め,あるべき「医学とは何か」を考究する点に特徴がある.

　日本における近代医学医療の歴史は,19世紀中葉,大阪北浜に緒方洪庵により開設された蘭学所,適塾にその端緒を求めることができる.適塾は,後に慶應義塾大学を創設した福沢諭吉など,近代日本を構築する上でのっぴきならない活躍をした人材を輩出したが,その流れは現在の大阪大学医学部につながっている.大阪大学における医学概論の講義は,1941年に澤瀉久敬により,日本で初めて開講された.澤瀉は,文学部で哲学を修めた人物であるが,西洋医学を基礎づけている科学という概念とその本質について,哲学者としての鋭い視点で考察を重ね,学生たちにも医学医療について考えることを働きかける意義深い講義を行っていた.

　その後,この医学概論講義は中川米造教授に受け継がれ,社会の中の医学としての位置づけを明確にし,半世紀を越えて今に流れている.小生自身,中川米造教授が退官後,医学概論講義を再構築するに際し,医学医療の概念や実践的方法論についての学術的知識を伝授していくのみならず,激動する社会の中で変容を余儀なくされる個人と社会の健康事象に注目し,人間的な眼差しや感性に満ちた思考を涵養したいと考えた.また,講師の先生方一人一人が心内に秘めておられる,未知なるものを一途に考究していくすさまじいばかりのパッションに直にふれ,医学することの素晴らしさに感激してほしいとも願った.

　さらに,より人間的な医療体系の探求や,病院,診療所の中での患者-医師関

係の充実に特化することなく，社会の中の医学医療として，例えば，水俣病に代表される公害克服の社会病理医学的貢献についても強く関心をうながした．

　ここ四半世紀，精神心理的なストレスの健康や発症・病状の転帰に及ぼす影響が，医学・心理学分野で次々と明らかにされてきた．このような新しい健康・疾病構造に対応するための異なる視野からの示唆を，河合隼雄先生にお願いした．自らの生き様の結果として発症する生活習慣病と主体的にかかわりをもたざるをえない21世紀のわが国にあって，ユング流の無意識世界の考察理解の重要性を直接・間接に認識させてくれる，立派な論考をいただくことができた．

　このような視点から医学医療を考究していくために，各分野屈指の先生方の講義を重ねてきたが，受講する医学生のみならず，伝え聞いた方々からも講義論考集としての出版を強くすすめられた．事実，本書の編集作業を自らすすんで担当してくれた駒沢伸泰君は，数年前に医学生としてこの医学概論を受講し，感銘を受けた学生の一人である．

　講義をお願いした先生方は，その道，第一流の医学者であるが，それ以上に人間としてなんとも魅力的な雰囲気を漂わせた方々である．このような先生一人一人による語りかけとしての側面を残す意味で，文体もなるべく講義としての流れや口調を残すように編集方針を定めた．医学生や関連専門職の学生のみならず，一般の方々が21世紀の医学医療についてごくふつうの言葉で理解できるように配慮したつもりである．本書が，医学生の医学概論入門書としてのみならず，広く，生活習慣病・健康医学を中心テーマとした人間性に満ちた医学医療の展開について，関心ある方々にも考えていただく端緒として貢献することを，心から祈っている．

　2005年初春　千里にて

監修者　森　本　兼　曩

目　　次

[総　論]

医学医療の目指すもの――21世紀の健康医学／森本兼曩―― 1

　先進国の疾病構造は，病原菌やウイルスによる感染症から，かつては成人病と呼ばれた生活習慣病へと変容してきました．これは生活環境の改善と食生活などライフスタイルの健全化により感染症が制圧され，寿命が延進した結果，急速に生活習慣病の比重が増してきたためです．このため，医学医療も大きな変化の時期を迎えています．生活習慣病を予防する，または発症を遅らせ，日々の生活の質（QOL）を維持向上させるために21世紀の医学医療は何をなすべきか，特に，予防医学と健康増進医学の重要性について概説します．

▶感染症から生活習慣病へ／健康医学の重要性／ライフスタイルと生活習慣病／予防医学と健康増進医学／予防・健康増進医学の実践／健康予知予測の医学

[特別寄稿]

1．ライフサイクルの意味するもの／河合隼雄 ―― 19

　人生は，幼・少年期，青年期，中年期（熟年期），老年期と各ステージ（段階）を経て流れていきます．各々の期の特徴について，古い時代から文化として培ってきた知恵とともに，20世紀におけるフロイト，ユング，エリクソンら心理学者，精神分析学者の研究と成果を，また，「無意識」という意識と深層心理学の関連を紹介します．さらに，近代医学では，身体の病気に関して，心と体を明確に分離して考える立場をとっています．しかし，心理学の専門家として，心の方も考える重要性について論述していただきます．

▶医療とライフサイクル／ライフサイクルの研究／古人の知恵／中年の危機／老いと死／病気と物語

[各 論]

2. 南方熊楠が残した21世紀の日本へのメッセージ／松澤佑次 ——— 35

南方熊楠（1867-1941）という近代日本を代表する博物学者は，研究を進めていく中で，世の中の事象を「物」としてではなく「心」と交わってできる「事」としてとらえる大切さと，何事も「不思議」としてとらえ，これには底がないと認識する大切さという概念に到達しました．技術と人間性の調和の大切さを説くようになったいきさつと彼の深い洞察力に触れます．彼の考え方と研究の進め方を，今後の医療および医学研究に生かす重要さについて講義していただきます．

▶ internationalism と nationalism／「事の学」と「不思議学」／paralyzed academic investigator's disease syndrome（PAIDS）と patient-oriented research／未来医療

3. 寿命の科学／古川俊之 ——— 43

現代は，特に日本は史上比類のない高齢化社会といわれています．加齢ないしは老化を生物学的に研究するとともに，数理的に研究することも重要です．生存と死亡秩序の数式化（年齢別死亡率の数式化）によって，現代人だけでなく野生動物や鳥類の，さらに縄文人の生活（生存）状態も理解できます．日本では，第1回（1891年）から現在に至る国勢調査のデータがあり，これらの解析から，これまでの日本国民の生命力の増大と将来の高齢化が予測できることを講義していただきます．

▶ 人口構成／生存率と死亡率の定式化／ワイブル関数の導入による展開／生命力の定義，定式化／分析結果からわかること

4. evidence-based medicine（EBM）／福井次矢 ——— 62

約10年前にカナダのマクマスター大学一般内科・臨床疫学のグループが提唱したEBMは，今や全世界的な医療の行動指針になった感があります．evidenceとは膨大な数の患者さんの症状，治療，さらに結果に関するデータのうち的確なものをデータベース化したものです．医師は診察室にいながら世界の専門医師と対話できることになります．この章では，EBMの手順，活用場面，医師の行動や患者の

アウトカムに与える影響について講義していただきます．
▶臨床的上のエビデンス／臨床判断のよりどころ／EBMの特徴，独自性／臨床疫学の重要性／EBMの手順で作成する診療ガイドライン／本邦発のエビデンスを

5．現代医療とターミナルケア／柏木哲夫 ———————— 75

人間は，生まれてきたからにはいつかは死ぬという運命をもっています．病気には，治療して治るものと，癌の末期のように治癒に導けないものとがあります．前者と後者では医療者は全く異なる対応が必要です．後者の場合には，患者さんの苦痛を緩和し，残された生活の質，命の質を上げ，悔いのないお別れができるようにすることです．この章では，医療者がすべきこと，家族がサポートすべきことについて講義していただきます．
▶日本人の死に場所の変化／病院死の問題点／近代病院の四大事業／死の医学化／全人的な死／ターミナルケアの三大要素

6．終末期医療における「つながり」──痴呆老人を例として／大井　玄
———————————————————————————— 91

私たちは自然とのつながり，人とのつながりの中で生きて（生かされて）います．先生は，痴呆老人はその「つながり」がどのように働いているかを最も明瞭に体現している存在であると考えておられます．まず，痴呆病棟における痴呆老人の実態について詳細に講義していただきます．医療者として，その「つながり」をどのように，またどこまで維持するのかが終末期医療では試されます．これについて，今から考えておく必要性を講義していただきます．
▶人と人のつながり／痴呆老人の医療と介護／痴呆老人の不安と恐怖が引き起こすこと／痴呆老人のコミュニケーションの特徴──情報の共有と情念の共有

7．「水俣病の医学」が教えるもの／原田正純 ———————— 108

公害は環境を汚染するだけでなく，人体にはかり知れない悪影響をもたらします．その中でも，公害の原点といわれている水俣病は，その発生機序において人類初の経験であり，原因究明も困難を極めました．水俣病の発見から取り組んでこら

れた先生に，原因究明の過程をたどりながら水俣病の本質に迫り，世界の水銀汚染の現状も説明していただきます．この講義によって，環境と人間とのかかわり合いについて，みなさんに深く理解してもらいたいと願っています．
▶水俣病との遭遇，患者の苦悩と苦境／水俣病患者の症状と発症に至る食生活／水俣病の新しい展開――有機水銀は胎盤を通過する／新潟水俣病（阿賀野川水銀中毒）の発生／新潟水俣病がもたらした熊本水俣病患者の見直し／無機および有機水銀中毒と食物連鎖／外国における無機および有機水銀中毒

8．産業医学論／小泉　明 ─────────────── 143

産業医学とは，医学のいろいろな分野を束ねた総合医学であり，働く人の健康に立ち向かい解決する医学の実践体系です．戦後すぐの劣悪な労働条件，職場環境が引き起こしたいわゆる職業病の解決から出発して，現在は職場の衛生管理，環境管理によって，業務上疾病の予防をしています．各職場で，事業者は政令の定めるところにより，医師を産業医として選任し，その者に労働者の健康管理を行わせるとあります．医師の役割と関連した事項について講義していただきます．
▶産業医学の教育研究／産業保健活動／産業医学の研究テーマ

9．医療経済論／西村周三 ─────────────── 157

現在，医療費の高騰が非常に大きな問題とされています．この講義前半では，国民医療費と医療保険制度にかかわる基礎知識を最新のデータに基づいて解説し，後半では保健・予防を含む個別診療行為の「費用・効果分析」を事例に基づいて説明していきます．これからの医師は，経済についての基礎知識をもつことが求められており，個別診療行為の経済的観点からの見方が重要です．緊急の課題としては医療の標準化と，高齢化の進行とともに医療と介護の区別をする必要性を講義していただきます．
▶医療経済学――費用対効果の概念／医療保険改革および老人医療費の財源問題／経済全般と医療費の関係／リハビリテーション医師の重要性／慢性疾患と急性疾患への取り組み

10. 医療行為論／武井秀夫 ―――――――――――――――――― 171

医師には，一方では，質の高い医療を支えうる高度な知識と先端化に伴う倫理問題への対応が求められ，他方では，医療の「非人間化」という批判にも応えなければならなくなっています．高度化する医療に対応した教育と，病者への「全人的な」対応能力を育む教育はどこまで両立するのでしょうか．前者は「科学」教育の問題であり，後者は「文化」教育もしくは「人文」教育の問題です．医療人類学的な観点から，医療への批判・批評は解決できるのかという点に焦点を当てて講義していただきます．

▶現代医学の人間観，身体観／人間観，身体観と医学教育の構成／診療実践と医学的思考様式の再生産／「説明モデル」からみえてくるもの／病気と異常／身体という文脈，生活（史）の文脈／医療は「人間化」できるか

11. 医療倫理学：患者‐医療者のよりよき関係を求めて／村岡　潔 ― 197

臨床医療の最も基本となる「患者と医療者」で形成される人間関係（患者‐医療者関係）のあり方について考えます．系統的に教育され，経験をもつ医師とそうではない患者の間の会話はどう行われるべきか，特に，インフォームド・コンセントに代表される患者‐医療者間のコミュニケーション（情報の交換）はいかにして行われるべきかに焦点を当てます．患者および患者の周囲の状況は千差万別であり，画一的なコミュニケーションの方法はありません．事例をあげて，コミュニケーションのあり方について講義していただきます．

▶＜患者‐医療者関係＞の見方／「バイリンガル」としての医療者／＜患者‐医療者関係＞の3つのモデル／倫理学のアプローチ／「患者の権利章典」／ケーススタディ

12. 医療とは何か／中川米造（中川　晶）――――――――――― 225

先生が71歳で癌の転移が発見されてから講演されたものをテープ起こしたものです．体調から聞き取りがたい箇所がありましたが，ご子息の晶先生（大阪産業大学人間環境学部助教授）に補足，加筆していただき，ご了解の上，掲載しました．医師としてと同時に末期の癌患者としての思いが交錯した複雑な心情を吐露されたものです．最終章で，医療者が患者に対し心を開くことの大切さを述べて

おられますが，非常に示唆に富んだ内容で，まさに，医学者・中川米造先生の白鳥の歌となりました．
▶医療の原点／科学的な医療とマネージドケア／医療の限界／現代の医療への疑問／医学の論理とパラダイムシフト／医療の原点に戻ろう——医療者が心を開く

編者あとがき
過去の医療から未来の医療へ／駒沢伸泰 —————— 239

索　引 ——————————————————————— 243
講師プロフィール ——————————————————— 247

[総 論]

大阪大学大学院医学系研究科教授　森本兼曩

医学医療の目指すもの——21世紀の健康医学

　医学医療は，今大きな曲がり角に立っています．今までは，病気の主原因は病原菌とウイルスでしたから，比較的に簡単な医学医療モデルで健康（疾病）構造を説明し，それぞれの国々で医療体系を構築してきました．つまり，ウイルスや病原菌が体内に入って増殖し，ある種の病理的な変化で疾患が進展していきます．それを診断し，的確な処方箋を書いて，内科なら投薬，外科なら手術，そういう形で治っていました．しかし，これは感染症時代の出来事であって，ヨーロッパ，米国，日本などアジアの一部の国々では，そういう時代は過ぎ去ろうとしています．今や，みなさんがドクターとして外来や病棟に入って診察する患者さんは，そのような感染症は——もちろん風邪をひいたとか，肺炎はありますけれど——少なくなり，全体の疾病死亡構造からすると，8割以上が生活習慣病です．

　この近年における疾病健康構造の変容は，ギリシャから続いている2000年余の西欧医学の歴史では非常に画期的な推移なのです．病気の原因と健康破綻のプロセスそのものが劇的に変わった．そういう時期にみなさんは医学部で学び，これから医学研究を行い医師として医療を実践するわけだから，考え方自体を思い切り変えなければなりません．

■感染症から生活習慣病へ

　現在の医学部教授の多くはやはり感染症モデルで教育を受け，研究し，あるい

は臨床医療の実践を行い，教授職につきました．これは業績をみれば疑いないことです．しかし，みなさんが担うこれからの医学医療は，感染症モデルではなかなか制御できません．個々の教授が授業でおっしゃったかもしれませんが，50数年前は結核を中心とした感染症が猛威をふるっていました．ですから，診断も治療もそういう点では比較的に単純でした．結核，例えば肺結核は，結核菌が入って肺で増殖してなるわけですから，その診断法は確立しています．診断がつけば，抗生物質なりを処方して飲めるような状況づくりをします．つまり，正しい服薬のコンプライアンスを高めるような患者-医師関係をつくるわけです．実際，適切に飲むと，結核菌はどんどん死滅していき，ほとんど完全に治癒します．相手が病原菌だからこれはほとんど完全に治癒できます．

ところが，生活習慣病は読んで字のごとく，病気の原因は一人一人の生活習慣，生き様です．その原因を，これだといって，物理化学的，生物学的にidentifyするのは困難です．癌とか心臓病，脳血管疾患や糖尿病やアトピーは，その病原菌があるわけではありません．生活習慣病はすべて一人一人の生活習慣が主要な原因で発症するわけだから，個人のライフスタイルが問題であり，治すといっても生き様は個性そのものだから，その変容はそう簡単ではありません．本当に治療医をやるなら，全人的に，非常にたくましい人格をもっていないと，患者さんの行動変容にまで迫れません．「お薬を飲んでおきなさい」といって処方箋を書いて，患者さんの顔ではなく自分の手元の検査データばかりをみていたのなら，誰もきちんと飲まない．誰も自分の個性なんか変容させないでしょう．そういう点で，真の意味の病気を治療する方法そのものが，非常に難しくなってきています．そういう時代の医学医療をみなさんは担うわけです．

この医学概論講義は，このような時代に，みなさんが対応できるような基本的な感じ方考え方を，できるだけ伝えたいと思い，企画しました．完全に満足できるカリキュラムではないけれど，できるだけ努力して，今いったような視点で，しかも医学の将来を見つめておられるような先生方をお呼びして，講義をしてもらっています．

それでは，これからの医学はいったい何を対象にどんなふうに考えるのだろう，

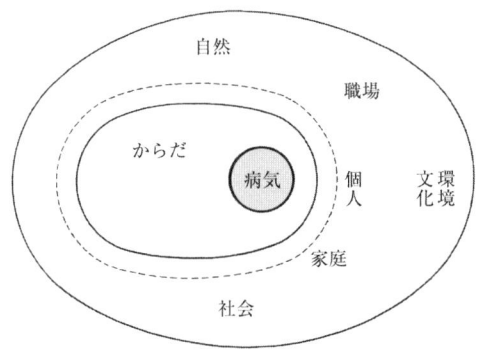

図1 医学医療の対象——病気と健康（中川米造教授講義資料より）
病気は体の中の問題，健康・不健康は個人と環境との間の問題である．

ということを少し具体的に話します．これから1時間近く私と一緒に考えてほしいわけです．まず自分自身が，患者さんの思いとか苦しみをどこか深いところで理解できるような人間にならないといけません．必要な知識がないのはもちろん困るけれど，それ以上に感じ方とか考え方を十分練らなければいけません．そのために医学部の教授は，学習カリキュラムについていろいろ考え準備し，若い先生もみなさんのためにがんばっています．いうまでもなく医学は，人間を対象とした最大の広がりをもつ学問体系だと思います（図1）．では，いったい何をやるのか．現在の医学部・医学系大学院は大きく3つの分野で構成されています．臨床医学，基礎医学，社会医学です．医学部カリキュラムの大部分は個人の身体を対象にした学問体系で組まれています．もちろん人間だから，精神性，心とか心理的な状況は非常に大きな意味をもつのですが，なかなか今の医学部の教授だけではそれを十全に教える体制がありません．でも，これは重要であることをみなさんは覚えていてください．これから21世紀はそういう部分が，すごく大きな研究分野になる．身体のことは徹底的に先輩たちがすでに研究している．身体を対象にした研究で何かやろうとすると，相当な粘り強さが必要です．私であれば，これからはむしろ精神性とか心というような人間らしい部分の医学研究をします．

医学は弱い人間を大事にする学問です．ずばりというと病気の人です．病気の

人は弱い，働けない，ひょっとしたら自分で生活できないかもしれない．体が痛いと，精神的にもうまく動けないから，そういう弱い人つまり，病気をもった人は20世紀の医学医療の主要な対象だった．どうして20世紀は，こういう人が特に医学の対象になったかといいますと，19世紀後半に非常に優秀な人たちが多数輩出し，感染症の病理と診断治療法が確立した結果，病気が治るようになった．

20世紀は診断，治療さえ正しくできたら病気を治せた時代，だから患者さんを前にしても堂々とやれた．体の中の病気の部分を対象に研究する学問が臨床医学です（図1）．私たちは20世紀の医学の影を背負っているから，医学＝臨床医学と思いやすい．歴史的にみたら臨床治療医学は，人間全体をみる医学の一部分なのです．もちろん，弱い人，病気の人は大事にしないといけない．そのことがいつの時代でも，医学医療の出発点ですから．

さて，次は基礎医学の役割ですが，例えば生理学は，病気も健康な部分も含めて，人間が生まれてから死ぬまで100年足らずの間，然るべく成長し，悩み，活動していく生物学的機構を研究する．また，病理学は，どのような機構，プロセスで健康な人体（臓器や組織，細胞）が病気になっていくかということを研究する．しかしどうでしょうか．自分以外の人間や文化，社会環境総体から学んだものが不健康であると，それが原因で発生するのが生活習慣病なのです．だから，自分の体だけで完結する，こういう医学のみをやっていたのでは，生活習慣病そのものが理解できません．

健康医学の重要性

社会医学は何をやるか．社会医学はいわば個人とそれ以外の外側とのinteractionを研究活動対象とします（図1）．環境と個人とのinteractionとその結果としての健康状態（健康度）を的確に科学的に理解しないと，結局は最も多くの人が悩んでいる生活習慣病の原因と，その成り立ちがわからない．医学は臨床治療医学だけやると思っている人がいると思うけれど，臨床治療医学は医学の一部分で，歴史的にみると，これだけでうまくいっていたのは，20世紀の短い時期でした．そもそも，近代医学医療が社会に普及する以前から主要な感染症に

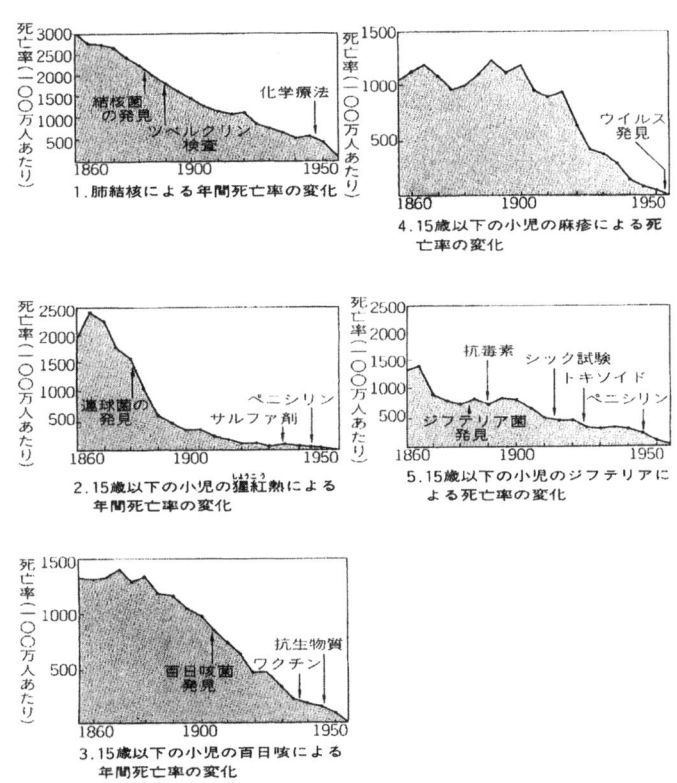

図2 医学の進歩よりずっと早く死亡率は低下した
(Kaas, E. H.：*Journal of Infectious Diseases*, **123**：110-114, 1971による)

よる死亡は激減していた事実は，今やよく知られるようになり，英国の国民医療制度（NHS）改革の理論的根拠にもなりました（図2）．

　21世紀の医学を担う皆さんは，社会的存在としての個人とその心身に生じるいろんな健康事象を理解しなければならない．生活習慣病は，一人一人の毎日24時間の生活の仕方と，加齢により生じる健康度の低下とが相乗して起こります．ライフスタイルが不良だと，健康度の低下，老化が早く進行する．ライフスタイルが良好だと，ゆっくり老化する．「ライフスタイル-健康度モデル」でぴったり当てはまるというデータを，私が担当する環境医学講義でもっと詳しく説明

します．私の教室はここ20年近くそういうことを研究しています．健康度は重要な生活習慣病発症の要因となる．しかし感染症時代には結核菌がこんなにあると顕微鏡でidentifyできるのに，健康度は顕微鏡では観察できない．健康度を客観的な「手つき」で評価する手法を，医学的に研究しているわけです．

健康度を決定する要因たるや，非常に多くのものがある（図3）．健康をベクトルとして考えると，その大きさは，まずはその一人一人がもっている外的な環境——家族，友人，職場，学校というようなコミュニティーで決まる．いうまでもありませんが，人間はbiologicalにはヒトですから，生物学的な状態，どういう遺伝子をもっているか，どういう能力があるかということも，重要です．主観的な自己，これは一人一人がどのような意思とか決断とか所信をもっているのかで，社会的な存在の証（あかし）にあたります．

社会的に役割をもち，充実して生きていることは，健康度を決める上で重要な要素です．これは空想でいっているのではなく，大きな学問的な成果がすでにあります．欧米では宗教学とか，心理学とか，哲学には非常に多くの蓄積があります．日本では，特に戦後にそういうものはまずいという判断があって，いったん教育の対象から外されました．そういう文化的伝統的な感じ方はまだ教育体系の

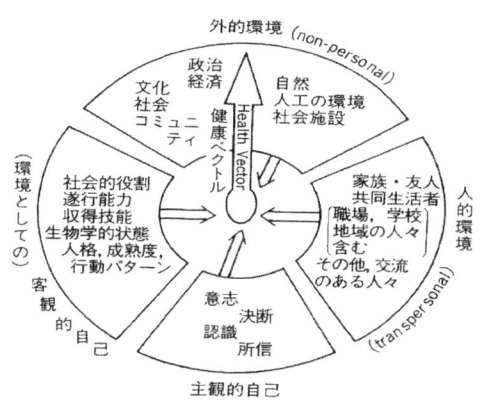

図3 健康度の決定要因
個の主体的な健康状況がその環境で支えられていることを概念化したヘルスサポートモデル（今中，森本）．

中に回復されておりません．みなさんもヨーロッパに留学されることが将来多いと思いますが，ヨーロッパでは，こういう部分をみんな非常によく考えています．個人だけで生きているのではありません．社会がもっている文化財産としての感じ方やモラルなど，人間性の大切さを考える時間を，医学教育の中でも，とりたいという話をしているのです．みなさんも，世界から尊敬されるような人間が日本で育つ土台をぜひつくっていってください．そういう文化の中で，みなさんは医師として一人一人が尊敬を受けるし，医学界全体も尊敬を受けます．みなさんには義務がある．みなさんは医学部に入るために，小学校から遊びたいこともやめて，勉強してきた．その成果のselectionでみなさんは入れた．一方で，みなさんの何倍もの人が医学部に入れず違う人生を歩んでいるのだ，という事実はいつも心しておかなければいけません．なかなか伝わりにくい部分ですが，医師の資質としてこれは非常に重要です．

ライフスタイルと生活習慣病

　健康というものはこのように大変に多様な要素で構成されています．今まず，縦軸に健康度をとってみると，この健康ポテンシャルは，加齢とともに落ち始め心身ともにいろんな調子が悪くなる．これは病気ではない．もっと落ちると健康診断で異常値が出る．さらに，本当に臨床的に診断可能な疾病状態になる．その後，長い闘病を経て死亡する．これを，「ライフスタイル-健康度モデル」と説明しています．ライフスタイルが良好であると，健康度の低下はゆっくり起こり，不良であると早く起こる．だからこそ，ある人は40～50歳で癌や脳卒中，糖尿病になるし，ある人はそのころはピンピンしていて，80～90歳まで元気に生きるわけです．では，どのようにしてライフスタイルの良否を科学的に評価すればよいのですか．感染症ならば，顕微鏡でみて病原菌があることがわかる．しかし，ライフスタイルなんて顕微鏡のような手段がないから，なかなかそういう判断ができない．これは重要な医学の最大の課題といってもいい．社会の変化は先行してずっと先へ行ってしまっています．21世紀が健康医学の時代であるゆえんです．

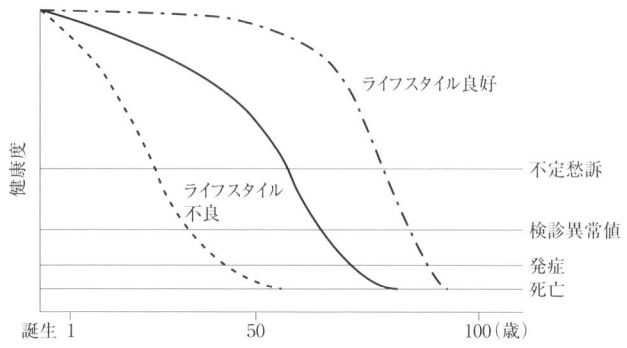

図4　ライフスタイル-健康度モデル（森本原図）

このモデル（図4）では，出生時点で，健康ポテンシャルがすべての人で等しいとしていますが，実はそうではなくて，遺伝素因でスタートの高低が決まるわけです．非常に多様な遺伝的多型があります．顔が違うように全部遺伝素因も違う．しかも，この加齢による健康ポテンシャルの変化の仕方も，遺伝的な制御を受けています．同じところから始まっても，変化が遅い遺伝素因をもっている人と，速い遺伝素因をもっている人がいますから，ずいぶん複雑な要素があります．したがって，遺伝学も生活習慣病の医学の中で重要な役割を果たします．健康医学は，この複雑な変化を科学的かつ人間的に明らかにしていく学問です．一方，ライフスタイルは社会，環境から学んでいきます．この世代から世代へのライフスタイル伝達は，ミーム（meme：模伝子）によってなされます．このミームの概念は「利己的遺伝子」で著名なリチャード・ドーキンスによって紹介され，世界中に広まっています．この学びの方を研究するのは，社会医学の独壇場とまではいわないけれども，かなり社会医学の役割が大きい．個人と外環境とのinteractionを研究活動対象にするのが，社会医学でした．

社会医学って何をやるのだろう，社会医学の目指すものは何か．この第三の医学の本質について，私は全国の医学生が集まる社会医学セミナーで毎年講義しています．いろんな役割がありますが，まずは医学全体の統括者としての役割です．地図で例えていうと，世界地図をやるわけです．日本の地図の大阪府の大阪市だ

け，または吹田市だけを細かくやるのも重要です．しかし，世界地図全部を論じる人がいないと世界は成立しません．医学全体を対象スペクトルにした統括的な役割が，社会医学にはあるわけです．これが一番重要な局面に入っているのに，なかなか医学全体の中でその重要さが理解されていない．

　21世紀における医学の中の社会医学の役割を一言で表すと，「すべての人々が充実した日々の生活，労働を通じて一生涯の間に高い自己実現を達成するための健康基盤を確保すること」なのです．健康でなければ一生懸命やれない．そういう点では健康を失った病気の人を治す臨床医学は重要です．その学問的基礎，根拠を研究する基礎医学もすごく重要です．これはもう論を待たない．しかし，一方で，人間は生きている間にできるだけ高い自己実現を目指そうとします．みなさんも苦労して勉強してmedical schoolに入り，何かやろうとしているわけでしょう．しかし，一般的にいって，自分が病気だったり，いろんなハンディキャップがあったりすると，思いどおりにはいかない．だから，健康基盤が高ければ高いほど，一人一人の思いが100年足らずの人生の中でより良く達成されます．そういう健康基盤をきちっと確保することが医学，特に社会医学の役割です．

予防医学と健康増進医学

　よりよく生きるためには，健康ポテンシャルはなるたけ高い方がよい．そういう点では21世紀医学には2つの大きな目的があります．一つは生活習慣病に対する予防医学です．もう一つは，well-beingとquality of lifeの向上を目的とする健康増進医学です．健康度そのものを上げるような医学です．加齢とともに健康ポテンシャルが落ちてきて病気になっていくのですが，1年でも2年でも10年でも発症を遅くしようとする．そういう予防医学も重要です．しかし，予防医学は病気の方をnegativeにみています．健康増進医学はもっとpositiveな明るい方をみています．両方とも重要な医学の分野です．予防医学あるいは健康増進学について今やたくさんの本が世界的に出版され始めている．

　生活習慣病のための予防医学では，何をtargetに医学活動を行うのか．米国にはCDCという疾病対策センターがあります．米国が世界に誇る予防医学，疾

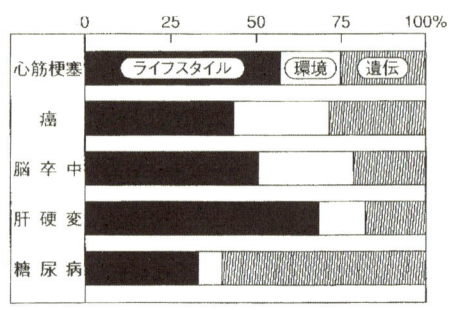

図5　生活習慣病の要因（米国CDC，1988）

病コントロールの機関です．この機関は優秀な人が集まっていて，先見的に世界をリードするデータも出しています．このCDCで10年ほど前に，主要な生活習慣病の発症要因について大議論をやった結果，図5のような結論を出しています．一つ一つ詳細に検討すると，異論がありますが，アメリカらしく割り切っています．例えば，心筋梗塞の要因はライフスタイルが60％とあります．いろいろな有害因子曝露を含めて，環境要因がだいたい2割ぐらい，遺伝素因が25％です．癌については，ライフスタイルが50％で，有害環境因子と，遺伝素因がいずれも25％となっているわけです．脳卒中，肝硬変などもライフスタイルの寄与が大きい．糖尿病の遺伝子は結構わかっています．だから，糖尿病の発症は遺伝素因が50％以上を決める．生活習慣病の発症要因は概していうと，ライフスタイルが50％，有害環境因子が25％，遺伝素因が25％が発症要因ですね．これは覚えておいた方がよい．

　病原菌，ウイルスではなくこういうものが病気の主要原因の時代の医学を，みなさん担うわけです．pathologicalな，ウイルスあるいは病原菌を志向した学習や研究ももちろん重要ではあるけれども，大局的な視点に立つと，まず生活習慣病にかかわる理論と実践の体系を的確に理解することが大切です．どのような研究をやるべきかということもみえてきます．まずはライフスタイル研究をやらないといけない．有害環境というのも確かに25％あるから，これも重要です．大気汚染から始まって，PCB，環境ホルモンなどが重要です．われわれの阪大では，

遺伝医学をやっている教授も多いけれど，遺伝素因では25％しか説明できない．そういう限界がある．ライフスタイル——すべての生活習慣を合わせても概して50％です．これは米国民を対象としたCDCの解析だけれども，先進国に共通する．もちろん遺伝素因も民族による偏りがあるから，地域に依存するけれども，大局においては誤りがない．

予防・健康増進医学の実践

このようなライフスタイル研究データを築いたのは，米国CDCがはじめではない．日本もずいぶん早く，1966年，40年近く前に，当時としては大きな研究費を使ってすばらしい調査研究をやりました．国立がんセンターで当時の平山雄疫学部長が，human studyの統括をやっていて，16年間，20万人の健康な日本人を追跡調査するという，プロジェクトをスタートさせました．日本は，イニシアチブをとり，世界に先駆けてこのような先進的な研究をやっていた．実はカリフォルニア大学ロスアンゼルス校のレスター・ブレスロー教授も，カリフォルニア州で，これとほぼ同じ時期に同じような研究をスタートさせています．彼は，バークレー校のあるアラメダ・カウンティの住民7000人を対象として，研究をしました．こういう研究の流れはすでに40年ぐらい前に萌芽的に起こっていたのです．

調査データをみますと，「タバコは悪い」といいますが，横軸に1日の喫煙本数をとり，縦軸に肺癌の死亡率比をとる．これは日本人20万人を16年間追跡した調査，研究のデータです．ドイツのカーゲルという出版社から英文の単行本として発表されています．死亡した人はすべて死亡小票を求めて確認しました．みると，タバコを吸わない人は，肺癌死が非常に少ない．当時も今も，膵臓癌と同じように，肺癌は非常に治りにくい．発症と死亡はほぼ平行しているとみてよいでしょう．さて，タバコを吸わない人に比して，1日に10本吸う人は4倍も多く，20本は5倍，ヘビースモーカーは15.3倍も多く，肺癌で死亡している．ライフスタイルは確かに非常に重要な要因として効くという先駆的な研究です．

タバコは間接喫煙が重要です．自分は吸わないと思っていても，隣で吸われた

タバコの煙を吸っていることもあります．さっきの日本の研究で，ご夫婦が吸わない場合の奥さんの肺癌死亡率を1とします．一方，旦那さんのみが20本以上吸って，奥さんは同様に吸わないのですが，なんと吸わない奥さんの肺癌死亡率が2倍になる．いうまでもなく，旦那さんが20本吸っていて，そのタバコの煙を毎日吸っているからでしょう．ちなみにギリシャでの同様の調査結果では3.4倍，米国は3.1倍．こういうデータが背景にあって，やっと日本でも最近新幹線の禁煙車や病院は禁煙とか，飛行機はすべて禁煙になってきました．

胃癌についても，日本人は胃癌死が多くて，一番の問題でした．都道府県別でみると，胃癌死亡率の一貫して高い奈良県のような県から，低い鹿児島県もあります．鹿児島県民より奈良県民は男女とも7倍多く胃癌で死んでいます．秋田大学の医学部長をしていた加美山茂利教授は，教室をあげて，胃癌死亡の多い県と少ない県4つの県で，実態調査をしました．これらの県を社会実験室と考え，各所帯を回って，5人家族は6人分，3人家族は4人分の同じ食事を陰膳方式でつくってもらって，何を食べているかすべて分析しました．Aさんのところは何をどれくらいの量を食べているかというような調査をやり，1種類1回の食事に出現することに1単位というふうに決めて，食べている量も，定量化しました．一方で，それぞれの食品群の変異原性をチェックしました．mutationがどれくらい起こるかを，全部品目ごとにhomogenateをつくり測定しました．見つかったことは，例えば，焼肉，焼き魚は非常に強い変異原発癌性がある．これは杉村隆先生なども非常に早い時期に明言されていた．それから，山菜の漬物，これは亜硝酸ができてしまうので，強い発癌性がある．油揚げとか，油炒めもよくない．高温で油を炒めると，どうしても変異性が強くなる．

われわれは，焼肉など結構食べていますが，そのわりには80年以上も生きているわけだからこの結果だけでは何か変です．実は，もう一つ加美山教授グループは重要なことを見つけました．生野菜，じゃがいも，にんじん，野菜煮付け，牛乳，こんにゃく，豆腐類の変異原性を測ってみると，これ自身は変異原性がないばかりか，例えば生野菜のhomogenateと焼肉のhomogenateを混ぜて，combination homogenateをつくると，この変異原性がほとんどゼロになる．い

わゆる昔ふうにいうと，これらの食品は毒消しに当たることを見つけました．この分野は，現在では数百人の研究者が世界中にいて，環境や食品中の変異原抑制要因を調べています．ビタミン，ミネラル類や野菜繊維以外にも多数の抑制因子が発見されています．数百人の県民が何を食べているかを調べると，胃癌死亡の多い奈良県民は実際に変異原発癌性を含むものを多く食べ，逆に抑制的に働く食品は少ない．鹿児島県民は，全くその逆の食習慣をもっている事実が明らかとなりました．

しかし，なぜそんなことになったのか．それが伝統とかライフスタイルの意味なのです．奈良県民にしても，生まれて，おぎゃーといったときは，母親の母乳しか飲んでいない．3歳，10歳と成長するに当たって，両親，友達，学校の先生，そういうものからコミュニティーのもつ伝統的生活様式を学ぶ．そうして自然に自分もそういう生活をするようになる．だから非常に変えにくい．肺癌になるからタバコをやめなさいといっても，なかなかやめられない．それは昨日の今日に吸い始めたわけでなく，小さなころからの環境履歴の中でタバコを吸う自己が深いところから形成されている．それがその人の個性そのものなのです．そういう非常に根深い，その人の人格特性に支えられたライフスタイルが，癌の発症，循環器疾患の発症，糖尿病の発症を決定的にしてしまう．そういう時代にみなさんは医学医療をやるわけです．

私は8つの健康習慣を提案して，食事だけでなく，タバコを吸い，眠り，運動をして，働き，いろいろな活動をしている．そういう24時間の日常生活を包括的に把握しようとしています（図6）．

包括的にといっても，無限にあるようなことを一度には無理だから，まず2つ組み合わせる．2つ組み合わせると，例えばタバコと食事の中の緑黄色野菜をどれだけとるか，こういう2つを組み合わせただけで生活習慣病の発症要素がみえてきます（図7）．タバコを吸わず毎日緑黄色野菜を食べる人は，肺癌死亡率は一番低い．それを1とすると，25本以上タバコを吸う人で，緑黄色野菜をほとんど食べない人は12.4倍も多く死んでいた．禁煙の学習とか，教育などをしますと，やめた人は発症率が落ちていきます．今吸っている人は根深いライフスタイ

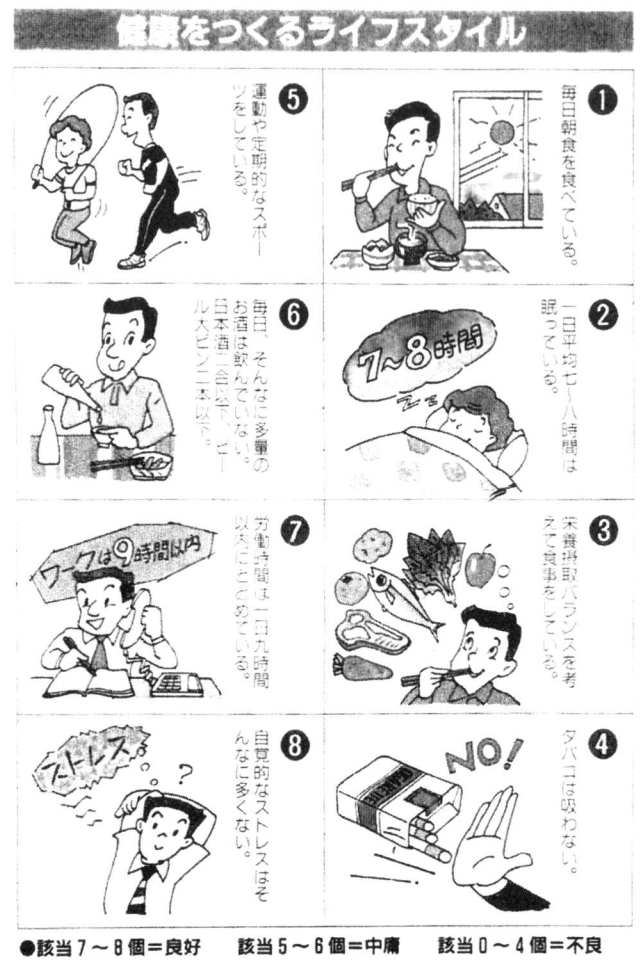

図6　8つの健康習慣

ルとしてタバコを吸っており，やめられない人が多い．

そこでここから重要ですが，やめられないのなら毎日緑黄色野菜を食べる方を強く働きかけます．私自身，日経連などで講演する機会がありますが，社長さんに，社員食堂にサラダバーをつくっただけで，絶対会社にメリットがあります，と話をする．このデータから毎日野菜を食べることで肺癌は減少します．死亡と

医学医療の目指すもの——21世紀の健康医学

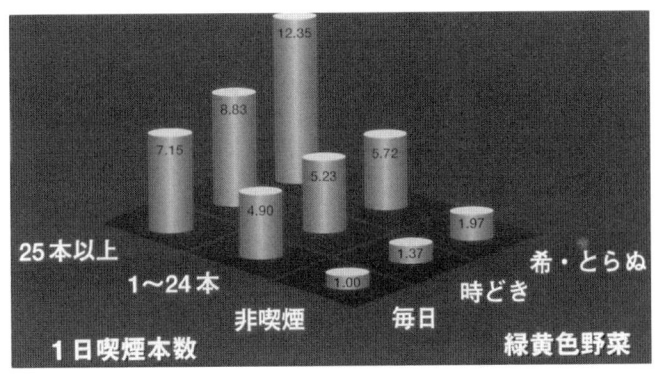

図7　緑黄色野菜摂取頻度別・1日喫煙本数別肺癌相対危険度
　　　（年齢標準化死亡率）（日本，厚生省計画調査，1966～1982年）

発症は肺癌ではほとんどパラレルですから4割発症が減る，有為な人材を失うこともなく会社の医療費半額負担も大幅に減ることになります．タバコはやめられないけれど，毎日奥さんに生野菜をパックしてもらえばできることです．今，外科に肺癌の患者さんが100人くらいいて，一生懸命努力しても20人うまく助かるかどうかわからない．しかし，毎日緑黄色野菜を食べるだけで，40人がならずにすむ．そういう確固たるデータを日本が出して，米国対癌協会賞をいただいた．世界がすごい成果と認めている．

　しかし，このようなデータに立脚した予防医学の体系は，まだ医学医療の主流にはなっていません．medical schoolの講義でもほとんど教育していない．習慣病は自分の生き様だから真の意味で治らないのに，感染症のような診断治療学で治療されようとしている．こんなにやっても治らなくて死んでいく．患者さんの家族は経済的に崩壊する．医学医療は過渡期なのです．こういう予防医学・健康医学を取り込んだ医学医療をみなさんの時代に確立しなければならない．今，2つ組み合わせただけで死亡率にこんなにdramaticな変化がある．これに過労・寝不足，ストレスを重ねたら，どんどん差が開く．最近私たちは，行動変容による生活習慣病発症予防効果を，これまでの調査研究報告から定量的に検討しました（表）．喫煙，多量飲酒，塩分多食，肉・魚の焦げの多食，運動不足，肥満な

表 ライフスタイル（行動変容）と生活習慣病発症リスク（相対危険度）

	生活習慣病		癌*	脳卒中	虚血性心疾患	高脂血症	高血圧	肥満	消化性潰瘍	気管支喘息	アトピー性皮膚炎	アレルギー性鼻炎	糖尿病
ハイリスク行動	喫煙		↑↑↑↑	↑↑ 1.4〜1.9	↑↑ 1.5〜2.0	↑↑	→	↓↓ 0.5〜0.8	↑↑↑ 2.2〜3.4	↑	↑	↑	↑ 1.0〜1.8
	飲酒	軽度		↓ 0.6	↓↓ 0.8	↓↓	↑(?)		↓(?) 0.6〜1.2				
		大量	↑↑	↑↑ 1.7〜8.0	↑↑ 0.8〜0.9		↑↑	↓	↑				↑ 1.3〜2.4
	運動不足		↑	↑(?) 1.8〜3.5	↑↑ 1.9	↑↑	↑↑	↑↑					
	栄養バランス	脂肪摂取	↑↑	→	↑	↑		↑↑		↑	↑		
		肥満	↑	↑↑(?) 2.0	↑↑ 1.7〜3.4		↑↑					↑ 1.3〜2.2	
		塩分摂取	↑				↑↑		↑	1.4〜1.5			
		カリウム摂取					↓↓						
	ストレス			↑(?) 1.7	(タイプA)↑(?) <2.0	↑(?)	↑↑ ↓	↑ 1.5〜2.7	↑	↑	↑	↑	
健康増進予防行動	栄養バランス	野菜・果物	↓↓↓	↓↓ 0.8				↓↓		↓	↓	↓	
		魚				↓↓							
		食物繊維	↓↓			↓		↓					
		緑茶	↓										
	運動	適度な持久運動	↓↓			↓↓↓	↓↓	↓↓					↓ 0.3〜0.7

↓〜↓↓↓, ↑〜↑↑↑はリスク変動の大きさを相対的に表す.
森本原図. ただし, 癌*のみ, 日本がん疫学研究会（編著）：生活習慣と主要部位のがん, 九州大学出版会, 1998より森本の責任にて作成.

どが典型的なハイリスク行動として働く一方, 緑黄色野菜・果物の摂取, 緑茶の多飲, 海藻などの食物繊維の多食ならびに適度な運動が, 多くの生活習慣病発症リスクを減少させる予防行動として働いている事実が明らかになりました.

個々人の発症リスクを考える場合, これら個々の生活習慣がどの程度重なっているかが重要です. 例えば, 喫煙者が大酒を飲み, 運動不足で栄養バランスの悪い食事をし, かつストレスの多い生活を続けた場合の発症リスクは, それぞれの生活習慣のリスクを掛け合わせたものとなり, 包括的な健康度の高い集団に比べて何百倍もの発症リスクとなることに注意しなければなりません. 健康習慣指数は, これらの重複を数量的に表したものです.

生活習慣は，すでに述べたように幼少期からの環境履歴の結果形成された強固な健康意識に支えられています．例えば，表面的な強制介入で喫煙した場合，飲酒量の増加，ストレスから，肥満などが生じ，結果としてかえって不健康な包括的ライフスタイルを招くことがあります．日常の診療，生活指導の中で生活習慣の改善を促す場合，あくまで一人一人の行動変容への熟成度に応じ，不健康な生活を支持している健康観との自発的葛藤を通じ，その人なりの時間をとった上で，あくまで主体的な行動変容を促す必要があります．

健康予知予測の医学

　最後にこんなテーマを掲げて，医学概論なのに，何のことかと思うかもしれません．今私自身ミレニアムプロジェクトとして，健康予知予測モデルを開発しています．大阪府立成人病センターを連携大学院とする健康予知医学講座の担当をやっていて，禁煙するなどの行動変容の結果，健康度が将来どう変化するかをモデル化して，個々の人の5，10，20年後の包括的健康度を定量的に予知予測できるデータベースソフトを開発しています．今の自分の健康度をきちっと評価するために，必要な測定項目は多種多数あります．それが5，10，20年後どう変化するか，予測します．こうすることで健康は実は価値なのだと気づき，健康度が高いと自己実現の思いはよりよく達成できることがわかってもらえる．しいて例えれば，お金をたくさんもっているといろんなことができる．それに近いことが自分の健康ポテンシャルが高いとできる．低いとできない．そんなふうに健康そのものが価値なのだという健康価値意識をもってもらおうと思っている．そういう新しい価値観がないと，健康増進のmotivationがなくなります．そのためには健康と口でいっていても，よくわからないですから，定量化しなければならない．

　もっと興味あるのは今,例えばタバコを吸っている，その人が禁煙したとする，5，10，20年後の自分の健康ポテンシャルがどれくらいよくなるかを予測できます．14年前から今まで健康な勤労者約20万人を追跡調査しています．今うまく禁煙できれば，10年後にこれくらい健康度はよくなりますと予測ができる．

こういうのも一つの手段ですが，本当に健康に価値があって，健康増進医学は意味があるという事実を普遍化できます．夢のような話ではなくて，健康そのものを対象とした医学をみなさんの時代に realize しなくてはなりません．具体的な方法はみえてきています．だからみなさんも，臨床医学も重要だけれども，21世紀の医学医療の本質をとらえるような研究，勉強をしてもらいたいと願っています．

[特別寄稿]

京都大学名誉教授・文化庁長官　河合隼雄

ライフサイクルの意味するもの

　人間の生涯は，平板に一直線に進むものではなく，山あり谷ありの節目があり，全体を特徴的な期間によって区分けすることができる．人生全体を見渡してその生涯をみるとき，ライフサイクルの有名な研究者レビンソンは，それを「旅」や「四季」などになぞらえて語ることができるといっている[1]．このように，人間の誕生から死までを全体的にとらえて，そこに意味のある区分を見出して，人間の生き方を考えようとするのが，ライフサイクルの考えであり，これは20世紀後半になって急に欧米で盛んになってきたものである．その内容については後に述べるが，まず，このような考えが，医療においてどのような意味をもつのかについて論じてみたい．

医療とライフサイクル

　人間は病気になると，医療機関を訪れ，それを治癒してもらおうとする．病気は身体の病気のことが多いが，心の場合もある．病気になると，日常の生活に困難をきたすので，患者はできるだけ早く，もとの健康状態に戻りたいと願うし，医療関係者もできるだけそれに応えようとする．つまり，病気はできる限り排除しなくてはならないものと考えられている．

　しかし，昔から「知恵熱」という言葉があって，子供が「知恵」をもち始めるころ発熱するような病気になるのは誰にもあること，という考えがある．「病抜

け」という表現もあって，しばらく病気になった後で，以前より元気になってさっぱりとする状態を指していうこともある．「病気になったお陰で，よい修業になった」といったり，人間性が豊かになったと人からいわれることもある．「もう駄目だと思っていたら，運よく病気になりましてね」などという人さえある．つまり，病気は一方的に排除すべきものとは限らず，その人の人生で「意味」をもって感じられることもあるのだ．

　このようなことが起こるのは，病気が人生の「節目」と感じられるところに生じてくることが多いからではなかろうか．つまり，人生が「節目」によって区分される期間に分かれ，それぞれが特徴的な意味をもっており，ある時期より次へと移行するときに，何らかの変化の体験をするわけである．

　医療関係者は，このような観点に立って，患者の病気が患者の人生のどのような時期に生じているかを知ることによって，その病気を単なる身体の障害ということ以上の意味合いをもって理解できることがあるだろう．そして，それは，患者に対する対応の仕方についても好結果をもたらすものとなるだろう．「忙しいときに病気になって困ったことだ」と患者がイライラしているときに，「この病気で，少しお休みになるのもいいのではないでしょうか」と医者が落ち着いていうことによって，患者の心も安定するだろうし，それは治癒を早めることになるかもしれない．しかし，そのような発言を効果的にするためには，医療関係者が，患者の人生全体を見渡して，どのような時期に病気になっているのかをみる力をもっていなくてはならない．そのようなことを可能にするために，ライフサイクルについて医療関係者が知っていることが必要になってくるのである．

　身体の病気に関しては，近代医学が心と体を明確に分離して考える立場をとっているので，つい心のことは無視しがちになるが，現代のようにストレスが強くなり，人間が以前よりも長生きをするようになった時代においては，身体の病気の場合においても，患者の心の状態について配慮する必要が大きくなったと思われる．そのときに，人間のライフサイクルによって，心の状態がどのように変化するかを知っておくことは，医療においても重要なことになるであろう．

ライフサイクルの研究

　人間の生涯にわたる変化のうち，誕生から成人に至るまでの発達的変化に注目して，発達心理学が段階の設定を行い，その特徴と変化の様相をとらえようとした．このため，乳幼児心理学，児童心理学，青年心理学の各領域における研究が多くなされた．これらは近代科学の方法論に従って，外的に観察可能な事象に重きを置いてなされ，上述のとおり，誕生から成人に至るまでの人間の発達の様相を明らかにすることができた．これは当然のことながら，青年心理学までで終わり，成人は「完成」した段階として，特に研究する必要もなく，したがって，人間の人生全体にわたって見通すライフサイクルの考えに結びつかなかった．

　深層心理学の領域においては，人間の主観的な心のあり方が研究対象となるので，ライフサイクルの考えが生まれてくる．その始まりは，S.フロイトによるものである．フロイトはヒステリーの患者の治療に始まり，患者の幼児期の体験がその症状の原因となっていると考えた．そして，患者の心の有り様を通じて，人間は生まれて以来，心理・性的（psycho-sexual）な体験を段階的にすることによって成長するのであり，そのいずれかの段階に障害があるときは，青年期，成人期において神経症が発生する原因となる，と考えた．このような考えに立って，フロイトは，人間の心理・性的な発達段階の存在を主張するようになった．このような考えは，アメリカの大学のアカデミズムによっても受け入れられた．

　フロイトが彼の精神分析の目標として，「名誉，権力，名声，そして女性の愛」をあげていることに示されるように，その発達段階の終点は，壮年の男子を目標として，より強く，より高く昇るイメージによって描かれていた．

　これに対して，C.G.ユングは異なる点に注目していた．彼は統合失調症（当時の精神分裂病）の治療に従事することが多く，そのときに，より強く，より高く生きる壮年の男性像を目標として考えることは，治療に良い結果をもたらさず，もっと各個人によって異なる目標を考える必要を感じていた．その上，ユング自身が中年において精神病と見まがうほどの病的体験をし，それを克服してゆく過程において，フロイトの掲げた目標のようにではなく，人間の人生を中年，老年，

その後死に至るまでの全体にわたって見渡し，個人によって異なる人生の生き方について，もっと考慮する必要を感じたのであった．

　このような体験をした後に，ユングのもとに，精神病の患者ではなく，外的には普通というより，むしろ，立派に生きている人が訪れるようになった．この点について，ユングは，「大部分の私の患者は社会的によく適応し，傑出した能力をもっていることも多く，正常化など何の意味ももたなかった」[2]，そして，「私のもったケースの約 3 分の 1 は，臨床的に定義できるいかなる神経症にかかっているのでもなく，自分の人生の無意味さ，無目的に苦しめられているのである」[2] と述べている．

　これらの経験を踏まえて，ユングは，1930 年に「人生の段階」[3] という論文を発表している．ユングにとっては，人生の前半の強い自我を確立してゆく過程よりも，人生の後半において，「真の自己」を見出そうとするところに関心が強くもたれていることになった．当時，フロイトの言葉に示されているように，強い自我を確立することに人生の目標が置かれていたとき，ユングは東洋思想の影響も受けて，人間の意識の中心として自我（ego）を越えて，人間の意識も無意識も含めた心全体の中心としての「自己」（Selbst, self）の存在を仮定し，人生の後半は，この自己の実現をはかることが重要であると考え，人生の全体にわたる考えによるライフサイクルの構想を提示したのである．

　ところが，ユングがその考えを発表した当時は，自然科学的枠組みにとらわれている人にとっては，それはほとんどナンセンスとさえ思われ，無視されてしまった．しかし，やがてアメリカが発展を遂げてくると，自我確立だけに満足できない状況が一般に理解され始めてきた．つまり，社会が豊かになると，衣食住のために努力することは意味が弱くなって，「自分の生きている意味は何か」とか，「自分はいったい，どこから来て，どこに行くのか」というような根源的な問いに人間が直面せざるをえなくなってくる．ユングのところに訪れた人々は，最初は特別に恵まれた人々であったが，アメリカの社会の多くの人が——といってもやはりある程度は恵まれた人ではあるが——人生後半の課題に直面し始めたのである．

このことに気がついて，精神分析家のエリク・エリクソンが「アイデンティティ」の重要性を指摘した．これは，1950年代のことであるが，彼はフロイトの発達段階に，人生後半の2段階を加え，アイデンティティということを鍵概念として，ライフサイクルの考えを提示し，これは当時のアメリカの時代精神とマッチして，急激に受け入れられることになった．

自我の確立を越えて，エリクソンが重要としたアイデンティティとはいったいどういうことであろうか．これは日本語では，「自我同一性」と訳されたり，時には「主体性」と訳されたりしたが，ぴったりとしないので，「アイデンティティ」と仮名書きすることが多いようである．自分自身の単一性，連続性，普遍性の感覚を意味するが，これもそれほど明確な言葉でもない．「自分であること」，「自分らしさ」のしっかりとした感じともいえるだろう．ユングの「自己」も概念としてはあいまいであるが，人間の心について述べるとき，重要なことになるほど，ある程度のあいまいさがつきまとうのは仕方のないこととともいえる．ここ

表　エリクソンのアイデンティティを鍵とした発達段階の考え（文献[4]，p.191より）

発達段階	精神・社会的危機	重要な関係の範囲	精神・社会的モダリティ	基本的徳目(活力)	精神・性的段階
I 乳児期	信頼対不信	母親的人物	得る−返す	希望	口唇的感覚的(取り入れ)
II 早期児童期	自立性対恥・疑惑	親	保持−放出	意志	肛門−尿道的筋肉的(把持−排泄的)
III 遊戯期	積極性対罪悪感	基本的家族	まねる（＝追いかける），〜のようにつくる（＝遊ぶ）	目的	幼児性器期移動期(侵入，包含的)
IV 学童期	勤勉性対劣等感	近隣・学校	物をつくる（完成する），物をまとめる	適格	潜在的
V 青春期	アイデンティティ対同一性拡散	仲間集団・外集団，リーダーシップのモデル	自分であること，それぞれの個体であることの共有	忠誠	破瓜期
VI 若い成人期	親密と連帯対孤立	友情，性，競争，協力などの相手	自分を他人の中に失い，発見する	愛	性器性
VII 成人期	生殖性対停滞	分業や家事の相手	存在をつくり，世話する	世話	
VIII 成熟期	統合性対絶望	「人類」，「わが種族」	あるがままに存在する，非在に直面する	英知	

に，エリクソンのアイデンティティを鍵とした，発達段階の考えを表にして示す．

この表をみると，エリクソンの考えがよくわかるが，フロイトの考えた人生前半の段階にユングの考えた人生後半の段階を付け加えて，うまく全体を構成しているように感じられる．彼が「精神・社会的危機」の状況についても記述しているので，このような時期に身体の病気になった人にとっての，病気の「意味」を考えるときのヒントを与えてくれることにもなるだろう．

1950年代にエリクソンがアイデンティティの考えを提出し，この表に示されているように，青年期の「同一性の拡散」の危機を指摘したときは，当時に多くみられた青年の無気力状態を理解するのに役立つものとして大いにもてはやされた．しかし，現在は青年よりも，むしろ「中年の危機」が大きな問題であり，中年男性の自殺が急増していることにも，そのことは反映されている．その点については，節をあらためて論じることにしたい．

古人の知恵

フロイト，ユング，エリクソンと西洋の深層心理学者によるライフサイクルの説を紹介したが，ユングが東洋の思想に影響されたことをすでに指摘しておいたように，実はライフサイクルの考えは，むしろ古代からあったといえるのである．人生を全体としてみる知恵は，古くからあったのだが，西洋近代に生まれてきた「自我」があまりにも強力であるので，それに目を奪われてしまって，古い知恵を忘れてしまっていたというべきだろう．それが20世紀の間に，またライフサイクルへの注目が生じてきたわけである．そこで，西洋の心理学において注目されてきた人生後半の課題について考える前に，まず，古代の知恵としてのライフサイクル観について，少し述べておきたい．

ヘブライ，ギリシャにおいても，ライフサイクルの考えは存在していたが[5]，今回は紙数の都合で省略し，東洋人としては是非知っておくべき，孔子の考えについて述べる．

孔子の考えは『論語』巻第一・為政第二の4に次のように示されている．

吾れ十有五にして学に志す．

三十にして立つ．

四十にして惑わず．

五十にして天命を知る．

六十にして耳 順う．
<small>したが</small>

七十にして心の欲する所に従いて矩を踰えず．
<small>こ</small>

　日本人ならほとんどの人が知っていると思うが，若い人はご存知ないかもしれない．古い時代に見事にライフサイクルが述べられていて感心する．学に志す，立つ，惑わず，と40歳までは，西洋における自我の確立の過程に似た感じで進んでくるが，50歳で急に方向が変化するところが注目すべき点である．それを経て，70歳に向かって完成してゆくところが，人生後半の課題をよく記述していると思われる．

　ところで，桑原武夫は『論語』を高く評価し，興味深い解説を書いているが，この孔子のライフサイクル観について次のようにコメントしている[6]．

　桑原は，この孔子の言葉の規範的な意味を認めた上で，「天命を知る」というのも，五十の衰えを感じて自分はこうしかならないと認め，運命を甘受して生きようとするのであり，「耳順」も「あくまで突進しようとするひたむきな精神の喪失ともいえる」と述べている．そして，「心の欲する所に従いて矩を踰えず」というのは，「自由自在の至上境ともいえるが，同時に節度を失うような思想ないし行動が生理的にもうできなくなったということにもなろう」といっている．桑原武夫らしい現実感覚によるコメントであるが，彼は『論語』を高く評価した上で，このように述べているのである．

　桑原武夫の言葉から，次のようなことが考えられる．まず，このような突き放した見方を一方でもつことは必要だということである．西洋が最近になってライフサイクルの考えを強調し始めたのに対して，東洋ではこのような考えを古くからもっている．したがって，西洋は駄目で東洋は素晴らしいと，極端な主張をする人に対しては，特に桑原のような視点が必要である．西洋の打ち立てた近代自

我の強さ，その効果などを十分に認めた上で考えると，決して単純に「西洋は駄目で東洋は素晴らしい」などといえないのである．東洋（あるいは日本）に対して，醒めた目でみることが必要である．

次に，桑原のいうような，人間の年齢による衰えを考慮しての発言だからこそ，孔子の言葉は意味深いとも考えられる．近代自我の確立の方に重きを置きすぎると，老いや死に対して，それに抗して強さを維持しようとすることばかりが考えられ，孔子のようにライフサイクルをうまく完成できなくなるのではなかろうか．生理的な過程にうまく身を任せてこそ，このようなライフサイクルの完成が生じると考えてみると，孔子の意図がよくわかる気がするのである．

次にヒンドゥーの「四住期」説について述べる．これもわが国では相当よく知られていることであるが，ここに取り上げてみたい．これは，人間の一生を「学生期」，「家住期」，「林住期」，「遁世期」の4段階に分けて考える生き方である．

学生期は師（グル）に対する絶対的な服従と忠誠が要請される．その上で，厳格な禁欲を守らねばならない．続く家住期では，学生期から何らの移行的期間もなく，急に結婚させられ，家庭生活をなさねばならない．親の選択に従って妻帯し，職業につく．そして，息子を生み育てることで，祖先に対する祭祀が絶えることなく行われるようにする．この家住期までが人生の前半といっていいだろう．

第三の林住期からはヒンドゥーに特徴的な考えが作用してくる．この期間になると，家長は結婚生活によって得た多くのもの，財産や家族などすべてを棄て，人里離れたところで暮らす．これは「名づけることのできぬ本質へ到達しようとする努力」であり，「真の自己（self）を求める道に入るため」なのである[7]．しかし，この段階では世俗的段階と完全に離れるのではなく，独居していたとしても，時には家庭に戻ったりして，家族との関係は保たれている．

最後の遁世期は，この世への一切の執着を捨て去って，家庭も財産もなく，乞食となって巡礼して歩く生活になる．「永遠の自己との同一化に生き，その他の何ものにも関心をもたぬ」生活をすることになる[7]．

これがヒンドゥーの「四住期」の考え方であるが，孔子の場合と同じく，その重点は人生の後半の課題の方に置かれている．これらをみていると，自然に抗う

のではなく，自然に従って生きることによって，ライフサイクルを完成させて死を迎える，という知恵が働いている，と感じるのである．

中年の危機

　古代の知恵に学んだ後で，もう一度現代にかえり，ここで，中年の危機について考えてみよう．

　中年，および人生の後半の課題については，ユングが自分の体験も通じて早くから指摘していたのは，すでに述べたとおりである．しかし，当時は，このことは一般から注目されることがなかった．中年の危機について，アメリカにおいて認識が高まったのは，1970年代である．アメリカの社会が経済的に豊かになったために，1930年代にユングのもとを訪れたような「恵まれた」人の数が多くなってきたためである．このような人は，社会的地位や財産などを築き，子供を育てることに努力し続け，60歳を過ぎたころに「お迎え」が来て，この世を去る，という人生パターンを生きるのではなく，中年においてある程度の達成感を味わい，むしろ，いかにして老いや死を迎えてゆくか，という課題に早々から意識的に直面せざるをえない状況に追い込まれるわけである．

　精神分析学者のエレンベルガーは，深層心理学の発展の過程を詳細に研究している間に，フロイトもユングも中年に心の危機を迎え，心の病となり，それを克服しようと努力した結果，その体験をもとにしてそれぞれ，精神分析学，分析心理学の体系を打ち立てたという事実に気づき，中年の危機の存在，および，その肯定的な面にも注目して，「創造の病」(creative illness) という考えを提出した[8]．つまり，中年において極端な行きづまりを体験し，心の病に悩まされるが，その克服の過程において創造的な心の働きが生じ，その病の体験をもとにして，新しい世界を切り拓くことができると考えるのである．

　エレンベルガーの「創造の病」の説は，中年の危機のプラスの面を強調するものとして注目を浴び，エリオット・ジェイキーズはさまざまな時代や国における数百人の芸術家の生涯を調べ，芸術家はすべて人生半ばの危機を経験する，という結論を出している[9]．

エレンベルガーは，きわめて創造性の高い人を対象として，「創造の病」の概念を提出し，それはジェイキーズの研究などによって裏づけられたが，筆者はこの考えを拡大解釈することによって，一般の多くの人々にも適用できると考えている．今日，多くの人が中年の危機を迎えて苦しんでいるが，これの克服のために大いに役立つものだ，と考えている．

　医療との関係でいえば，中年の危機を迎えた多くの人が，抑鬱病（depression）になる．現在の日本で一番多い神経症の症状は，抑鬱症ではなかろうか．それまでは順調に生活を送っていた人が，急に意欲を失い，職場でも家庭でも何にも興味をもてず，何もできなくなり，そのような自分に対して強い罪悪感を抱き，希死念慮も生じてくる．このようなとき，まず，抗鬱剤が有効であり，これによって治癒する人もあるが，よくなって喜んでいると再発し，抗鬱剤でまたよくなるが再々発，と繰り返しているうちに，薬が効かなくなる．あるいは，最初から抗鬱剤が無効な人もある．このような人が心理療法家のもとを訪れることになる．

　筆者のもとに訪れた，中年の抑鬱症の人のことを考えてみると，すべての人が他よりもむしろ能力が高かったり，大変な努力を重ねてきたような人である．そのため，他の人よりも，早く出世したり，早く自分の家を建てたり，子供が優秀な大学に入学したり，などという状態である．他人からは羨ましがられる状況であるが，本人は抑鬱状態で苦しみ，死にたいとさえ思っている．これらの人に共通していえることは，彼らのそれまでの「律義」といえるような努力が一面的で，それ以上の発展を望むためには，そのような一面性を破り，新しい世界を切り拓かねばならない，ということである．しかし，これは，言うは易く行うのは難しいことである．来訪者の話を聴いていると，ここに述べたような心のダイナミズムは比較的容易にみてとることができるが，それまでの一面性を破るような半面，つまり生きてこられなかった半面は，その本人からすれば「悪」としか考えられないものである．例えば，それまでひたすら倹約を重ねて生きてきた人であれば，他人からみれば，「もう少しお金をおおらかに使ったら」ということになるが，それは本人からみれば，浪費という悪なのである．抑鬱症の人が常に強い罪悪感に悩まされるのも，このようなことに関係しているであろう．この「悪」と結び

ついている心的エネルギーが暴発して,自分自身に向かうときは,自殺という現象になってしまう.

中年の危機はすべて,抑鬱症として現れるとは限らない.身体の病気になったり,不定愁訴になったり,その他の事故になったりすることもある.このようなときに医療関係者が中年の危機についてよく知っている場合は,患者に接するときの助けとなるであろう.ただ,すでに述べたような観点から患者に助言を与えても,よほど軽いときか,助言が患者の心を打った場合でなければ効果はないであろう.

助言を与えることなどせずに,中年の危機の苦しみに共感しつつ見守っていると,患者自らが新しい世界を拓く試みをなし始めるものである.このときに,それまでの生き方と関係なく,急に絵画や音楽,文学などの芸術的な分野に感心が高まり,自分も創作を始める人もある.筆者が会った人や,指導をしたケースなどで,絵を描く人,楽器の演奏を始めた人,俳句をつくり始めた人,写真撮影に熱中した人など,いろいろな人をあげることができる.このような創造的な世界が拓かれるとともに,抑鬱状態が解消したり,中年の危機が克服されたりする例は多い.まさに「創造の病」なのである.

老いと死

医学がいくら発達しても人間は死を逃れることはできない.老いも逃れがたい.もっとも,老いの方は,医療の力やいろいろな「健康法」によって,高齢になっても「若い者に負けない」活力をもって生きることは,ある程度可能である.しかし,いくら努力してもなかなか思うようにならず,「老い」に直面せざるをえない場合が多い.このときに,いたずらに自然に反して戦っても無駄なことになり,それよりもすでに述べたような「古人の知恵」に従って,老いや死を受け入れることを考えた方がいいようである.

とはいっても,現代の先進国の中で,「遁世期」のような生き方はできない,という人もあろう.この点については,東洋の宗教学の泰斗であった,故 中村元博士と話し合う機会があったとき,「ヒンドゥーの四住期は厳密に順番にかっ

ちりと決めて生きるのではなく，いろいろな時期が入り交じってもよい」といわれたことが思い浮かんでくる．つまり，遁世期になれば，それを絶対に生きる，というのではなく，いろいろな時期を入り交じらせながら上手に生きればよいというのである．これに従って，それに「心の林住」や「心の隠遁」などを上手に行えば，現代の日常生活を続けながら，時に「林住」したり，時に「遁世」したりしつつ，適切に老いを生き，「死の準備」ができてゆくのではなかろうか．

いわゆる「健康法」についても一考する必要がある．老いや死を自然に受け入れる知恵を喪失した現代人の中には，「健康法」によって若さを保ったり，長寿を実現できると信じ込み，あれをするべきである，これをしてはならない，などと努力して，かえってそのためにストレスを高めて健康を害しているようなことはないだろうか．

最近，101歳の高齢できわめて元気で，音楽家として声楽のレッスンも行い，指揮もされるという中川牧三氏と対談する機会があり[10]，長寿の秘訣について訊いたところ，そんなのは何もない，ただ好きな音楽一筋に生きてきた，といわれ，我が意を得たりと思った．酒も好きなように飲んできたが，自然に少なくなってきたとのこと．きわめて自由で闊達な生き方が長寿につながるのであろう．

死を迎える患者に対して，ただ延命をよしとするだけではなく，生きることの質的な面（quality of life：QOL）を考慮するようになったのは，望ましいことである．このためにホスピスの施設も相当に増加してきた．ホスピスや死を迎える患者を担当する医療関係者にとって注意すべきことは，患者の「苦痛をとる」ことに力を注ごうとするあまり，医学的に考えた患者の死期に向かって「楽に死なせる」という路線に乗せようとして，患者の個別性を無視していないか，常に配慮する姿勢をもたねばならぬことである．死はきわめて個別のことである．それは，本人にとっても，家族にとってもきわめて大切なことである．そこには思いがけない現象が起こる可能性も高い．

他方，死は人間にとってきわめて一般的で，医学的にいえば，一般的法則に従いやすい現象であり，ある患者の死期も大体予測しやすいし，その苦痛を薬剤によってコントロールすることもわかりやすい．したがって，患者の死を「安らか」

なものにするのは，医学的にいえば，ある程度マニュアル化することも可能であろう．

しかし，人間の個別性を重視し，その人の人生の集大成ともいえる「死」に対して，どこまで他人が介入しうるのか，という点から考え始めると，問題は非常に難しくなってくる．「ライフサイクルの終点」としての死をいかに尊重するか，などと考えると，死に伴う苦痛をそれほど簡単に取り上げていいのかとさえいえるのである．

おそらく，この点に関して単純に答えは出ないであろうが，ともかく医療関係者は，誰にも通じる一般法則のない事柄であることを意識して，なるべく患者個人のあり方を尊重して，そのつど方法を考え出すのがいいのではなかろうか．

病気と物語

ライフサイクルについて述べてきたが，各人はその生涯のうちに，これらのライフサイクルを経過して，その生涯を閉じるのである．その生涯は，それぞれの個人において，各人が自分自身の「物語」を生きる，ということができる．その物語は人によって異なり，一つとして同じものはない．人間の主観的体験と関係なく，事象を記述する方法として，自然科学はきわめて有効なものであるが，主観的かかわりを重視すると，そこに「物語」が生まれてくる．人間の生涯をその人自身の体験として記述するならば，それは「物語る」よりほかに方法はない．

病気も外から観察するときは，そこに診断が行われ，病名が確立される．しかし，その本人の体験となれば，病気も「物語」の中に位置づけられる．例えば，中年において社会的に成功し，これから一段と素晴らしい世界が拓ける，と本人が喜んでいるときに何か体の不調を感じ医者のもとを訪れる，というとき，それは本人の「物語」の中で「落とし穴」とか「奈落」などと感じられるとしても，医療の世界においては，それは「癌」，「治療不能」などの言葉で受け止められる．彼は他の多くの患者の中の一人として，「即刻入院」，「手術不能」などということを告げられる．

「医療」として，はたしてこれでいいのであろうか．「医学」としては，まっ

たく正しい．しかし，もし「医療」が「身体」ではなく，「人間」を，「病気」ではなく「病人」を大切にしようとするならば，この人の人生の「物語」の中で，それにどうかかわってゆくのかを考慮すべきではなかろうか．ライフサイクルの中のどのような点に，どのような形でその病気が生じ，本人はその体験をどう受け止めようとしているのか．これらのことを配慮してこそ，本当の「医療」が可能となるのではないか．このようなことを考え始めた医者が，「物語を基礎とする医療」(narrative-based medicine)[11]の必要性を主張するようになった．医療が「人間」を対象として考える限り，それを必要としているし，また，これは最近強調されるevidence-based medicine（EBM）に反対するものではなく，むしろそれを補うものと考えることができるであろう．

　人間の生涯を「物語」としてみる，というときに，もう一つ考慮しなくてはならないことに，「女性」の問題がある．フロイトが考えたライフサイクルにおいて，それは男性のものであって，女性のことを考慮していない，と指摘した．しかし，古人の知恵として提示した，孔子やヒンドゥーの考えも，男性のみを対象としている．これはどうしてであろうか．まず，父権社会の特徴ということが考えられるが，それだけではないのではなかろうか．女性の場合は，初潮，妊娠，閉経，などと自分の「身体」との関連において，人生の「段階」が自然に決められる，という特徴がある．わざわざ「ライフサイクル」の概念を持ち込んで論じなくても，それはほとんど自明のこととして体験される．今回は論じることをしなかったが，ライフサイクルの「節目」を明確にするために非近代社会において行われてきた通過儀礼（イニシエーション儀礼）においても，男性の成人式はすべて部族がそれを行うのに対して，女性の成人式を欠くところが多かったのも，このことを反映しているであろう．

　女性のこのような特徴と，父権社会のあり方が結びつくと，極端な男女の役割の区分や，「男らしさ」，「女らしさ」などの強調が行われることになる．これに反撥して，現在は「男女共同参画」の社会がつくられようとしているが，そのときに，女性のライフサイクルもここにあげたエリクソンの考えにそのままマッチするのか，あるいは，異なることを考えるべきなのか．女性の人生の「物語」は，

どのように展開するのか，については，今後に残された課題ということになるだろう．

最後にもう一つ指摘しておかねばならないのは，エリクソンなどのように，人間が高齢まで生きることを前提としてライフサイクルを考えているが，人間の中には実に短い人生を生きる人があるという事実である．これは，例えば，エリクソンの表を当てはめると，まったく未完の人生を終えたことになる．しかし，何度も強調しているように人生の本質は個別性にあり，簡単に一般的ルールを当てはめることはできない．今回はあまり論じなかったが，ユングが「人生後半の課題」と呼んだようなことに，人生の前半において直面することもある．したがって，短い人生においては，それにふさわしい「完成」が考えられても不思議ではない．多くの子供たちの死の床に付き添ったエリザベート・キュブラー・ロスの報告は，この点について多くを教えてくれている[12]．

最後に彼女の言葉を引用しておこう．

「治らない病気にかかっている子供は，老賢者のように聡明です．」

注

1) Levinson, D. J. : "The Seasons of a Man's Life", New York：Alfred A. Knopf Inc., 1978；
   南 博訳：『人生の四季―中年をいかに生きるか―』，講談社，1980.
2) Jung. C. G. : "The Aims of Psychotherapy", The Practice of Psychotherapy：Collected Works, Vol. 16, New York：Pantheon Books Inc., pp.40-41, 1954.
3) Jung. C. G. : "The Stage of Life", The Structure and Dynamics of the Psyche：Collected Works, Vol. 8, New York：Pantheon Books Inc., pp.387-403, 1960.
   ※本論文は最初，Die seelischen Probleme der menlischen Alterstufen と題して1930年に発表された．
4) 細木照敏：青年期心理と自我同一性.『岩波講座　精神科学6　ライフサイクル』，岩波書店，1983 所収．
5) これらの考えや，上述のレビンソンの考えなどに関しては，
   河合隼雄：ライフサイクル概説.『岩波講座　精神の科学6』前掲書
   を参照されたい．
6) 桑原武夫：『論語』筑摩書房，1982.
7) 山折哲夫：四住期の論理と四諦の論理.『現代思想（臨時増刊　総特集ブッダ）』，青土社，1977.
8) エレンベルガー（木村　敏・中井久夫監訳）：『無意識の発見』下，弘文堂，1980.
9) Jacques, E. : Work, Creativity and Social Justice, New York：International Press, 1970.
10) 中川牧三・河合隼雄：『101歳の人生をきく』，講談社，2004.
11) トリシャ・グリーンハル，ブライアン・ハーウィッツ編（斎藤清二・山本和利・岸本寛史監訳）：

『ナラティブ　ベイスト　メディスン』，金剛出版，2001．
12) キュブラー・ロス（鈴木　晶訳）：『死ぬ瞬間と臨死体験』，読売新聞社，1997．

[各 論]

2

大阪大学名誉教授・財団法人住友病院院長　松澤佑次

南方熊楠が残した21世紀の日本へのメッセージ

　南方熊楠という学者をご存じでしょうか．この博物学者が今，注目を浴びています．

　明治から昭和の初期にかけて和歌山の田舎で自由奔放に学問の世界を生きたこの奇人が，21世紀のわれわれに対して発してくれた強烈なメッセージを検証してみたいと思います．

　彼は，1867年（慶応3年）和歌山市に生まれ，17歳で東大予備門（予科）に入学しましたが，2年後に興味が失せて中退しました．19歳からアメリカやキューバなど海外を放浪した後，26歳～33歳の青年期を大英博物館勤務で学問的研鑽に費やした後，帰国して和歌山県田辺市で生涯を過ごしました．彼の学問領域は現代の常識では表現することができないほど多岐にわたっていますが，あえて定義すれば，植物学，博物学，民俗学などを中心にきわめて幅の広い思索を展開した一種の思想家といってもよいと思います．

　私自身，和歌山県田辺市の，熊楠の自宅からほんの数百mしか離れていない場所で，しかも彼が波乱に満ちた74歳の生涯を終えた昭和16年に生を得たこともあって，学生時代からことさら彼に関心をもっていました．しかし，私たちが子供のころから聞かされていた地元での彼の評判は，必ずしも肯定的なものばかりではありませんでした．例えば，百科事典をまるまる1冊そらで写本したというような驚異的な記憶力や，冬でも裸で山野を走り回る彼の奔放な行動など，変

人奇人としての面が強調されたものでありました．白浜，田辺に行幸された昭和天皇に，専門の粘菌について進講する際，森永キャラメルの箱に標本類を入れて差し出したという逸話はあまりにも有名であり，白浜にある熊楠博物館に実際その箱が展示されています．これも，今考えると，キャラメルの箱が，最も使い慣れて扱いやすかったという熊楠一流の合理性を表しているものと思われます．周囲の心配をよそに昭和天皇は「それでいいではないか」といって，むしろ熊楠の無垢な人柄を愛されたとのことであり，これも後に再び田辺を訪れた昭和天皇は（この当時小学生だった私は，沿道で日の丸を振って天皇をお迎えした記憶が残っています），「雨にけふる神島を見て紀伊の国の生みし南方熊楠を思ふ」と詠まれたことで証明されています．

熊楠が今大きく注目されるのは，地球規模での環境破壊への対応が最も大きな課題となっている現状を，すでに19世紀から予言し，環境保全，自然保護にすさまじい情熱を注いだ彼の先見が多くの人々に感銘を与えているのも一つの理由であろうと思います．しかし最も大きな理由は，柳田國男をして「日本人の可能性の極限か，又時として更にそれよりなほ向ふかと思ふことさえある」といわしめた，いわゆる従来の常識を越えた偉大な人間像が，今日，世界から新しい日本人としての生き方を要求されている私たちにとって，今後の向かうべき方向を示してくれているためであろうと思います．

私が，和歌山県立田辺高校，大阪大学医学部を経て大阪大学第二内科に入局して医学研究に身を染めるようになって，今日に至るまで熊楠の著述（論文や書簡類など）や彼の伝記を読み進むにつれて，単に同郷の偉人であるということにとどまらず，後生の研究者に強烈なメッセージを送ってくれた偉大な先達として私の心の中でその存在が年々膨張してきました．

internationalism と nationalism

粘菌学や博物学における表面的な業績をみただけでも，*Nature*に50篇，*Notes and Inquiries*に380篇も掲載されている事実は当時としては驚異的であり，いや現在の基準に合わせても目を見張るものであります．彼は自ら見出した事象を信

じて，当時の世界の権威である欧州の学者に対し，西洋コンプレックスなど全く感じずに堂々と論争し，彼らを打ち負かしました．これは19世紀末当時ではもちろん，現在においても日本の実情を超えた彼の国際性を示しているのです．もちろんこの基盤には，1週間でロシア語を勉強してしゃべれるようになったとか，英国滞在中は英国各地の方言まで駆使できたという天才的な語学力が大きな力になったことはいうまでもありません．しかし，熊楠がNatureなどの誌上で大きな敬意が払われていた理由の一つには，彼が自らの学問的基盤たる和漢書から得た知識を信頼し，その結果徹底して非西洋世界側からの発信を貫いたことをあげなければなりません．彼は「小生が海外でだしたものは，おそらくわが国の書籍を欧州のものと対等に引用し，彼方のものは困るにかかわらず，押しつけて一々わが邦の書籍を欧州書同様に長々と丁付巻付を本文中に印せしめた始めと思う．また支那・欧州書に出であることも，なるべく邦人の書に出でたる方を多く引きおいた」と記しています．このことは，往々にして同じレベルなら日本人よりも欧米の権威者の論文を引用しがちになるわが国の研究者にとって耳の痛い話であります．このようにわが国の学問に誇りをもちながら世界の場で勝負するという，つまり彼の強いnationalism を基盤としたinternationalismこそ，一見国際化したかのようにみえるわが国の研究者たちに大きな教訓を与えてくれているのです．

「事の学」と「不思議学」

熊楠が高野山管長の土宜法竜氏との書簡の交換で展開した学問の方法論は「南方曼陀羅」という思想に集約されていますが，そのkey word の一つになっているのが「事の学」と「不思議」の概念です．

世の中の現象（すなわち「事」）は，本来物質の世界（すなわち「物」）と精神の世界（すなわち「心」）の交わるところに生まれるという，いわゆる「事の学」が大切であるという考えである．彼は，単に「心」だけのものとか，「物」だけのものというのは人間の世界にとっては大きな意味をもたず，あらゆるものが，「物」と「心」の交わり合うところの生まれた「事」として現象していると考え

ているのである．「今の学者（科学者および欧州の哲学者の一大部分），ただ箇々のこの心，この物について論究するばかりなり，小生は何とぞ心と物とが交わりて生じる事（人界の現象とみて可なり）によりて究め，心界と物界はいかにして相異に，いかにして相同じきところあるか知りたきなり」と記しています．この概念は医療はもちろん医学研究においても本質を突いたものであることはいうまでもありません．もっと俗っぽく解釈をすると，病気という生体現象はまさしく物と心が交わるところに生じるわけで，先端機器やコンピュータを駆使した分析を重要視し，さらに遺伝子解析などを絶対視して，心を置いてきぼりにして人間を物として扱う傾向の強い今日の医療において，最も求められる概念であります．もちろん今日の医学の進歩は，人間を臓器別で分析し，さらに細胞レベルで，次に分子のレベル，遺伝子のレベルに至る「物」として取り扱う中で進んできたことは間違いありません．しかし最近の遺伝子，DNAを崇拝するかのごとき傾向には，熊楠でなくても大きな危惧を抱かざるをえません．遺伝子を操作することをすべて否定するものではありませんが，男女を生み分けたり，遺伝病を胎児で診断して中絶すること，さらに究極のクローン人間の作成などはまさしく人間としての「心」を置き去りにした「物」の遊びなのです．熊楠のメッセージはやはり科学の進歩のためには「物の学」は当然進歩させなければならないということも含まれてはいますが，それが進歩すればするほど「心の学」がますます必要になってくるということを切々と強調しているのです．

　もう一つの熊楠のkey wordである「不思議」の概念は，森羅万象の現象を不思議としてとらえ，存在世界には底がない．つまり事を明らかにしても，底なしの，タマネギの皮をむいていくようにさらに深いレベルの実在が動いているという考え方であります．これも生命科学が急速に進歩し，多くの現象が分子生物学レベルで明らかになっていっても，決してそれで究極ではなく，さらにその奥に潜む現象に向かって突き進まなければならないことを，熊楠は19世紀に私たちに要求しているのです．

　みなさん方の多くが今後臨床医として患者の病気を正しく診断してその治療を施すことを職業にするでしょう．ここで診断するということとは基本的には教科

書に書かれている病気と一致する症状であるか，あるいは，それと近い症状であるということで診断したことを正当化しているのが現状です．しかし，実際には教科書どおりの病態を示すことはそんなに多くありません．教科書にはそれぞれの病気の最大公約数に当たる部分を記載しているだけなのです．しかも，教科書に書いていることであってもまだまだ多くの部分は解明されていないことを知っておく必要があります．つまり，みなさん方が患者さんを診察して診断し治療していくという表面上の行動の根底にはまだまだ解明していかなければならないことが無数に存在しているのです．患者さんをきめ細かく診療しながら，常に教科書とは違うところを見出して「なぜか」と考えることこそ，身近な「不思議学」なのです．

■paralyzed academic investigator's disease syndrome (PAIDS) と patient - oriented research

　私が熊楠とともに尊敬する研究者に，J.L.Goldstein と M.Brown の2人の研究者がいます．彼らは1985年に高コレステロール血症の研究から，LDL受容体を発見し，それまで予測されていた受容体という概念を実証したことでノーベル医学賞を受賞しました．血中のコレステロールが高いというきわめて身近な病態を分析しながら，そのメカニズムをLDL受容体という分子の同定からその遺伝子異常の解明に至ったという，臨床からスタートし，分子生物学的解明に至るまで自分たちで一貫して全うした業績に対する画期的なノーベル賞であり，われわれ臨床研究者を大いに勇気づけてくれた受賞でした．Goldstein は受賞して1年後の1986年に，*Journal of Clinical Investigation* の巻頭言として"On the origin and prevention of paralyzed academic investigator's disease syndrome (PAIDS)"というタイトルで研究者への提言を書きました．当時世界的な問題となっていた，AIDSをもじった架空の病名をつくり，研究者，特に臨床研究者の陥りやすい問題点を指摘したのでした．PAIDSにかかった架空の学者の問題点を以下のような病歴としてあげています．

　この学者は，若いときに，ネズミの胎児の肝臓に細胞を増殖させる物質があることを偶然見つけ，学会や医学雑誌に発表して大変な注目を浴びました．その後

ウサギでの肝臓，人の肝臓で同様の結果を次々と発表し，大きな名声を得たということでした．しかしそれから何年たっても彼の研究はその範囲から抜け出せずに，結局その物質が何であったかを同定するに至らなかった，というストーリーです．

Goldstein は彼を PAIDS と診断し，その治療の処方箋には，basic science を修得することであるとしました．

これはまさしく，熊楠の「不思議」の概念と一致する考えで，科学を極めるのには終わりがないことを教えてくれると同時に，それを突き進むためには，自分の領域にとどまるのではなく，広い範囲の研鑽を続けることの大切さを説いているのです．

Goldstein と Brown はそれから 11 年後の 1997 年に，再び *Journal of Clinical Investigation* の巻頭言に，今度はブロードウェイミュージカルのタイトルにたとえた "The clinical investigator: Bewitched, bothered, and bewildered — but still beloved" という題で臨床研究者の悲哀を分析する一方，その重要性を再評価し元気を出せと檄を飛ばしたのでした．それは「当時のアメリカでは（日本では今でも同様ですが）生物系学問領域の中で臨床医学研究には研究予算も少なく，多くの研究者は患者を中心とした研究を避けて，細胞生物学，分子生物学，ゲノムなどにシフトしている．新しい遺伝子，新しい分子が次から次へと発見され，それに対応してベンチャービジネスが毎日設立されている．しかしよく考えてみると，人間の病気の治療に有効な画期的な薬は 1 年間にいくつ開発されているのか．ほとんど開発されていないのではないか．これは，分子だけをターゲットとして，病気そのもの，あるいは患者という人間そのものを知らない中で研究が行われているところに問題がある．やはり patient-oriented research, disease-oriented research が強くなければならない．それに基づいた開発をしなければ人の病気に効く薬はできない」という内容の，臨床医学者に対して「もっと元気を出せ」と発破をかける提言でした．これも熊楠のいう「物の学」だけを過信することに対する警鐘と共通するところがあるのです．

未来医療

　私自身の研究は，私が育ってきた大阪大学第二内科（現 分子制御内科学）の伝統的なモットーである「やさしい医師，考える医師」をバックボーンにして今日まで臨床研究を続けてきました．その間南方熊楠の「事の学」つまり「物」と「心」の融合，「不思議」の概念，そしてGoldsteinとBrownの"PAIDS"，「patient-oriented researchとbasic scienceの融合」の概念を通して自分の行動をチェックしながら進んできました．

　研究の一つは，脂肪細胞の研究ですが，そのルーツは，肥満という最も身近で，とても科学の世界になじまないと考えられていた身体現象を分析することでした．太るということは，飢餓を乗り越えて生き延びてきた人類の中でどういう意味をもつのか．米国から入ってきた，すべての肥満が悪いという考え方を検証するために，CTスキャンで脂肪分布を分析することによって，皮下脂肪の蓄積は大きな病気につながるのではなく，腹腔内の内臓脂肪の蓄積が多くの病態をもたらすのであるという発見．これらのpatient-oriented researchをもとに，細胞工学センターとの共同研究によるbasic scienceの導入．その結果，脂肪細胞は，多彩な生理活性物質を分泌する内分泌細胞であることの発見．その生理活性物質（アディポサイトカインと呼んでいる）の中で抗糖尿病作用，抗炎症作用，抗動脈硬化作用をもつアディポネクチンの発見，などに進んできました．そこで医学研究の最も大きな責務は，patient-oriented researchの成果をpatientsに還元することであると考えれば，有効な治療薬を開発することが究極の目標であるといっても過言ではありません．脂肪細胞から分泌されるアディポネクチンを代表とするアディポサイトカインが多くの治療薬開発のターゲットとなり，未来医療開発の一つの基盤となることを確信しています．

　大阪大学では，私の病院長時代に未来医療センターという医療開発を実践する臨床施設が文部科学省から承認され，現在活動を開始しています．そこでは私たちのような医学研究者が見出したシーズをいち早く病気に応用して（もちろん安全性を確認した上で），新しい画期的な医療開発が進んでいくことが期待されて

います．しかし，このような新しい医療を開発するには同時に今までよりもさらに厳しい倫理が求められることになります．今多くの世界で，グローバルスタンダードという言葉で実はアメリカンスタンダードが取り入れられています．アメリカンスタンダードは，一見フェアーで客観的にみえますが，往々にしてそれぞれの国や人種の精神行動，文化，宗教などを無視したものであるようにみえます．特に教育や医療の世界ではグローバルスタンダードがなじまないことを，多くの方は実感していることでしょう．未来医療を実践するときでも，単にアメリカから来た制度で訴訟を想定した，インフォームド・コンセントを実施すればよいというものではありません．わが国には，「医は仁術」という言葉があったはずです．「仁」という字は「二人」と書きますが，2人の間，患者と医師の間で最も大切なもの，つまり愛とか信頼感が最も大切なのです．医療においてはアメリカンスタンダードによる制度では十分ではないことを知った上で，南方熊楠のようにジャパニーズスタンダードをもち続けることをお願いします．

　現在，大阪大学第三解剖学教室に，南方熊楠の脳がホルマリンの中で保存されています．自ら特異な記憶力のよさを認識していた彼自身の遺言によって，大阪帝国大学の森上助教授が彼の自宅で解剖を行ったということです．当時，側頭葉の溝の発育が特に優れていたとの報告がなされたそうです．

　現在，臨床の場で病理解剖の件数が激減しています．その理由に，診断がCTなどで生前についていることなどがあげられています．しかし病気というものは何らかの診断がついたことで満足すべきものではありません．熊楠が昭和16年に記憶のメカニズムの解明を目的として自らの解剖を希望することだけでも驚異的でありますが，今まさにグルタミン酸受容体など記憶に関する分子機構の解明がなされつつあることを予測していたと思われる彼の先見力は，現代科学をも超えているといわざるをえません．21世紀を生きる若い世代が，彼によって託された課題を解決してくれることを期待しています．

3

東京大学名誉教授・国立大阪病院医療センター名誉院長
古川俊之

寿命の科学

　ここ20〜30年来，わが国でも少子・高齢化が指摘されています．高齢化ないし老化を生物観察で研究することは重要です．同時に数理の手法で研究することも重要です．ある集団（民族，国民など）の総人口だけでなく，人口構成すなわち年齢別死亡率（あるいは生存率）を分析すれば，その集団の生活状態，生活力や生命力，さらに疾病などを知ることができます．また，その経年変化から将来の消長の予測もある程度は可能となります．そのために年齢別生存率を数式的に定量的に表現することがまず必要です．この講義では，まず定量的な表現法に関して，先人たちの努力とわれわれが完成させた成果について説明します．これを適用してわかってきたことについて時間の許す限り説明します．

▌人 口 構 成

　図1をみて下さい．出典は1960年代の百科事典です．国別に年齢と死亡率を示したもので，1980年の日本のデータを描き加えました．1930年代のインドは，誕生直後から猛烈な高死亡率でバタバタ斃れ，少年期にわずかに低下するものの青年に達した以後もどんどん死んでいく．実はここには大嘘があります．1930年代のインドは，国勢調査が可能な状態ではなかった．過酷な植民地政策で収奪されて，読み書きソロバンもできない哀れな民衆ばかりでした．国勢調査ができるのは先進国の証です．それはさておき重要な事実は，日本やノルウェーのよう

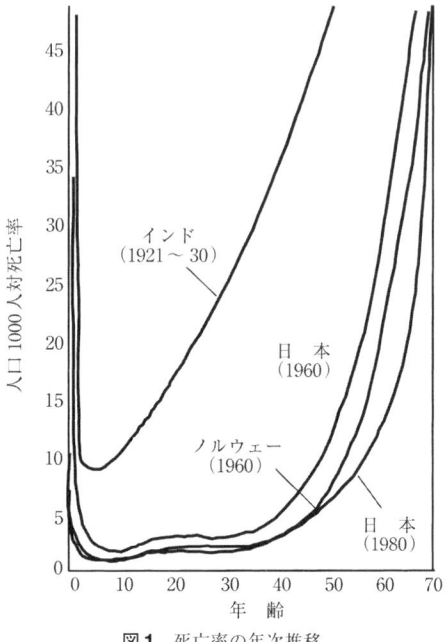

図1 死亡率の年次推移

な先進国で，現代でも40歳を超えると死亡率は8歳ごとに2倍になります．これはゴンペルツの法則といわれるもので，1825年にロンドンの王立アカデミーの刊行物に発表されました．170年以上前の本ですから，私も現物はみたことがありません．それどころか私の本でも出版社が間違いと思い込んで1925年刊行と勝手に訂正しています．ではなぜヒトの死亡率が40歳から8年ごとに倍々になるのか，関心をもつ人々は一様に困りました．20世紀になってから約50年間，多数の数学者が取り組みましたが，誰ひとり完全な解には至りませんでした．

　ところでこの図から，死亡率および年齢の文字を消し，インドなどの国名を隠して，このカーブは何ですかと訊ねます．電気系の技術者は，「わが社の家電製品の経時故障率です」といいます．一つ記憶に留めておいて下さい．テレビを買って10日間故障しなかったら10年間は無故障です．10日間に出荷までの初期故障はすべて起こってしまう．それから以後のテレビの故障は，地震で粉砕されたとか，上に置いた花瓶が倒れて水が回路に流れ込んだなどが主です．これらは偶

発故障です．それでも使い続けているとだんだん色が褪せてくるのが10年目ごろ．いい環境では初期故障期を過ぎると安定稼働期になり，最後には疲れ果てたように寿命が尽きる．生物学の先生に尋ねると，先回りされて「これ（インド）は野生のメダカ，こちら（先進国）は実験水槽のメダカと答えてほしいんでしょう」とからかわれました．自衛隊の将官は「武器の損耗率と似ている．先進国型は平時，インド型は戦時のそれに当たる」と．驚いたのはホテルの支配人の感想で，「家庭の主婦が大切にしているブランドの食器はインド型，ホテルのプロが扱うと先進型で壊れる」．こういうカーブができる背景には強固な因果律があって，それらはすべてヒトの死亡率と同じです．

生存率と死亡率の定式化

a. ゴンペルツ関数　　まずゴンペルツ関数を簡単に眺めておきましょう．死亡率はある時点の個体数変化率（微分）を個体数で除したものです．

$$R_m = -\frac{1}{n} \cdot \frac{dn}{dt} = R_0 \exp(-\alpha \cdot t)$$

ここで，R_m：時間 t における死亡率，R_0：R_m の初期値（ $t = 0$ での R_m の値），n：時間 t における個体数，α：常数．

これを積分したらゴンペルツ関数は簡単に $\exp(\alpha t)$ となる．つまり無限発散する成長曲線になる．1955年ごろから数理生物学という領域が注目され，寿命の法則についてもいろんな研究が行われました．それぞれに理屈はあるのですが，式を変形していくと指数関数にたどり着きます．共通しているのは「生命力と死力がせめぎ合って均衡している状態で生命が存在する」という原則で，一番複雑な扱いをした説は，生命力に一定のガウス分布があり，襲い掛かってくる死神の力にもガウス分布がある，とする研究です．しかし計算の過程を括っていくと $\exp(\alpha t)$ になってしまう．どうやら一人残らずゴンペルツの呪いから逃れられなかったようです．熱拡散方程式を持ち込んだ研究もありますが，結局行き着く先は同じになる．私の『寿命の数理』（朝倉書店）という本は，ここの図書館にも寄贈してありますが，この課題を集中的に比較検討してあります．

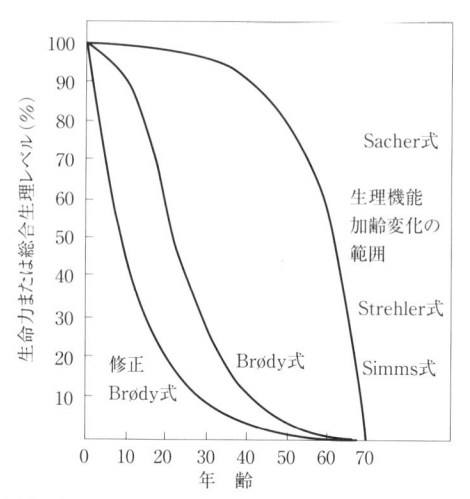

図2 各種生命力モデルの検証（Strehler, 1977を古川修正, 1994）

　先駆者の一人Strehlerは，当時の諸説の紹介と批判を試みています（Time, Cells and Aging, 1962）．これは私の著書にも詳しく引用しており，代表的なものを図2に比較しています．ところが，彼の理解には大きな欠点がある．図2に示すように，0歳のときの生命力が最大値をとる．生まれたばかりの嬰児の生命力が一番大きいのは不自然です．この大きな間違いに誰も気づかなかったのは，たぶん，成人の死亡が指数関数的つまりゴンペルツ法則で増加する過程の説明にすべての研究者の意識が集中していたゆえでしょう．その傍証ですが，子供のときの死亡を扱った研究は全然なかった．正確には過去に3つだけある．一つは，福田信男さんと矢後純一さん――放射線医学総合研究所所属で物理系ですが――，この人たちは表1にある式を出しました．これはよく合いました．私のモンテカルロモデルは，生命力を成長するビーカーにたとえたものです．生まれたときは小さなビーカーが，成長に伴って大きくなり，加齢とともにだんだん小さくなっていく．そこに，時間的にも個体差もなく一様に障害因子が降り注ぐ．ビーカーが満杯になったら死ぬ．ところが生命力を象徴する指標はわからない．そこで適当に梯型で0歳が最大値の1/20でスタート，40歳ごろまでプラトーで，以後120歳に向かって直線降下する．このくらい乱暴な前提でも合うんですね．

3. 寿命の科学

表1 生涯にわたる生存と死亡の秩序の数式化

福田の死亡モデル式（1976）

$$\frac{dS(t)}{dt} = -\mu(t)S(t)$$

$$M(t) = M(0) \times \frac{1+\exp(a)}{1+\exp(a-bt)} \times \exp(-f_ibt)$$

$$\ln S(t) - \ln S(0) = -K\left\{\exp(a) \times \frac{1-\exp\{-(1-f)bt\}}{(1-f)b} + \frac{\exp\{fbt\}-1}{fb}\right\}$$

古川のモンテカルロ式（1976）
古川の Weibull 分布

$$F(t) = 1 - \sum_{i=1}^{4} P_i \exp\left\{-\frac{(t-\gamma_i)^{m_i}}{t_{0i}}\right\}, \quad \sum_{i=1}^{4} P_i = 1$$

古川の完全生命力関数（1996）

$$R(t) = \exp\left\{-\frac{\lambda t}{V(t)}\right\}$$

$$V(t) = \sum V_0 t^{1-m} \exp(-at)$$

表2 Heligman‐Pollard 式（1980）

Heligman‐Pollard 式（1980）

$$\lambda(t) = A^{(t+B)^c} + D\exp\{-E(\ln t - \ln F)^2\} + G \times H^t$$

これでは寿命現象すべての理論構築の基礎には不向きであると考えた．同じころに，Heligman と Pollard が表2 に示す関数を発表した．オーストリアの男性の年齢別死亡曲線を図3 に示すように，完全にこの3つの関数で近似できましたといっているし，小さな結核の山もとらえています．ところが，この関数がどうして導き出されたかがわからない．本人に問い合わせても関数のフィッティングとしかいわない．あらゆる関数の曲線はテイラー展開によってすべてフィッティング可能ですね．この人たちの出自はアクチュアリーといって生命保険の数理をやっている人らしい．その後，続編か完結編に当たる論文も出ていない．

b. ワイブル関数の導入 私はワイブル関数で成分を分析することにしました．結論から先にいうと，私は表1 に示す完全関数を 1996 年に提出，ほぼ証明しました．後で詳細に説明します．図4 に示す生命表の推移をみましょう．まず第5回（1926年）の国勢調査に基づく生命表は，日本で最初の近代的生命表で

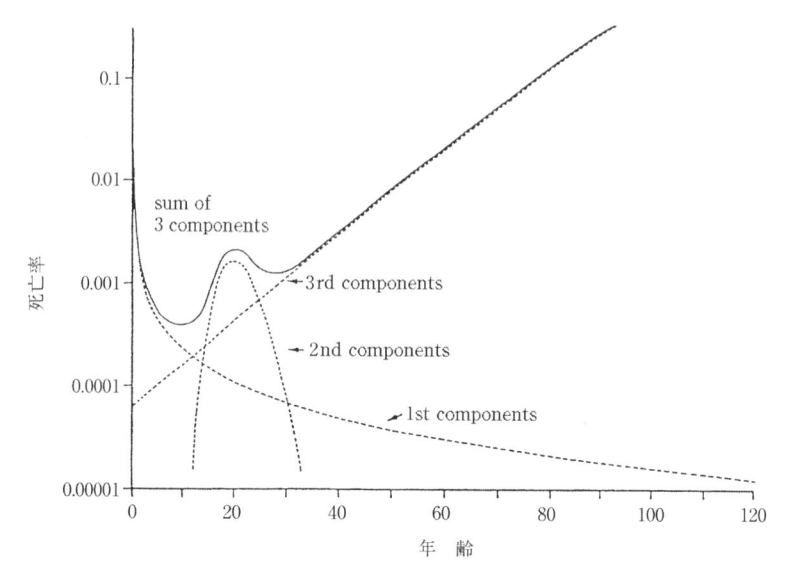

図3 Heligman - Pollard モデルによるオーストリア男性の年齢階層別死亡率曲線
$\lambda(t) = A^{(t+B)^C} + D\exp[-E(\ln t - \ln F)^2] + G \times H^t$.

図4 生命表の推移

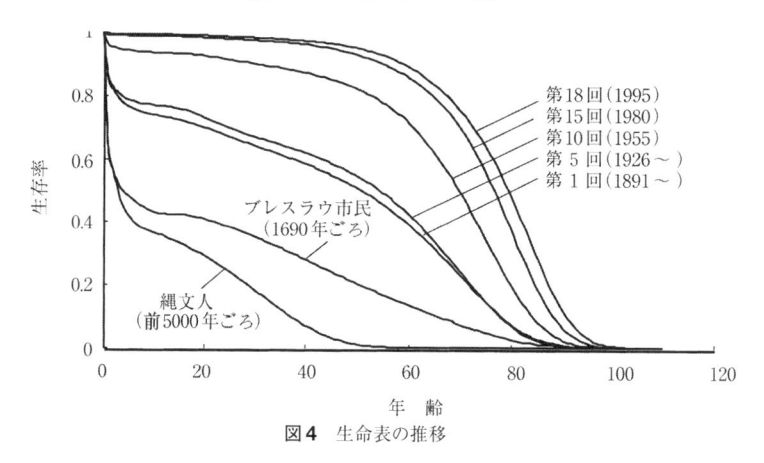

す．それまでは1891年（明治24年）から始まった国勢調査が第1回ですが，それはかなりでたらめ．なぜ誤差が見つかるか．誰がみても1〜2歳児の死亡が不自然に低い．つまり出生，死亡の届け出が不完全なまま．第5回は，大正の終わりの1926年〜1930年と，4年かかっている．計算機がないから，和綴じの原簿

を全国から集めて中央で集計した．これは近代化の象徴です．欧米諸国に日本でもこんな統計ができるんだぞ，と誇示したのですね．当時はたかだか総人口6500万ぐらいですが，それでも全数を調べるのは近代国家でないと不可能です．

　第5回調査は「国勢調査」ではなく「人口失業調査」と呼ばれています．誤差が強く疑われる第1回と，精度のよい第5回調査とで大局的には差がない．一言でいうと，小学校に行く6歳までに，5人に1人が死んでいた時代です．私の子供時代は，この間まで乱暴を通していたガキ大将がある日いない．「あいつ，どうした」と聞いたら「死んだ」ということが時々ありました．僕の仲よくしていた開業医の息子も死んだ．それが死ぬ直前に，「あーっ！　お母さんの顔が2つにみえる！」といったそうです．それを伝え聞いたときは私も子供なりに怖かったですね．風邪ひいて熱が出るたびに，母親の顔が2つにみえたらどうしよう，死ぬんじゃないかと．2つにみえなかったから，未だに生きて働いていますが．5人に1人というのは，恐ろしい数字ですよ．今でもアフガンでは，子供が5歳になるまでに5人に1人死んでいる．それはすさまじい状況だといわれているけれど，昔の日本も昭和5〜6年は当たり前の話だった．

　もっと昔はどうか．日本でも平安時代に人民の使役や徴税のために人口を調べたといっても，精度はいい加減なものでしょう．近世に近い時期のヨーロッパでは，人の寿命は天体運動と個人の誕生時刻で決まるなどという迷信がはびこっていた．迷信を駆逐しようと考えたブレスラウの司教が，教区の誕生と死亡の調査をまとめた．この都市は今はポーランドのシレジア地方の歴史ある学術都市であり，作曲家のブラームスが学位を受けた返礼が「大学祝典序曲」だという由緒がある．人口調査が行われたのは1650年ごろで，図4に併せて示しましたが，16〜17世紀の貴重なデータです．彗星の発見者ハーレイが解析した正確なものです．もう一つ真偽を疑われそうなのは縄文人の生命表です．後で述べる生命力関数から逆に補完したものです．根拠は縄文人の出土遺骨で，16歳以上に限っても700体あまりが東大の人類学教室にある．死亡年齢は確定されています．長管骨の長さや化骨の程度，関節面や歯の摩耗などから死亡年齢が推定されている．分析を行った小林和正教授は，16歳以下の出土骨は全部除外した．化骨が完成

していないと酸性土壌の日本では保存状態がよくない．それに葬祭儀礼がなかったから遺骸が肉食獣などに荒らされた可能性もある．現在と同じ生命力関数が効くとしたら，ここは外挿でき，結果を図4に併せて示しました．それで私と一緒にやっている若い人が分析して，日本の老年医学会で発表した．反響はと聞いたら，「満場寂として声なし」．「そうだろう，あんまりすごい仕事なので，みんなびっくりしただろう」，「いいえ，わからなかったから，シーンとしていたんです」．みなさんもよく知っている老年医学を称する大家ですが，その座長が「どなたも質問がないようですから，ちょっと一言．平均寿命は11.7歳なんですね．11.7歳ならいつ子供をつくるんですか，生殖できるんですか」．11.7歳どころか，平均寿命5歳でも100人に1人が生き残って子供を産んだらいいんですね．だから平均寿命16歳なれば，まあ10人に1人が生殖年齢に達して，10人産んだら個体数は維持できる．それくらいのことがわからないのが，今の医学の情けない現状です．

c. 女性の生命力の分析　　ここで白状しておきますが，私が今までやった生命力分析は，日本も外国も男性だけです．今年私のところに配属された2人の学生が，女性を入れて全世代をやってくれました．そこでおもしろい事実がわかりました．結論を先にいうと，女性と男性とで数値化した生命力がすごく違う．男性の平均寿命が77歳あまり，女性が84歳を超えましたね．7歳前後ではたかだか10％の差ですね．ところが生命力を算出するとすごい差になる．ピーク値でも積分値（面積）でも1.5倍にもなる．だから2003年のクリスマスカードで「聖書にはアダムの肋骨からイヴが創られたとあるが，真相は種の維持保存のために，イヴの残り物を掻き集めてアダムを創ったというべきだ」と触れ回りました．学会からも教会からも非難の声は来ていません．

■ワイブル関数の導入による展開

1996年に＜行動計量学シリーズ＞（朝倉書店）13冊が刊行されましたが，私は最後の13巻目『寿命の数理』を担当しました．そこに詳しく書きましたが，死亡率曲線はワイブルの故障確率密度に対比するものと考えました．図5に示すワイブル関数はスウェーデンの機械工学者Weibullの名を冠したもので，この人

はベアリングなどの機械部品の故障を記述する法則として提出しました．不思議なことに，こんな重要な関数を工学関係者は無視していましたが，追試者が真空管の信頼性の記述に使えることを証明し，電子技術は第二次世界大戦中に重要な軍事要素であったため，彼の仕事は俄然注目されました．日本の宿敵アメリカに招かれ，ボーイング社の顧問で優遇を受けました．$F(t)$ は故障のfailureからきたもので，信頼率 $R(t)$ は生存率に相当するreliabilityの頭文字です．よって $R(t) = 1 - F(t)$ の関係にあります．

$$R(t) = \exp\left\{-\frac{(t-\gamma)^m}{t_0}\right\}$$

まず単純化して m が1とすると，アイソトープなどの標識物質の減衰曲線を扱うときには必ずやる手段，片対数グラフの水平軸を時間とし，縦軸にデータをプロットしたら直線になる．おなじみの手法ですね．ただし，m 乗の項は魔法の力をもっています．m の選択によって，初期，偶発，摩耗故障を表せる．それで，m が1のときには，exponential function，指数関数です．m が1より大きいときには，当たり前ですが，時間が経てば経つほど減衰効果が大きくなるから，これは摩耗故障になる．m が正で1より小さいときは初期故障になる．

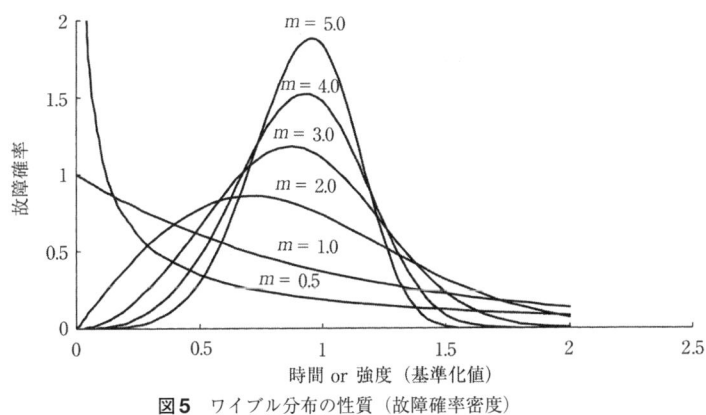

図5 ワイブル分布の性質（故障確率密度）

$$f(t) = mt^{m-1}\exp(-t^m), \quad F(t) = 1 - R(t) = 1 - \exp\left\{-\frac{(t-\gamma)^m}{t_0}\right\}.$$

ヒトの生存率曲線：$R(t) = \sum_{i=1}^{4} P_i \exp\left\{-\frac{(t-\gamma_i)^m}{t_{0i}}\right\}, \quad \text{where} \sum_{i=1}^{4} P_i = 1.$

3. 寿命の科学

　先に図4に示した第5回の生命表は，日本の生命表で信頼できる最初のものです．それをみると，5歳までに約2割が死ぬ有り様は，工業製品の出荷後と似た初期故障に思えます．もう一つは摩耗故障で，40歳から効き出して加齢が進むと全数がいなくなる死滅過程です．初期故障に続いて子供が死ぬ成分が偶発故障であれば，生命機械論の立場からは都合がいい．しかし人間の青少年の死亡は偶発モードだけではない．死因調査と比べると偶発性の高い事故，例えば薬物誤飲，交通事故，高所からの墜落などが多いが，それだけでは説明できません．免疫系が十分には完成してないためか，感染症は発展途上国の青少年の重要な死因です．結局，ヒトの死因として偶発成分は概念上あっても，生命表分析からは明確にみえてはこない．初期故障1成分と摩耗故障2成分で十分説明できます．第5回の生命表を分析した図6には小さいピークが分離できますが，これは結核による死亡です．各成分をもっとわかりやすく死亡率で表します．そうすると，このように実測は点で打ってありますが，それに3成分から合成した曲線を重ねてみると，ピッタリといえるほど合う．生物学でこのくらい合えば，真実とみていいぐらい

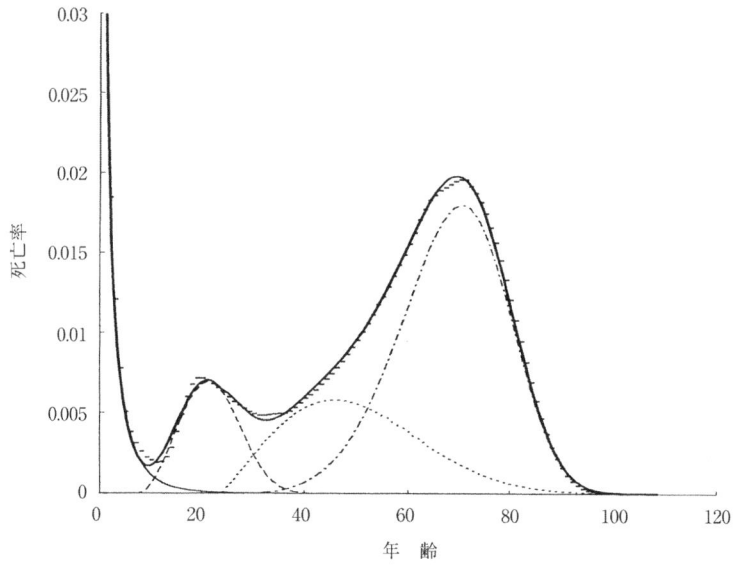

図6　4項ワイブル分布による第5回生命表（日本）死亡率の近似

なんですね．ここで一つみなさんにいっておきたいことがあります．日本の一部の大学では，特に衛生学，公衆衛生学で左翼に属する人々の固い信念からすると，かつて近代国家を襲った結核の暴威は，富国強兵を目指した国策にあると主張します．まず軍隊に青少年を集めた．女性は工場で集団労働に従事させた．そういう仕組みによって結核は全国に蔓延した，というんですね．これをみてください．結核を抽出した死亡分布は弧峰です．その始まりは6歳で，40歳ごろには結核死亡は限りなく小さくなります．つまり，死ぬ運命の人はみんな死んでしまう．6歳では徴兵は無関係ですよ．6歳から始まる原因はただ一つしかない．義務教育です．だから石川啄木が開放性結核で，教場内で結核菌を撒き散らした結果，6歳から死に始める．宮沢賢治も専門学校で感染源になった．つまり近代国家の基礎づくりのための義務教育が結核蔓延のもとだったのです．今までの反体制的左翼思想の持ち主はそうではない，といいます．富国強兵のため，青年を過酷な条件下で酷使したことが原因だといってきたのです．歴史に記されたところでは，官営富岡製糸場での女工の結核は，国としても放置できず結核病院を設置しました．そんな措置では結核蔓延のもとを絶てるはずがない．原因は明らかに義務教育．それだけいっておきましょう．

　同じ手法で分析すると，図4に示した第1回の統計生命表（1891年）でみると，老化という摩耗故障は何と20歳から始まっているのですね．僕らの子供のころの童謡では「村の渡しの船頭さんは今年60のお爺さん」でした．阪大の定年が63歳でしょう．60歳はみなさんからみたら年寄りだけど，どうみてもお爺さんとはいいがたい．職があれば働けますよ．19世紀末の死亡率をみると60歳になったら，60％以上が亡くなっています．60歳でも元気でいられるのは，医療技術を含む近代化の恩恵です．

生命力の定義，定式化

　生命力なるものはあるのか．いろんなアプローチがありました．1964年アメリカのロスアラモス原子力研究所でHensleyという人が附属生物部門のトップにいました．このころには，放射線被曝が老化を促進するという仮説が強力でした．

Hollingsworthという人は，実際に広島のABCC（原爆障害調査委員会，現 放射線影響研究所）を舞台にして，被爆住民群と被爆しなかった住民群と同数のサンプルを集め，生理機能を比較して各年代層で被爆の影響を調べようとしました．これは失敗に終わりました．使った方式は重回帰ですが，選んだ生理機能指標が悪かった．それに対してHensleyは，まずマウスの生命力の標準を決めて老化の基準をつくり，放射線被曝が老化を促進するか否かの基本にしようと試みました．そのころは，生物の成長が止まった時点から死亡に向かって直線的に生命力が低下するといわれていた．この人の研究は徹底していて，マウスを高熱環境で痙攣死に至るまで運動負荷をする．死ぬまでに消費したグラムカロリーは，そのチャンバーの中の呼気分析からわかります．それをもって生命力とした．その結果は図7のとおりです．日本なら研究費が少ないから，マウスの数をうんと減らすなどの対策を考え，成長が止まった時点から測ったでしょう．この人は仔マウスが育つ時点から測っている．そのへんからアメリカの研究に対する政策は立派ですね．まだ母乳を吸っているマウスは強制運動負荷なんて無理ですが，生後日数20日ごろのマウスから歳，といっても日齢ですが，成長〜老化の過程を追っています．すると180〜200日でピークになって下がっていく．これで生命力は成

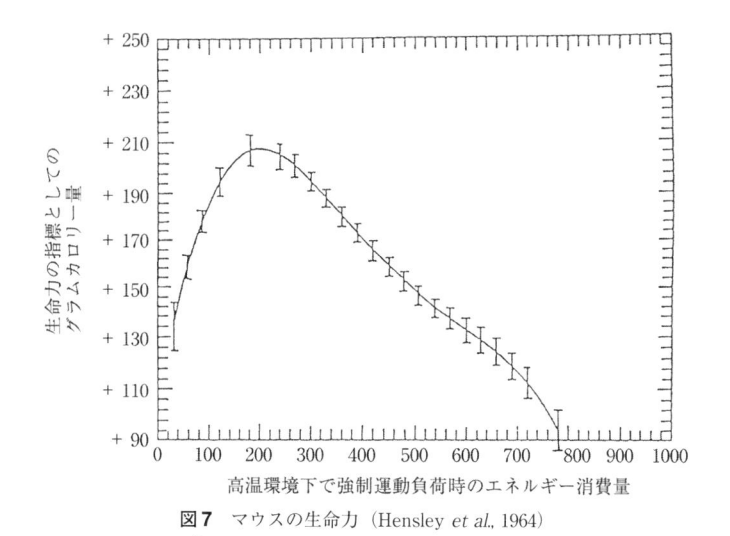

図7 マウスの生命力 (Hensley *et al.*, 1964)

長とともに大きくなって，ピークかプラトーを迎えてから下がるものであろうと研究者たちは納得した．科学者として老化過程にとどまらず，成長過程から調査するのは立派です．ついでながら，1964年だから残酷だと非難されることもなく，ユナボマーに襲われもせず，無事にデータが残っています．私の最初のねらいは，生命力が生後だんだん大きくなってピークかプラトーを過ぎて減ってくる．それをワイブル関数で記述できるかということです．結論は図8のとおり出ました．これが基本形です．これと図9に示す生存率曲線とワイブル分布を比較してください．

$$V(t) = V_0 t^{1-m} \exp(-\alpha t)$$
$$\frac{dV}{dt} = V(t)\left\{\frac{1-m}{t} - \alpha\right\}$$

この生命力の式は $\alpha = 0$ のときの生命力の初期値 V_0 と t^{1-m} の積が成長過程を決め，続いて exponential の減衰曲線 $\exp(-\alpha t)$ が衰退の過程を決める．これはいくらでもコンボリュートできる．何個重ねても，デコンボリュートすれば，もとの成分に戻すことができるという，素晴らしい性質をもっている．生命表から生

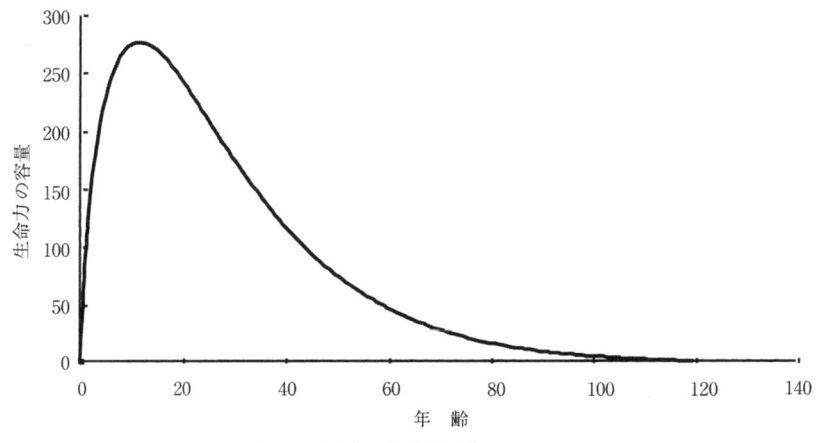

図8 生命力の基本方程式のカタチ
$V(t) = V_0 t^{1-m} \exp(-\alpha t)$,
$\frac{dV}{dt} = V(t)\left\{\frac{1-m}{t} - \alpha\right\}$.
$m = 0.3$, $\alpha = 0.6$.

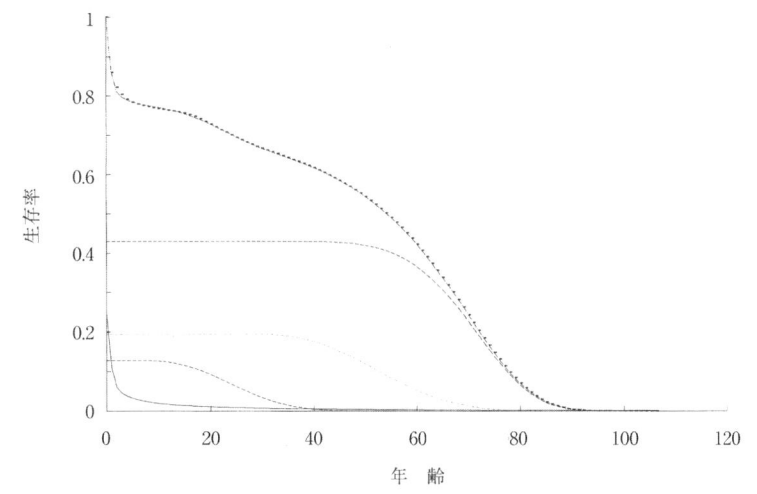

図9 第5回生命表（日本）のワイブル近似（生存率曲線とワイブル分布）

命力を算出するのは簡単です．これにワイブル性があるかないかは全く考えずに，アプリオリにやったら求まる．生命表とフィッティングするように係数を決めればよい．生命表のグラフがあればすぐ求まる．第1回生命表から求めた生命力を図10に示しますが，20歳くらいから50歳くらいまで生命力がピークになって，それからだんだん下がっていく．

$$R(t) = \exp\left\{-\frac{\delta t}{V(t)}\right\}$$

全体の生命力はこの基本式をいくつ加算すれば妥当かを経験的かつ実証的に解くとよい．

$$V(t) = V_1(t) + V_2(t) + V_3(t)$$

とこんな簡潔な式で表される．図10の①，②，③は後述の3成分で，同じ型式で表されます．

　私は無用心におみせしていますが，これは重要な発見です．これを先取りして誰かが英文に書いたら，私の知的先取特権は侵害されます．本当にそうされたことがあった．ワイブル関数3つで表される，それに結核が加わる，といったら物の見事に日本人に盗用されました．人間の生存率曲線をワイブル関数の和で表す

3. 寿命の科学

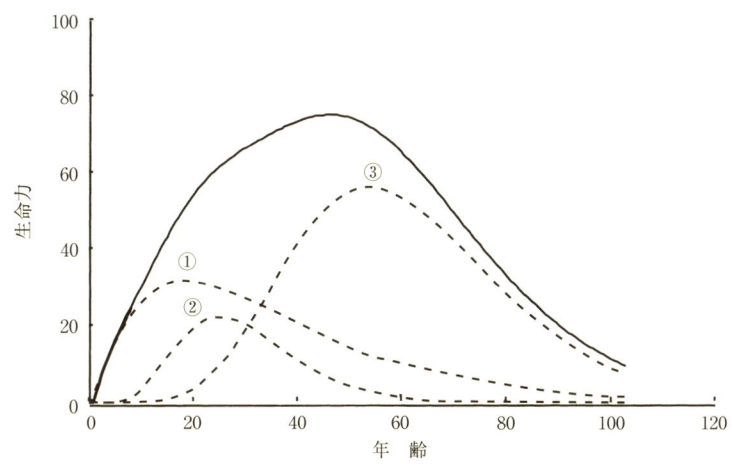

図10 第1回生命表（日本）から算出した生命力

　ための反復計算の初期値は，たぶんこのへんに落ち着くと『コンピュータ診断』（共立出版，1982）で予想を書いたのです．念のため「オートメーションと制御」という学会誌にも書いた．それを知らないように装って，こともあろうに同じ学部の若造がチョコチョコと計算して英文誌に投稿した．彼らは産みの苦しみを知る由もないから，その後の重大な問題点や発展性など気づくはずはなく，続報もありません．恥ずかしい卑劣な行為です．

分析結果からわかること

　重大なこととは何か．成分1は何だと思いますか．1も2も3も成分は同じ形の方程式です．それをコンボリュートしたら厳密な生存率曲線も生命表も再現できる．さらにいうと，$V_1(t)$ だけが年代（調査時）で変わる．表記法を変えることなくすべてが決まる．この値はだんだん社会環境が良くなると，生命力の初期値も積分値も大きくなる．第1回では，図10に示すように，ピークが80ぐらいですね．第5回になると87に，第10回になるともう300になっている．それでも全体のカタチはあまり変わらない．1と2と3の相対値も変わらない．変化は徐々に進んで，第18回になると，図11に示すようにピークは2000ぐらいに達し，

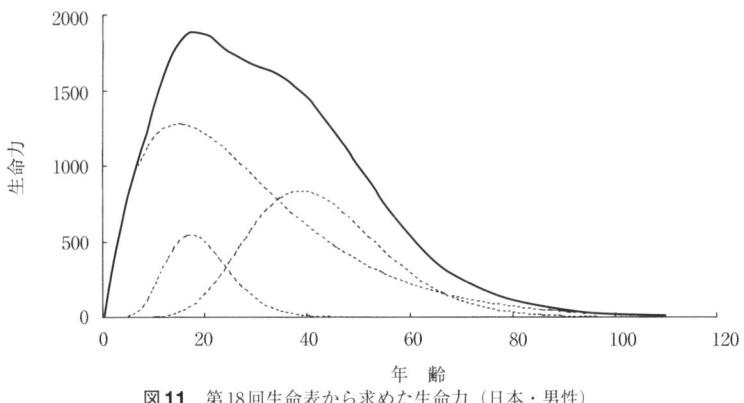

図 11 第18回生命表から求めた生命力（日本・男性）

1と2と3の成分の相対位置は変わりませんが，今までなかった突起が加わってくる．これには迷いました．日本の国勢調査は5年ごとにあるわけですから，ある年齢に属する人とは，5年前には5歳前の数値に数えられていたはずです．追跡調査には以前の履歴を引きずるキャリーオーバーという現象があるので，新しい人種がこれを形成するのではないかと思ったのですが，どうもそうではない．なぜかという証拠の一つは，昨年の実習に参加した人が女性について計算した．図12に示すように，女性にはこの突起がない．それで外国の生命表を調べたら，アメリカ人の白人男性には，1957年から明らかに突起がある．日本国民はより最近になってからこの突起が出てきたんです．

　研究者としての夢を申しますと，私は成分1が幹細胞と思っています．幹細胞がわっと増殖して身体の主な機能を受け持ちながら，役割を次の成分2に譲っていく．成分2はリセット可能な娘細胞です．例えば肝臓の直接起源になる成分，骨髄の直接起源になる成分，などなどの総合はこれで，幹細胞治療に使われる臓器性幹細胞です．成分2は成分1に一定の係数を乗じると決定されます．一種のコンパートメント系です．この3番目成分はリセット不可能で最終的な機能を担当する細胞で，筋肉であり，皮膚であり，神経などです．

　この仮説はハプスブルク朝時代のウィーンの生命表にも適用できます．ブレスラウの生命表も原理的には可能ですが，サンプルの精度がちょっと荒いので控え

3. 寿命の科学

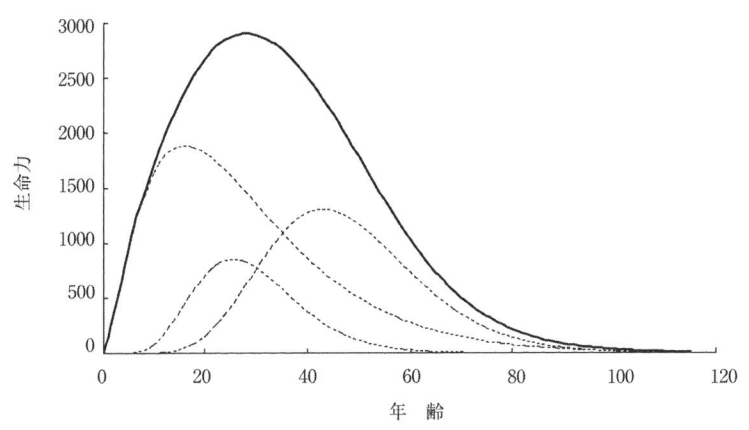

図12 第18回生命表から求めた生命力（日本・女性）

ます．ウィーンの生命表は予想どおり1，2，3の成分の相対値は同じで，ピーク値は恐ろしく低い．変化の過程はどう形成されたか考えますと，第1の成分だけが外的障害因子の影響を受けるのがみえてくる．経年的に追っていきますと，これだけはどんどん大きくなって，今も続いている．第2成分のリセット可能で，各臓器に分化するよう運命づけられた幹細胞とおぼしきものは，過去100年間を通して変わりません．第3成分もそうです．だから第1成分が源で，順番にカスケードを形成している．一定の係数を乗じれば多少の誤差さえ許されれば全体像ができるのです．そうとしか考えられない．これは年代が新しくなるとともに上がっている．生命力が大きくなってきたんですね．もちろん生命力が大きくなったことと，生命力を傷害する社会的因子が減ったというのは同じことです．

　日本の第18回生命表の女性をみると，図12に示したように突出がない．第1の幹細胞らしき成分，第2のリセット可能な娘細胞，第3の機能をもった体細胞と，構成は同一ですが，男と違って1つの関数でも表せそうな生命力曲線を示します．男性は図11をみればわかるように，ピーク値が2000に及んでいない．女性の場合には，3000，つまり男の1.5倍もある．ピーク値だけではなく積分した面積でも女性は大きい生命力を示している．これは子孫を残すためのからくりかもしれません．男性は2000に満たないでしょう．男ははかない性なんです．女

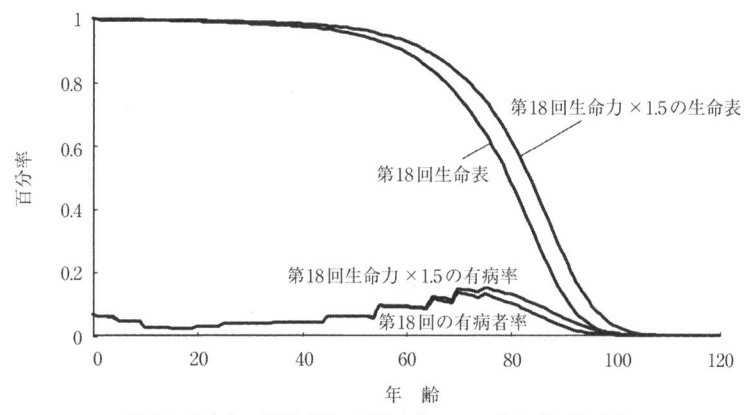

図13 生命力の急増（第18回生命力×1.5の生命表に基づく）寿命延長と有病者数．

性はもっと男性をいたわってやってください．第18回の男性の生命表から生命力を算出し，それをもし1.5倍にするという途方もない仮定をおいて寿命を算出すると，図13に示すようにちょうど女性ぐらい長生きになる．子供の死亡率は，今はおそらく最低です．高齢者だけが長生きの傾向を強める．そしたら，みんな寝たきりになって，医療費が増えると警告する自称専門家がありますが，そんなことはありえない．現場をみていない人の暴論です．いやしくも研究者なら，過疎で少子化で高齢指数が特に高い土地に実体を見に行けばよいのです．医療費が天井知らずに増すなどという妄説は，乱診，乱療さえなければ議論するに当たらない．長生きできる機能を維持しているから長寿なのであって，乱診，乱療のおかげで長生きしているのではない．

　余談を申しますが，徳川将軍は当時の最高の権力を享受し，御典医も名だけは立派なものです．しかし系図をみると，長男はあまりいない．親戚筋からよく養子が入っています．それも世継ぎが早世して，本来殿様になれなかったのに運がよかったから7代将軍様．つまり江戸時代には想像を絶する力の死に神が横行して，ずいぶん子供が死んだのですね．長男に生まれることは幸運の一つであるけど，絶対の保証はない．それに比べれば現代の長寿は人知の勝利といえるでしょう．

研究成果は山のようにありますが，本日はその一部だけ紹介しました．今，ある国際的な出版社とテキスト編纂の話が進んでいるので，うまくいけばその要約を日本語で読めるような条件をつけられるかもしれません．志ある人は青春の思い出の一つとして力を貸してくださると幸いです．

4

京都大学名誉教授・聖路加国際病院院長　福井次矢

evidence-based medicine（EBM）

　みなさんは風邪をひいたときに，どのような治療を受けたことがありますか．抗生物質のほとんどは，細菌，バクテリアに効くもので，バクテリアの壁を壊すとか，代謝系をブロックして死滅させるとか，そういうメカニズムで働くものですから，普通はウイルスには効きません．風邪は，ほとんどがウイルスによるものなので，理論的にいうと，抗生物質は風邪には効かないのです．ところが，誰が最初に使い始めたのかわかりませんが，使ってみると，なんとなく効くような感じがするということで，そのうち患者さんの方にも抗生物質を飲んだらいいのではないか，という考え方が広まって，抗生物質を処方してほしいとのリクエストもあり，世界的に非常に多くの場面で，風邪の患者さんに抗生物質が処方されています．しかし，本当に抗生物質が風邪の治療に役立つかは今でも問題になっています．

　EBM（根拠に基づいた医療）とは，動物実験の結果とか，細胞レベルの観察結果とかでなく，実際の患者さんでこういうことをしたらこうなった，こういう副作用もあったという研究結果をできるだけ臨床判断の根拠（エビデンス）とし，医療を実践しようというものです．役に立つエビデンスの多くは，ランダム化比較試験という研究によるものです．本日は，臨床的に最も質の高いエビデンスをどのようにして集めるのか，データベース化するのか，どのようにしてそのデータベースを使い，目前の患者さんの医療に役立てるか，などについて講義します．

臨床上のエビデンス

　もし，本当に抗生物質が風邪に効くかどうかを調べたいと思ったらどうしたらよいでしょうか．多くの場合，何もしなくても2週間も経てばよくなります．風邪をひいた人で，抗生物質を飲んだグループと飲まなかったグループを比べる必要がありますが，もともと年齢，性別が全く違う群をつくってしまうと，同じ薬を飲んでもその薬のせいなのか，年齢が違ったためか，性別が違ったためかわからなくなってしまいます．風邪の治り方に影響を与えるような特徴については，2つのグループに患者がイーブンに割り振られるようにするにはどうしたらよいでしょうか．基礎研究は別として，これから医療の現場で働いたり，患者さんを対象とした研究を，将来みなさんの中のかなりの人がすると思いますが，ランダムに対象患者を割り振ることは，臨床研究ではキーワードになります．ランダムな振り分け方は乱数表を使ったり，コンピュータを使ったりします．ランダムに分けると，最初の10人，20人のときには少々偏りが目立つかもしれませんが，1000人，10000人と多数になると，最終的にはほぼ完全なイーブンになってしまいます．そういう分け方をして，片方の群は抗生物質を飲み，片方は飲まない，というふうにして，飲んでから何日後に症状がよくなったとか，熱がなくなったとか，合併症の肺炎の起こった割合が何％とか，抗生物質が統計学的にいって，有効だったかどうかを調べます．今のところこの研究方法が最も臨床的には質の高いエビデンスを提供するといわれています．上気道炎の患者さんに対して，抗生物質が効くかどうか，という研究のランダム化比較試験は，1966年以降，世界中で22ほど行われています．それぞれ対象患者が数百人というものが多いのですが，22の研究の対象患者を集めると1万数百人になります．そして，そのデータを全部統計学的に統合して解析をすると，抗生物質を飲んだ群では8時間ほど自覚症状が短くなります．飲んだ群では，合併症として副鼻腔炎とか中耳炎などの合併症の起こる確率が3分の1から4分の1に減っています．この報告をみると，一見抗生物質を飲むと有効だというふうになりますが，それでは自分だったら抗生物質を飲もうという気になりますでしょうか．何かもう一つ重要なこ

とを考えなければなりません．

　つまり，副作用の問題です．あらゆる治療法には必ず危険が伴います．データには副作用のデータが入っていないこともあります．抗生物質を飲んだ群では，100人中数人～数十人の間で消化管のいろんな症状，下痢になったり肝機能の異常，皮膚の発疹が起こったりしています．抗生物質の悪い面も一方では考えながら処方すべきかどうか天秤にかけなくてはなりません．それでは，どうやって天秤にかけたらいいのでしょうか．抗生物質を飲むと，10人のうち5人は自覚症状，発熱だとか鼻水だとかそういう自覚症状が1日短くなり，残りの5人は変わりないでしょう．しかし，10人のうち2人では薬の副作用で発疹が起こったり下痢になったり，お腹が痛くなったり，肝機能障害が起こったりします．50％の人では効果が現れるけれども，20％の人では副作用が起こりえます．その場合にはかえって風邪の症状にプラスして苦痛が増えます．そういうデータがあった場合どうしますか．普通は医師自ら処方した薬で症状が悪くなるよりも，自然経過に任せた方がよいというふうに考えます．抗生物質の例でわかりますように，EBM（根拠に基づいた医療）というのは，動物実験でこうなったとか，細胞レベルで観察したらこうなったとかではなく，実際に患者さんでこういうことをしたらこうなった，というのを判断の根拠，つまりエビデンスとするのです．みなさんは，これから基礎医学を学びますが，基礎医学では細胞レベル，遺伝子レベル，臓器，組織のレベルで観察して，病気のときにはこういう異常が起きるということを学びます．実際の臨床上は，体の一部分で起こったことだけではなくて，他の部分を含めて全身で何が起こるかを考えます．のどが炎症を起こして赤くなっていると，ウイルスだけではなくて細菌の混合感染が起こしやすいから，この部分については抗生物質を飲んだ方がよいかもしれないのですが，全身的な問題，副作用の問題を考えると，必ずしもそれがよいとは判断できないのです．体の一部分だけについて考えて，医療の内容は決められるものではありません．生きた人間でこれこれの医療行為をしたらどうなったということを，最終的な判断，決定，判断のよりどころ——これを，われわれはgold standardといいます——にしようというのは，EBMの骨幹をなす考えです．

毎日患者さんを診察していると，非常に多くの疑問点につきあたります．例えば，脳ドックで，全然症状がない人で，くも膜下出血の原因になりうる脳動脈瘤が見つかることがあります．そうした場合に手術をした方がいいのか，それとも経過観察がよいのか，実は確固としたエビデンスがないのです．確固たるエビデンスはどうしたら得られるのでしょうか．経過観察では，1年間で100人のうち1人も破裂しないだろうといわれています．手術を受けた群と経過観察をした群を10年以上も観察しないとどちらが悪い結果になったかの結論は出ないと思われます．そんなに気の長い研究はあまり行われません．それには理由があります．お金もかかるし，1年間に5本も10本も論文が書ける研究の方が研究者にとっては魅力があります．昇進するには多くの論文が必要ですし，いろいろなインセンティブがあるので，長期間かかる研究はなかなか行いにくいのです．そもそも，脳動脈瘤が1年間でどれだけ破裂するかは大問題になっていて，外国からのデータには0.05％，したがって，1万人に5人程度というものもあります．日本の多くの医師は100人に1人くらい破裂すると思っていたので，そんなに破裂する人の割合が違うのだったら，経過観察がいいのか，予防的な手術がいいのか，結論は全然違ってくる話なので，年間破裂率をみる大がかりな研究が始まりました．こういうふうに，脳ドックで動脈瘤を見つけるのはテクノロジー上は簡単にできるようになったのですが，見つけた後どうしたらいいのかについては結論は出ていないのです．このように，エビデンスに乏しいテーマもたくさん臨床上は残っているのです．みなさんが臨床医になって研究しなければならないテーマはこれから10年，20年たっても山ほどあることと思います．

臨床判断のよりどころ

　抗生物質を処方するかどうか，または脳動脈瘤が見つかって手術した方がいいかどうかを決める場合のように，臨床上の判断を下すに当たって，私たちには大きく分けて4つの種類のよりどころがあります．分け方にもよりますが，1番目は，基礎医学的，生物医学的知識です．抗生物質は細胞のこれこれの部位に働いて，これこれの障害をもたらすためにバクテリアを死滅させたり，分裂を中止さ

せる，といった生物学的な知識で，これは医学でも歯学でも臨床医にとって必須の知識です．そのために6年間の大部分の時間を費やして勉強をしているといえます．

2番目は，残念ながら日本の医学，歯学部では無視されることの多かった種類のもので，実際の患者さんで治療，検査したら患者さんたちはどうなったかというデータです．EBMではこの種類のよりどころを重視します．人の集団での疫病の発生率や罹病率，分布などを扱う学問は疫学といいます．昔は感染症を扱っていましたから，疫病の疫を使っています．臨床上の問題について人の集団を対象としたデータを扱うという意味で，この分野の学問を臨床疫学といいます．

3番目が患者さん個人の意向・価値観です．過去のデータとか病態生理学的なメカニズムはどうであれ，患者さん自身が何を望んでいるかです．例えば，今までのエビデンスでは，手術の方が生存率が高いとわかっていても，患者さんによっては，手術は嫌だ，薬物で治療を受けたいという場合は，手術を行うことはできません．患者さんが承諾してくれない限りは，いかに優れた治療も行えません．患者さんの個人の価値観を引き出し，証拠として残すことがインフォームド・コンセントといえます．

4番目は社会的な規範です．個人の価値観とは別に，どの社会にも規範があります．今，ES細胞とか，クローンの話題が喧しく，個人のレベルで考えたら好ましいことかもしれないのですが，社会全体の枠組みで考えると，倫理，善悪，あるいは道徳という範疇の問題になります．また，多くの患者さんが1億円もする治療を受けたいという場合は，社会全体としては容認できないこともあります．そのような経済的な枠組みも必要になりますし，場合によっては法律的に許されないこともあります．このような社会的な規範の中でのみ，個人の価値観は尊重されるのです．

1番目と2番目の知識を勉強して，個人の価値観と社会の規範を考慮して医療は行わなくてはなりません．なぜ今になってEBMが世界中で大流行になったかというと，これまで2番目のデータが重視されなかったことへの反省ということになると思います．今までは，どちらかというと，1番目の知識さえもっていた

なら十分臨床医としてやっていけたけれど,今や,2番目のデータを知っていなければ,いろいろなトラブルを起こす可能性が高くなっているという状況があります．患者さんの風邪の例ですが,かかる医者によって治療がかなり違っていても,それは長年当たり前のように思われていました．いろいろな理由がありますが,抗生物質についても,妥当なエビデンスがない状況が長い間続いたから,ある医者は抗生物質を処方するし,ある医者は処方しなくてもよかったのです．誰もどっちがいいか判断できないからです．残念ながら,ある病気について複数の治療法があった場合にどっちが本当に優れているか,臨床研究で検証されていないと,医師によって行う内容が一致していなくても誰も文句をいえません．1978年にアメリカ政府の機関が開業医の治療内容を調べたところ,正当なエビデンスのあるものは20〜30％しかなかったと報告されています．そういう意味では医師の裁量権はかなり広かったのです．

▎EBMの特徴,独自性

EBMの手順は1991年に提唱されました．カナダのマクマスター大学内科・臨床疫学教授のガイアット先生がこの言葉を初めて用いました．

エビデンスをその質によってレベル分けして,どのようなレベルのエビデンスに基づいているのかを知った上で診療しようというのがEBMです．言葉で表すと,それぞれの時点で最も信頼できる根拠を把握した上で,患者さんの個別性,価値観に配慮して診察を行いましょうということです．手順はいたって簡単で,4つのステップからなります．風邪の患者さんに,本当に抗生物質が効くのだろうかと,もしそういう疑問をもったなら,その疑問について(1)どういうキーワードで表して,(2)そのキーワードを使って世界中の文献を検索して得られた文献,論文を,(3)本当に信用していいかどうかを見極めて,(4)目の前の患者さんに応用するかどうかを決める,というものです．この4つのステップを踏んで,患者さんの治療や検査を行いましょうというのが,EBMです．このステップの概略ですが,患者さんの疑問点を4つの側面でキーワードを明確にしておくと,効率的に文献検索ができます．例えば,高齢者の上気道炎,風邪に抗生

物質を投与することが，投与しなかった場合に比べて自覚症状の持続時間が短くなるかを知りたい，と表して，4つのキーワード（sore throat, placebo, antibiotics, symptom）を使うと比較的容易に文献を見つけることができます．情報源としては，みなさんの多くがこれまで使ってきたのは紙の媒体の教科書と思いますが，それには必ずしも最新の文献は引用されていません．出版された時点で2年前の文献が最新のものだといわれています．患者さんを実際に診療する立場では，つい数か月前までの最新最良の情報を知りたい，ということが多くなりますが，そのようなときには，従来の教科書は役に立ちません．膨大な数の文献にアクセスできるMEDLINEを利用したら，最新のデータをCD-ROMやインターネットで提供するサービスが急速に広がり始めています．例えばUpToDateという電子教科書やCochrane Libraryという情報源などは1年間に3回バージョンアップされて，常に新しい情報が入っています．例えば胃潰瘍でしたら，起こるメカニズムなどについては必ずしも細かいことは書いていないのですが，診療に役立つ最新の治療データについては，比較的，詳細に書かれています．

　みなさんの頭に入れておいてほしいのは，教科書で勉強したからといってすぐに臨床ができるわけではないということ，そして，臨床の中で常に勉強していかなくてはならないということです．インターネットのPubMedにキーワードを入れて，文献検索をぜひやってみてください．文献の全文をインターネットで読むことができるサービスもあります．文献検索のコンピュータソフトを自在に使えることは，今やすべての医学生に求められる能力です．MEDLINEはアメリカの国立医学図書館によるサービスですが，そこには1966年以降の世界中で行われた医学，看護，歯学ほとんどメジャーな論文がデータベース化されていますので，世界中の医師がこの恩恵にあずかっています．

臨床疫学の重要性

　EBMの3番目のステップである批判的吟味とは，検索した文献を読みこなす能力のことです．そのためには，臨床疫学という学問分野に触れる必要があります．ここでは，批判的吟味の細かい内容を話すよりも，論文の質を見極める能力

を身につけるために臨床疫学をぜひ学んでくださいということをみなさんに伝えたいと思います．臨床疫学の方法論を知っておかないと，論文は読めないので，ぜひ臨床疫学分野の教科書を読んでほしいのです．だまされたと思ってでもいいですので，卒業までにぜひ勉強しておいてください．臨床疫学で扱う主題の一つが臨床研究のデザインです．そもそも，どういう研究デザインがあるのか．一見A＝Bであるという結論になっているけれども，バイアスのために実はA＝Bでないことも少なくありません．偶然性の処理は統計学を用います．患者さんを対象にした臨床研究のデザインにはたくさんあって，その一つが実験研究です．実験という言葉は悪く聞こえるかもしれませんが，ある群には抗生物質を与えて片方は何にもしない，これは実験です．特別な介入はしないけれども診療をする中で，患者さんのデータを集めていく，これは観察研究です——実験研究の質を決定する上で一番重要なのがランダム化するかどうかです．以上のようなキーワードだけは頭に入れておいてください．臨床研究には観察研究と実験研究があるということ．実験研究についてはランダム化するかしないかが重要なこと．残念ながら日本では今まであまりランダム化比較試験は行われてこなかったのですが，これからはおそらく急速に広まっていくと思います．

　バイアスにもいろいろあります．例えば，リードタイムバイアスというのがあります．リードタイムのリードとは走り幅跳びでの助走のようなものを意味します．癌の患者さんの自然歴について考えてみましょう．体の中で癌細胞が1つだけ発生します．その時点では医学的には診断は不可能です．しかし，ある大きさになったら，症状，自覚症状は何にもないのだけれども，CTを使ったり，超音波を使ったり，ラジオアイソトープを使ったりすると，診断できるようになります．放っておくと，ある時点では自覚症状が出てきます．体重が減り，食欲がなくなったり，どこかが痛むため病院を受診する結果，診断が下されます．そして，最新最良の治療をしたとしても，どこかで死亡するという自然歴を辿ります．このような人が健康診断を受けたとすると，より早い時点で見つかります．そうすると，健康診断を受けた人は，特別な治療をしなくても診断がついてから死ぬまでの期間が比較的長くなります．そのため，トータルでの生存期間は同じでも，

健康診断を受けて癌が見つかった後，一見長生きできますという結論になります．患者さんの自然歴が変わっていないのだから，癌に対して健康診断が全然役に立っていないことは図示すれば明らかですが，今までは平均A年しか生きられなかった肺癌患者が，例えば大阪市全体で健康診断をやったら，診断がつけられた後，A＋B年生きられるようになった．そういうふうになれば健康診断はすごく役に立つという結論になるわけです．これが，一見正しく引き出された結論が誤っているというバイアスの例なのです．みんなが陥りやすい誤りに，何とかバイアスというような名前がついていると考えればよいと思います．選択バイアスというものもあります．風邪に抗生物質が有効かどうかという研究で，もし抗生物質を飲む群に若い人ばかりいて，飲まない群に年寄りばかりいたとすると，抗生物質が有効だとの結論が出たとしても，それは選択バイアスのため，必ずしも正しくない，と考えなくてはなりません．したがって，研究論文を読むときに，結論が本当に正しいかどうか，つまり論文を批判的に読む上で，バイアスについての知識をたくさん頭にインプットしておくと，きめ細かくチェックできるということになります．1970年代の論文には，約70ものバイアスが記載されています．

　文献の結論を目の前の患者さんに適用するかどうかを決めるためには，いろいろな事柄について考えなくてはなりません．文献中の患者さんと目の前の患者さんでは，ひょっとして同じ風邪といっても重症度が違うかもしれない．人種差も考えなければならない．抗生物質が代謝されたり排泄されたりする速度が違うと，有効性や副作用の頻度も異なるかもしれない．誰でも患者さんを実際に受け持っていると，いろいろな疑問が出てきます．私たちの京大病院総合診療部では，EBMの4つのステップで勉強するカンファランスを毎週2回しています．例えば，癌の患者さんに鎮痛薬を処方しますと，しばしば胃薬も一緒に処方されます．でもそれは本当に効果があるのかどうかに，ある研修医が疑問をもって，EBMの4つの手順で調べました．電子教科書で調べると，ある薬の予防効果は証明されていると書いてありました．そこでオリジナルのデータに当たってみますと，薬を飲まなかった例では0.95％でいろいろな消化器の合併症が起こっていますが，胃薬を飲んだ群は0.75％に減っていました．この差を統計学的にみると，n

(＝患者数)が多いものですから,有意差があって,263人が胃薬を飲んで初めて1人の患者さんでメリットが出てくるという結論になります.最も信頼できると判断された論文を読んで,結論を目の前の患者さんに適用するかどうかを決めることが,EBMの手順です.EBMはもともとは目の前の患者さんで疑問点が出てきたときに,4つのステップを踏んで疑問点への解答を見つけましょうということでした.しかし,それほど一人一人の患者さんでユニークな疑問点が出てくるわけではありません.どちらかといえば,しょっちゅう似たような疑問点が出てくるのです.

EBMの手順で作成する診療ガイドライン

そうすると,はじめから頻度の高い疑問点について小冊子をつくっておいたらいいではないか,または病院の中で頻繁に起こる疑問点についての解答をEBM手順でまとめ,マニュアルにして書いておけばいいじゃないか,そしてそれを短期間にバージョンアップしていけばいいのではないか,と考えられるわけです.そのような文書が診療ガイドラインであり,クリニカルパスなのです.医師だけではなくて,看護師や薬剤師,医療職すべての人のためにマニュアルをEBMの手順でつくっておけばいいのではないかということになります.EBMの手順が提唱されて,世界中で非常に多くのドクターができるだけEBMに則って診療するようになりました.1990年代半ばには,イギリスの開業医のグループが,自分たちが数か月間で診た患者さんの病名と行った治療をリストアップして,治療にランダム化比較試験でのエビデンスがあるかどうかを調べました.そうすると,31％の治療についてはランダム化比較試験のエビデンスがあり,51％には質の高い観察研究のエビデンスがありました.エビデンスがなかったのは19％にすぎなかったという研究報告をしています.1991年ごろまでは,証拠のある治療が20％とか30％だったのが,EBMに則った診療を行おうとすれば,こんなにエビデンスのある治療が行えるのだということを示したのです.また,入院患者さんの治療についても証拠がないのは,やはり10数％で,ランダム化比較試験に基づいた治療法が半分以上の人で行われていました.医師の裁量による診療は,以

前ほどは幅広いものではなくなりつつあるのです．最新のエビデンスを知った上で診療しないと，場合によれば訴訟されることもあります．

　京大総合診療部に入院した患者さんに行った治療の分析でも，70％近くはきっちりとしたエビデンスに基づいています．EBMを意識して診療すれば，この程度にはなるのです．いろいろなテーマについて診療ガイドラインをEBMの手順でつくっておけば，医師の診療行為が改善し，よりスタンダードな治療になったという研究も行われています．91の診療ガイドラインのうち81の診療ガイドラインについて医師の診療内容の改善が観察されています．また，17の診療ガイドラインのうち14については，患者さんの健康アウトカムが診療ガイドラインを使う前と比べるとよくなっています．例えば，気管支喘息の患者さんの治療法のガイドラインを使った1年間と，使う前の1年間を比べると，使った1年間では救急室で患者さんが治療を受ける時間が50分短くなって，集中治療室で救急室から入院する患者さんの割合が41％少なくなっていました．救急室からいったん帰った後また悪化して，24時間以内に救急室に来る患者さんの割合も66％少なくなり，医療費も39万ドル少なくなっていました．EBMの手順で最新最良のエビデンスに基づいた診療のガイドラインをつくっておくと，患者さんには好ましい影響が出るのです．またアメリカでの研究ですが，癌の患者さんの70％以上では痛みが出てきます．癌の患者さんの痛みを取り除くには，主としてモルヒネが使われます．痛みを取り除くためのガイドラインを使った医師の診療を受けた患者群は，使わなかった医師の診療を受けた患者群に比べ，痛みがなくなる割合が有意に高くなっていました．誰か他の研究者がつくってくれた根拠エビデンスをどうやって見つけて日常診療に使うか，というのがEBMであり，どちらかというと他人頼りの医療を行う人のための考え方，手順ともいえます．

本邦発のエビデンスを

　それではエビデンスは誰がつくるのでしょうか．日本からの基礎研究は世界のトップクラスに近づきつつありますが，臨床研究，特に患者さんの診療に直接役立てられるような臨床研究は，どちらかというと日本からは少ないようです．

EBMを実践する能力はあっても，用いるエビデンスはほとんど外国のもの，というのが実情です．質の高いエビデンスをどうやってつくるか，ランダム化比較試験が主になりますが，それをわが国でもたくさんやって，世界中の医師の診療行為に大きな影響を与えるようなエビデンスをつくる必要があります．おそらくみなさんのうちの多くの人が大学を卒業すると臨床研究の分野に進むと思います．誰かがつくってくれたエビデンスを使うという受動的な役割から，エビデンスを発信するという役割を担うことがますます重要になってくると思います．MEDLINEで原著論文にアクセスしてエビデンスを把握しましょうというのが最初に提言されたEBMだったのですが，同じテーマについて何回もわずらわしい手順を踏むよりも，あらかじめ診療ガイドラインをつくっておけば，みんなが手軽にEBMを実践し，質の高い診療を行えるということが認識され整備されてきました．そうして，煩雑なMEDLINE検索については，日常診療に携わっている先生方はしなくてもよくなってきつつあります．将来エビデンスをつくる立場に立ったときに，質の高い論文とはどういうものかを知っておく必要があります．また，グローバリゼーションの世の中ですので，アカデミックな分野では日本語だけで勝負はできません．EBMは質の高いエビデンスが世界中で集積されて，初めて可能になりました．質の高いエビデンスがなければこういう考え方は起こらなかったはずです．質の高いエビデンスを提供するランダム化比較試験——RCT（randomized controlled trial）——が特に重要で，これは抗結核薬のストレプトマイシンの有効性を調べるのに，イギリスで1948年に初めて行われました．RCTがそれ以来半世紀少々の間に，30万件とも50万件ともいわれているくらい，たくさん行われてきました．

　そのような膨大な数のエビデンスをうまく使いこなす方法が必ずしも整備されていなかったのですが，文献情報がデータベース化されて，コンピュータで，インターネットを介して誰もがアクセスできるようになったという社会的な状況が整って初めて，EBMが可能になりました．その背後には，医療にかかわる情報は医療者だけのものではない，一般の人，患者さんも医療情報を知るのは当たり前との認識があります．MEDLINEには英語さえわかれば誰でもアクセスできま

す．病気にかかっている人が，自分の病気について，場合によれば医師よりも最新の情報を知っているということもあります．患者さんはそれくらい自分の病気については必死に勉強しますので，MEDLINE を介した最新の情報を知っている患者さんはますます多くなってきています．日本でも同様です．実際，そのような経験について本を書いている一般の人もいます．

　以上のような時代的背景があって，1991年に EBM という手順が提唱され，それが世界中に広まってきました．日本では4～5年前からようやく広まり始めました．私はアメリカにいるときからたまたま臨床疫学の分野でリーダーシップをとっていた一般内科のグループにいましたので，10数年前からこのような考え方について紹介をしてきましたが，残念ながら4～5年前まではほとんどの人が注目してくれませんでした．4～5年前から急速に，ごく最近では一般内科を超えて，いろんな専門学会，分野に広まってきています．本日の講義では，EBM という言葉を覚えてほしいのと，EBM でいうエビデンスというのは動物実験によるものではなく，患者さんを対象にした臨床研究の結果を重視するものなんだということを覚えてほしいと思います．また，ランダム化比較試験という言葉がこれからしばしば出てくると思いますので，ぜひ，正しく理解しておいてほしいと思います．

5

大阪大学名誉教授・金城学院大学学長　柏木哲夫

現代医療とターミナルケア

　ターミナルケアという題でお話しします．医学概論の授業で人生の一番最後の話をするのは不自然ですけれど，今大変注目されている大切なことですので，最初の間少しみなさんに参加していただいて進めたい．ターミナルケアという言葉を聞いたことがない人？　ターミナルケアっていうのは末期の患者さんのケア，死を避けられない人のケア，つまり末期ケアという言い方をするとわかりやすいと思います．世の中にさまざまな現象があると思うのですが，絶対つきで言えることはそう多くない．絶対つきで言えることはただ一つ——もう少しあると思いますが——，この世に生を受けたものは，絶対間違いなく死を迎える．これは絶対つきで100％言える．みなさんも，すでにご両親，祖父母を亡くした方もいるでしょうし，必ずご両親と別れなければならない．またみなさん自身が先に何らかのことで死を迎えるかもしれない．人間の死というものは，どうしても避けて通ることができない現象です．どうも日本全体が死というものに対して，できれば考えたくない，避けて通りたいと，そのような傾向があると感じています．そのことが，医学や医療の現場に影響を与えています．今までは，とにかく延命，命を延ばすということに医学，医療は力を注いできました．これは大事なことです．当然医学の第一の働きというのは，診断や治療をしっかりして，人間の命をできるだけ延ばすことが一番重要ですけれど，その中で癌の末期の患者さんが，非常な苦しみの中で，いたずらに命だけを延ばされて，非常に非人間的な死に方

をしてしまう．そのことに対して，苦痛の緩和，もっとしっかりとした心のケアが必要ではないかというような考え方から，ターミナルケアということが重要視されてきました．

日本人の死に場所の変化

　このターミナルケアが重要視されるようになってきた一つの歴史的な背景として，日本人の死に場所がずいぶん変わってきたことがあげられます．一言で言えば，在宅死から病院死への，非常に顕著な動きがある．みなさん，将来どのような専門に進まれるかは別として，常識的な数字は頭に入れておいた方がいい．日本人の死ということに関して知識をもっておられるのか．だいたいでいいですけれど，日本人は年間，何人くらい死ぬ？　日本の人口は1億2000万ぐらいです．ここ数年は約90万死ぬ．今，日本人の死ぬ原因として一番多いのは癌です．昭和56年（1981年）以来第1位を走り続けている．癌で死を迎える人がだいたい30万人となり，3人に1人は癌で死ぬという時代を迎えている．おそらく，みなさんがやや中年になると，もう少し上がっているのではないかと思います．とにかく，3人に1人が癌で死ぬ時代でありながら，その中でなかなか在宅で死を迎えることができないということが，日本人の非常に大きな問題になっています．90万人のうちで，家で死ぬことができる人が何％あるか，だいたい2割弱です．8割強の人は，病院で死を迎えてしまう．日本人の第1位の癌による死は，95％が病院死，これは世界で第1位と思う．癌で，死を自宅で迎えることができる人は，全体の癌死亡者のうちで5％しかいない．東京，大阪という大都会となると，癌死の98～99％は病院で起こる．これらの数字をずっとみていると，日常生活から死というものが姿を消している．昔は，在宅で死を迎えていた．私も昔，祖母が家で死にました．みなさんの中で，人の亡くなっていく臨終の場に居合わせたという人は少ないと思う．臨終の場にいた経験のある人はきわめて少ないですね．それほど，死というものが日常生活から姿を消してしまったというのは大きな問題です．1947年の統計によると，ほとんどの人，9割を超える人が在宅で死を迎えていました．病院死は1割弱です．それから病院死が増えてい

く．1977年に在宅死，病院死が逆転し，在宅死が49.0％，病院死51.0％となりました．これから単調に病院死が増え，在宅死が減っている．1999年の統計によると，病院死が83.7％で在宅死が16.3％になってしまった．これだけみても，日本人の死に場所が家庭から病院に移ったということがはっきりわかります．

病院死の問題点

病院で死を迎えるということは，さまざまな問題点があります．その例をあげてみましょう．私は仕事の関係で看護師さんの研修に招かれることがあります．その研修会が終わった後，質疑応答の時間があります．そのときに聴衆に質問しました．もしみなさんが将来，癌の末期になって，どうしても治らない．死を迎えなければならない．いろいろな事情で，家で死を迎えることができないと仮定します．働いておられるみなさんの中で，自分の病棟で死を迎えてもいいと思う人は？ 回答者ゼロだった．反対に，自分の働いている病棟でだけは死を迎えたくないと手を挙げた人は，非常に多かった．これは大変なことだと思って，それではなぜ，自分の働いている病棟で死を迎えたくないのかということを，調査したいと思いまして，婦長さんに特別な許可をいただいて，その病院の看護師さん全体にきちっとしたアンケート調査をさせてもらいました．そのアンケート調査をまとめていくと，看護師さんたちが，自分の病棟で死にたくないという4つの理由があります．

1番目はやりすぎの医療．戦後たくさんの病院が建てられて，その中で診断と治療ということが大きなウエイトを占めています．治療して治る病気であればいいが，癌の末期，その他治癒に導くことができない病気があります．その治らない病気の場合，今までの日本の病院はとにかく，延命をする．治らないのであれば1分1秒でも命を延ばせばいいではないか．苦痛がうまくコントロールされずに，ただ命を延ばすということにかなりのエネルギーを使ってきました．医療現場で働いてきた人が，少々つらくても命が延びればいいではないか，というその考えを捨てきれずに，やりすぎの医療が行われています．それを看護師さんたちはよくみている．例えば，みなさんがもう少ししたら，手術をして，うまく病巣

がとれて，それで治っていく癌も増えていって，早期で発見して早期治療をすれば癌もかなり治る病気になっていくかもしれません．しかし，いろいろな事情で手術をしたが，再発してしまった．その再発をしたときにもう手術はできない，放射線治療もできない，それで少しでも延命するために抗癌剤の治療を始める．残念ながら，副作用が全然ない抗癌剤というのは開発されていないので，癌に少しは効く代わりに正常な細胞にも作用してしまって，非常な副作用を伴う場合がある．強い吐き気，全身倦怠感，髪の毛が抜ける，このような副作用が伴う．あるところまで抗癌剤の治療をするのはいいでしょう．例えば私でも，癌になって手術をして再発をして，どこかの時点までは化学療法を受けてみるという可能性はあります．しかし，たくさんの患者さんを診ていると，どこかでやめないと，後は苦しみだけ，抗癌剤のために命を縮めてしまうことすらあります．そういうときにまだまだやめないで，亡くなる直前まで抗癌剤の治療が続く，ということが一般の病棟ではいまだに行われています．患者さん自身は，癌の末期に伴う苦痛に加えて，抗癌剤の副作用という苦痛を二重に背負わなければいけません．それが本当にその人のためになるのかということ，これは非常に大きな問題です．一般の人たちを対象にした世論調査によると，もう治らないとわかった時点で，積極的な医療を控えて苦痛の緩和を中心とした医療を選びたいと考えている人が9割で，1割は最後まで挑戦したいようです．その患者さん自身は積極的な副作用を伴う医療はしてほしくないという気持ちをもっておられるにもかかわらず，その患者さん自身の気持ちをあまり考慮しないで，医療者側と家族が話し合って最後までやってしまうということもあります．そのやりすぎの医療をみている看護師さんたちは，そんなことをやられている自分の病棟では，死を迎えたくないと思うわけです．

　2番目は苦痛に満ちた死．私がこれから話をするのは癌末期の患者さんの話です．癌末期というのは，痛みをはじめとして，身体がだるいとか吐き気，口が渇く，呼吸が苦しい，便秘で気持ちが悪いなど，身体的な苦痛を伴います．そして苦痛をうまくコントロールする方法としては，最近はずいぶん研究されて，例えばモルヒネをうまく使えば9割程度の確率で癌の疼痛はコントロールできる時代

になっています．にもかかわらず，癌病棟で働いている医師は，苦痛のコントロールということにあまり関心をもたないので，例えばモルヒネの使い方を知らないという人がいます．身体のだるさ，呼吸困難という症状に，的確な方法を用いればかなりコントロールできるにもかかわらず，苦痛の緩和に医師が関心を示してこなかったから，ちゃんと勉強すればわかる知識，技術，そういうものを導入しないので，患者さん自身が苦しみながら死を迎える．そういう姿をみている看護師さんは，こんなに苦しむような状態で死を迎えたくない．自分の病棟で死にたくない，こう考えるようになります．

3番目は精神的なケアの不足．しっかり精神的なケアをしていくためには，そこで働く医者，看護師にはかなり時間的な余裕があって，患者さんの言うことに耳を傾けるということが必要です．にもかかわらず，そういうことがなされないということがあります．精神的ケアには時間的な余裕が大切です．みんなが忙しくて，精神的なケアをする時間がないのは非常に大きな問題です．これは構造的な問題で，一般の病棟であれば，手術をする外科医が，手術の対象になる患者さんとともに，末期の患者さんも自分の患者としてもつということが起こります．どうしても，手術をする患者さんに時間がとられ，手術の後に起こる処置に時間をとられます．末期の患者さんのところへ1日に1回も行けないということが起こります．患者さん自身は不安になる．それと同時に，医師側に，患者への精神的なケア，身体的な症状のコントロールが重要であるということの認識そのものが薄い．その結果，精神的ケアがなされないままに，死を迎える．現実をみている看護師たちは，そういう状況の中では死を迎えたくない．

4番目は個別性が尊重されないこと．これも，近代病院の非常に大きな問題で，いったん入院してしまうと，病院のさまざまな規則，食事の時間，面会時間の制限などがあって，自分らしさが発揮できません．末期の患者さんというのはやり直しがきかない状況でその日々を送っています．そして，与えられた環境，接する医者，看護師がその人の人生の最期を決めます．人生の総決算をそこでするから，やり直しがききません．ほかの病気で入院している患者さんは，少々その人々が尊重されなくても，精神的なケアが不足しても，いったん病気が治って退

院すればやり直しがききます．癌末期患者はやり直しがきかない状況で日々を送っています．それが人生最後の場面です．そういう厳しさ，つらさがあります．個別性が尊重されるというのは非常に大切です．個別性が尊重されない状況では自分は死にたくないと看護師さんは思います．この病院死は，そこで死を迎える人にとってはかなりつらい環境です．

近代病院の四大事業

近代病院は入院と同時に（1）さまざまな検査が行われてその検査の結果と，（2）医師の診察とで総合判断されて，診断が出されます．そして，その診断に基づいて，（3）治療が開始されます．治療によって治癒する病気であれば，日本の近代病院は非常に効率のいい働きをします．治療をしても治らない場合は，ここから本当はターミナルケア，症状のコントロール，ホスピスケアとかが必要になります．一般病棟でもそういう考えで，苦痛を解放して，精神的なケアをしっかりして，その人らしい死に方を迎えてもらうのを援助すべきです．そういう方法へ向かないで，とにかく（4）延命という方法へ行こうとする．つい最近まで，癌の末期で亡くなった患者さんに蘇生術を施す病院がずいぶん多かった．今でもあります．これは犯罪に近い行為だと思います．今までのつらかったことからすべて解放される穏やかな死が実現しかけているにもかかわらず，その状況の中で心臓マッサージをする，という行為です．いったん心臓マッサージをすればあと30分は生きられるかもしれません．30分を目指して，肋骨が折れるようなマッサージをするのはどう考えても医療行為とは思えません．しかし，現実に一般病棟では行われています．

死の医学化

病院の中で人々が死を迎えるということから，死の医学化が問題になっています．英語ではmedicalizationといいます．死というのは決して医学的な出来事ではありません．非常に人間的な出来事であるはずなのに，死そのものの医学的な側面だけが浮かび上がってしまいます．医学的な切り口だけで，死が決められて

しまいます．非常に危険な状況に日本は置かれています．人間は心の不安，葛藤をもちながら死を迎えるものです．人の死は家族に社会的な影響を及ぼすし，その人が会社の社長であれば，その会社全体に大きな影響を及ぼします．だから，医学的な側面だけでなく，精神的，社会的な側面をもっているにもかかわらず，そういう多くの側面はそぎ落とされて，医学的な側面だけが浮かび上がります．よって，死の医学化ということになる．非常に大きな問題です．

全人的な死

人は全人的に死にます．身体的な死，身体の衰弱に伴う血圧低下，尿量が少なくなり，呼吸数が少なくなり，心停止，呼吸停止，瞳孔の散大という，身体的な兆候で死は判定されます．ですから，身体の死は重要な側面ですが，人間というのは，身体的に死ぬだけではなくて，精神的な死をも迎えます．その人がもっている不安，さびしさ，やるせなさから，その心が徐々に弱り，精神的に死を迎えます．社会的な側面も重要ですし，人によっては宗教的なことが浮かび上がってきます．死んだ後，ちゃんとあの世へ行けるのだろうか，地獄へ落ちるのではないだろうか，死後の世界は本当にあるのであろうか．宗教的な問いかけが問題になる人もいます．そういう意味で，人は全人的に死にます．全人的に死ぬということは，末期の患者さんの痛みを考えたときに，total pain，全人的な痛み，そういう面を考えておく必要があります．全人的な痛み，total pain としてとらえることが大切です．今言ったことと同じ脈絡で，身体的な苦痛，精神的な苦痛，社会的な苦痛，霊的な苦痛——最近の言葉ではspiritual pain, の4つの苦痛です．4つの苦痛がそれぞれに関係し合います．精神的な苦痛，不安，苛立ちが増すと身体的な苦痛にも影響を及ぼすし，その逆で身体が痛んでくると強い不安や，苛立ちにつながり，相互に関係します．身体的苦痛の中でも，痛みが非常に大きな問題です．痛みだけでなく体のだるさ，呼吸困難のような身体的な症状も重要です．案外忘れがちなのが，日常生活動作の支障，例えば，歩けなくなるとか，自分で排泄できなくなるなど，日常生活に支障をきたすようなことが起こってくる可能性もあります．それも身体的な苦痛です．精神的な苦痛は，不安，苛立ち，

孤独感，恐れ，鬱が起こる場合があります．社会的な苦痛は，仕事上のいろいろな問題，経済的，家庭内の人間関係，遺産相続の問題が起こってくる場合があります．霊的な苦痛は，人生への問いかけ，価値体系の変化とか苦しみの意味，罪の意識とか死の恐怖，死後の世界のさまざまな問題，神の存在への疑問，それから死生観に対する悩みなど，かなり実存的な難しい種類の苦痛ですが，そういったものが出てくる可能性もあります．人は全人的に痛む．死んでいく人の痛みを考えたときに，身体的な痛みだけでは解決できない．そういうことで，ターミナルケアはトータルケアであるということが言えます．患者さんや家族のさまざまな側面の悩みに対してケアする必要があるので，しっかりとしたチームをつくらないと，的確なケアができません．外科，内科，産婦人科のような一般科の医師と心の専門家の精神科の医者，看護師，宗教家，ソーシャルワーカー，理学療法士，作業療法士，薬剤師，栄養士，言語療法士，多くのボランティア，その他の人たち，多くの異なった専門をもった人がチームを組んでケアに当たるということが重要です．

ターミナルケアの三大要素

　これには，（1）症状のコントロール，（2）しっかりとしたコミュニケーション，（3）家族のケアという3つがあげられます．これ以外にもありますが，ターミナルケアの要素を3つに絞ると，これらになります．症状のコントロールは重要で，例えば，私自身が癌になって非常に痛い状況で入院したとして，はじめに望むことは，その痛みをとってくれることです．まず痛みをとってほしい．呼吸が苦しければ，呼吸の苦しさをとってほしいということが最優先です．症状のコントロールは，ターミナルケアの要素の中で重要です．2番目に重要なのは，やはり，コミュニケーションです．つまり，十分なコミュニケーションがとれるということです．コミュニケーションは，家族と患者，家族と看護師，いろいろなコミュニケーションの要素はありますが，人と人とのかかわり，時にはコミュニケーションといっても対象が人ではなく，自然とのコミュニケーションということが重要な人もあれば，ペットとのコミュニケーションが大切な人もいます．

必ずしも，コミュニケーションは人と人ではなく，それ以外のコミュニケーションの広がりを考える必要があります．ターミナルケアの対象は，必ずしも患者さんだけでなく，家族もターミナルケアの対象になります．家族のケアも大切です．死を迎えつつある患者さんの家族の悲しみ，それをどう癒すか，その悲嘆のケアもターミナルケアの中で非常に大切な要素になります．

　結局，今の3つの要素をQOLという側面から考えると，5つに絞られます．QOLというのはquality of lifeということで，だいたいわかっておられるとは思うのですが，生活の質，命の質というふうに言われていて，qualityというのはquantity（量，長さ）との対比です．今まで，命の長さにだけ照明を当てていたのが，命の中身を考えなければいけないというわけです．苦痛から緩和されて，充実した日々を送ることができるのであれば，時間的に命は短くなっても，その方が大切なのではないかという考え方です．幸い最近では，苦痛を緩和しても，緩和するために使われる薬剤によって，命が縮まるということがなくなってきています．緩和医療が発達していなかった時代では，苦痛は緩和されましたが，かなり命が短くなってしまうことがありました．最近はそういうことはなくなって，自然の寿命，その人に与えられている寿命を全うできるような状況で，しかも苦痛だけはしっかりととることができます．緩和医療という一つの新しい領域の成果と言えます．末期患者のQOL，5つの側面ということは，項目だけあげると，（1）痛みや他の不快な症状のコントロール，（2）身体的活動の度合い，（3）精神的な充実度，（4）社会的生活の充実度，（5）霊的な満足度です．5番目の霊的な満足度はちょっと難しい概念ですが，実存的な満足度と考えたらよい．自分が存在している意味，自分の価値観がちゃんと尊重されているという感覚をもつことができれば，それは霊的な満足度が高いといえます．

　a. 症状のコントロール　　ホスピスで亡くなった206名の患者さんが亡くなる前に，どのような不快な症状に悩んだかということを，調査した結果を紹介します．一番多いのは全身倦怠感，食欲不振です．亡くなる直前にほとんど100％の人が全身倦怠感，食欲不振に悩みます．次に，痛み，便秘，不眠，呼吸困難，悪心，嘔吐，自然喘鳴（これは亡くなる前に，のどにごろごろという音が出るこ

と），腹水が溜まる，不穏状態，腸閉塞を起こす，こういう不快な症状が死亡の前に起こります．この調査の非常に大切な点は，こういう不快な症状は亡くなる30日前くらいから急に立ち上がり，その頻度が高くなるということです．言い換えると，患者さんが本当に苦しむのは死ぬ1か月前になります．唯一の例外は痛みです．痛みだけは群を抜いて2か月ぐらい前から，50％近い人が痛みを訴えています．それが，死が近くなるにつれてその頻度が増します．やはり，痛みは長い間患者さんを苦しめるという点で，最もしっかりとコントロールしなければならない症状の一つです．これは少し専門的になりますが，癌性疼痛の治療のポイント，これからみなさんがいろいろな勉強をされていくと思いますが，まず痛みの病態を正しく理解するということは非常に重要です．

　モルヒネに代表されるオピオイドをしっかり使ってあげるということです．麻薬という言葉は，なんとなく麻薬中毒，人格崩壊とか変な連想をしがちですが，私は麻薬という言葉が好きではないのでオピオイドという言葉を使いました．オピオイドを十分に使ってあげるということ，そして，最近の知見なのですが，オピオイドだけでは効かない痛みがあって，それにはオピオイド以外に鎮痛補助薬という特別の痛みを補助する薬を適切に使用してあげると，癌性疼痛はだいたい9割ほどはコントロールすることができる，そういう時代になりました．ぜひ頭に入れておいてほしいのですが，モルヒネに対する誤解や偏見がまだ一般の人々の間，そして医師の間にもあります．学生時代から，モルヒネはちゃんと注意して用いれば非常に安全な鎮痛剤であるということを頭に入れておいてほしい．一般の人たちの中には，モルヒネを使うとなんか命が縮まるというような誤解をしている人がいます．ちょっと頭がおかしくなるとか，耐性とか依存が出現するとか，副作用が避けられないとか，こういう誤解，偏見があります．現在，モルヒネは注射剤だけでなく，飲むことができるモルヒネ剤もあるし，座薬として用いることもできます．そうした工夫をきっちりすると命が縮まるということはありません．頭がおかしくなることもないし，耐性や依存が出現することもないし，副作用はありますが避けられないことはない．効きにくい痛みはありますが，モルヒネが効かない痛みはない．そういう意味でモルヒネに対して誤解や偏見があ

るので，もう少しモルヒネを自由にきっちり使うようになれば，患者さんにとって非常にプラスになります．モルヒネの新しい使い方で，持続皮下注入ポンプという方法なのですが，モルヒネを注射器に入れて，その先にチューブがついていて，チューブの先に小さな細い針がある．これを大胸筋から皮下に入れる．そしてバッテリーを入れて，バッテリーで動く．1日24時間かけて，非常に少量ずつモルヒネを注入する．そうすると，血中濃度が非常に安定して保たれて，いい鎮痛効果が得られる．そういう方法です．ポシェットのように肩からかけて，自由に散歩したり，これで外出したりすることができるので，患者さんの運動を制限しないという意味でも非常に便利な方法です．胃癌の末期の患者さんで，これまでモルヒネを飲んでおられたんですが，だんだん胃癌が大きくなって，通過障害を起こすようになって，飲めなくなった．そこで，こういう患者さんに対しては持続皮下注入という方法を用いると，痛みがコントロールされてきます．

　痛みのコントロールだけではなく，呼吸困難も苦しい症状です．胸水が溜まるために呼吸が苦しい場合，胸水を抜いてあげると，呼吸困難がとれる．日常の生活動作の支障は患者さんにとって，非常にQOLを下げる結果になる．特に歩けないというのは大変なことです．乳癌の患者さんの場合，腰椎に転移して，足に行く神経を圧迫すると，足が麻痺をする，そして歩けなくなる．歩けないだけであればいいのですが，時には，麻痺が進んでくると身体のバランスがとれなくなり，自分で座るということがなかなかできなくなる．そのときちょっと工夫をすれば，自分で座ることができる．これはチームの中に理学療法士という人がいると，その人たちはその工夫を知っているわけです．乳癌の末期の患者さんで，病院で痛みがなかなかうまくコントロールされないので，痛みのコントロールのためにホスピスに入院してこられました．痛みはモルヒネの持続皮下注入をして，うまくとれた．さらに，それと同じ量の錠剤に変えて，チューブとポンプから解放されて薬を飲むだけで痛みがうまくコントロールできた．その点ではうまくいったのですが，この人は自分でうまく座ることができなかった．手は丈夫だったのですが，足が麻痺をしていて，それまでは，家族に起こしてもらったり，われわれが起こしたりしていました．人をわずらわせないで，座りたいというのがこ

の人の切なる願いだった．理学療法士の人に相談すると，ベッド柵を利用したらかなり簡単に座れますよと言われた．餅は餅屋だと思った．理学療法士の専門的な指導と助言によって自分で座ることができ，さらに，特殊な用具を用いて自分で立つこともできた．QOLが高くなることにつながりました．

 b．精神的ケア 次は精神的なことに移りますが，入院中の精神症状をみていますと，苛立ちが一番多くて38％，不安状態が26％，不穏になる人が24％，混乱が23％，さびしさを感じる人が20％，いわゆるボケ症状が出る人が17％，このような精神症状があります．精神的なアプローチとして非常に重要なのはやはり，ベッドサイドに座るということです．これはみなさんがこれからの勉強で，実際に医師免許をもらって，医者になったときに（ほかは全部忘れてもいいですが），このことだけは頭に入れておいてくれたらうれしいです．患者さんのベッドサイドにきちんと座って，患者さんの話を聞いている医者は非常に少ない．看護師さんもみんな忙しいので，立って話をする．立って話をすると，視線が上から下へくる．そして，声が上から下へくるから，患者さんがとっても圧迫感を感じる．患者さんは，入院すれば，自分が普段していた衣を脱ぎ捨てて弱者になる．医者や看護師は強者になる．そうすると，上下関係を少しでもましにするようにしないと，患者さんの精神的な安定は得られない．座るという行為は目線の高さがそろうということ，それゆえに座るということは重要です．それから，傾聴し，感情に焦点を当てること，末期の患者さんだけではなくて，病気の人はつらさ，さびしさ，やるせなさとかそういうものをもっているので，つらさがわかるということを，しっかり患者さんに返してあげることが重要です．感情を表すような言葉を，こちらから患者さんに投げかけてあげることが大切です．それから安易な励ましを避ける．患者さんが弱音を吐きたいときに，理解的な態度で接する．患者さん自身の言葉をできるだけ自分の言葉で置き換えて，「私はこのように理解するんですけど，それで正しいですか」ということを返す．患者さんが弱音を吐き切ることができる場合，そこまで会話を続けさせてあげることが必要です．あまりにも不安が強かったり，鬱がひどいときには薬の投与も考えないといけない．ベッドサイドだけでなく，患者さんと看護師さんが会話をしたり，池のふち

に腰を下ろして池をみているときでも，ここでも目線の高さがそろっていることが必要です．

c. 社会的ケア　次に社会的なコンタクトの保証が重要です．患者さんは時に最後の望みという形で，その人らしさを発揮される場合がある．最後の望みは景色との遭遇，人との遭遇，場所との遭遇であったりします．ある患者さんは，2週間ぐらいで亡くなることがだいたい予想されていて，ご本人もそう思えたときに，海をみたいと言われました．きっと海には特別な思い出があったのだと思いました．とにかく海がみたいということで，それが最後の望みなのであれば，実現させてあげることがわれわれの仕事です．ワゴン車を調達して，ストレッチャーのまま，肺癌の末期患者さんなので酸素ボンベを積んで，海をみてもらいました．身体的には疲れたと思うのですが，気持ちの上ではずいぶん満足をされました．別の患者さんは，大阪の三越百貨店のレストランで食事がしたい，と言われました．場所指定できっと何かの思い出があったのだと思います．看護師さんと，娘さんと，亡くなるちょっと前に出かけた．最後の望みでした．13歳の小脳腫瘍の少女ですけれど，自分でも死を覚悟していて，何回かお母さんに連れて行ってもらった遊園地をみたい，死ぬまでにもう一度行きたいと言われ，お母さんと一緒に行きました．

社会的な広がりという点で，入院生活が社会とのコンタクト，世間の出来事とのコンタクトから，患者さん自身が阻害されないようにということで，例えば夏には七夕を病棟でしますし，患者さん自身の趣味，仕事，そういうことを生きがいにつなげていくことが必要です．植木いじりが好きな患者さんは，ホスピスの庭でせん定してくれました．われわれにとってもありがたいことで，両者にとってお互いの幸せでした．散髪屋さんの患者さんですが，最後にもう1回お客さんの頭をあたって死にたいと．専門用語であたるということは，散髪をするということらしい．病院の牧師が非常に忙しく，散髪屋に行く暇がないということで，自分がしてもらいましょうと言うと，ちゃんと道具をもってこられて散髪をした．とってもゴルフが好きな患者さんがいて，もう1ラウンドしてから死にたいと，亡くなる2週間前に言われましたが，これは実現が不可能でした．絵が好きな人

は，ホスピスのロビーに花があって，これを描く．書道の好きな人ですが，入院してからも，書道展を開きました．都会では受け入れ体制ができなくて，在宅で死を迎えることは難しい．ホスピスでは訪問看護師がいますので，医者が時々往診に行くこともしています．

d. 霊的な痛み　　最後に，霊的な痛み，spiritual pain ということについてお話しします．52歳のあるサラリーマンですが，顔をみると非常につらそうでした．奥さんもつらそうでした．体の痛みや，心の痛みよりもっとつらい痛みが末期にはくるときがあります．この人は，上場企業の課長をされて，社会的には成功した人です．エリートコースをまっしぐらに行った人で，娘さんが2人います．一番つらかったのは，娘2人が見舞いに来ないことです．教育のことなどは奥さんにほとんど任せて，自分は完全に家から飛び出した生活をしてこられた．娘さんとの間に溝ができているということは，気づいていたのですが，その溝が，かなり深くて広いということを，死を目前にして発見した．お父さんの方からみれば，溝が深いというふうにしか思っていないが，娘2人からは，嫌悪感というところまで行っていた．そして，頭の中では父親が死を迎えることはわかっていながら，見舞いに行く気がしなかったわけです．体の弱りとともに，娘と和解して死にたい，謝って死にたいということが，この人の強いニードとなった．しかし，娘さんは来てくれない．私は主治医としてどうしたらいいかわからない．いろいろ悩んで考えて，ご両親の許可を得て，娘さんに手紙を書いた．「お父さんの命は後2か月くらいだと思う．今までのことをあなた方に謝りたいという気持ちが非常に強く表れて，みていて気の毒でしょうがない．主治医に免じて，一度でいいから来てください」と．主治医に免じてというところに赤線を引いて，出しました．まあ私の顔を立ててくれたのか，とにかく来てくれました．そしたら，患者さんが病室の床に手をついて，本当にお父さんが悪かった，許してくれ，というふうに土下座をして謝った．その姿をみて，その2人の娘さんのわだかまりが消えて，「もうわかった．お父さん」いうことで，完全に過去を洗い流したというところまではいかなかったとは思いますが，とにかく親子の和解が成立しました．それから今までできなかったことをするということで，ホスピスから近くの

ホテルへ親子4人でよく外食に出かけました．1月後に看取られて亡くなった．
　患者さんは最後にまわりとの和解をして死にたいと思う．その和解が成立しなかったら，大変なことです．和解が成立しないということはspiritual painなんですね．心の痛みを乗り越えて，実存的な痛みです．次の患者さんは，うまくいかなかった例ですが．息子さんが20歳ぐらいのときに，いろんな関係で息子さんを勘当した．今はそんなことは少ないと思いますが，昔はそういうことがありました．勘当というのは，私はたくさんのそういう例をみていたけれど，親にも問題がある．子供が一方的に悪いことはない．子供の方にも問題はあり，親の方にも問題がある．双方に問題がある．両方いい人ですけど，関係だけが悪いということもある．とにかく20歳のときに勘当した息子に20年ぐらい会っていない．このお父さんは自分から謝って死にたいというふうな発想ではなく，息子に謝らせて死にたい．どう考えても，わしは正しかった，息子が悪かった，と．息子が来て，謝らせて，その姿をみて死にたい．なかなかこれはあつかましい要求ですね．奥さんが息子さんに連絡したのですが，息子さんは親父の顔なんかみたくないということで，とにかく親子の和解がなくて，やるせない思いをし，亡くなりました．
　人生の最期に，人と人との和解とか，自分の価値観が問いただされるとか，自分の人生の意味，存在の意味は何だったんだろうかというような問いかけが，ぎゅっと凝縮して出てきます．それらは医学的な問題ではなく，人間的な問題ですけれど，それらに対してケアが必要となってくる．霊的必要の評価ですけど，命の意味の問いかけ，人生の価値観に関する問題だとか，苦悩の意味だとか，罪責感がからむとか，神の存在とか，死後の世界とかが問題になる場合があります．

　ターミナルケアの話をずっとしてきましたが，最後に一つだけみなさんに，メッセージがあります．これはおそらく医者としてというよりも1人の人間としてのメッセージです．多くの方を診ていると，死を視野に入れて生きていくということは，非常に重要だろうと思います．だいたいの人は生の延長上に死はあると思っています．私は2500名ぐらいの患者さんを看取りました．そんな私でも，

自分ではまだ大丈夫だろうと思っているところがあります．今62ですけれど，定年になると私立の大学で少し教えて，ちょっと暇ができたら講演とか，読書とか，執筆をして，まあ88ぐらいで，ははっと笑いながら，すーっと消えていきたいなと，生の延長に死があると思っていました．ところが，友人を数名癌で亡くしましたし，友人の若い息子が事故で亡くなったり，そういう突然死というものをみていると，生の延長上に死があるのではなく，われわれは日々死を背負って生きている存在だと思います．そういう意味では，生の延長上に死があるのではなくて，日々死を背負って生きている存在だという見方をして，必ず起こってくる死というものを視野に入れて勉強を続けてほしいと思います．死というのは決して医学の敗北ではなくて，どうしても人間に必ず一度は起こる自然な出来事です．だから，死を否定しないで，その死を迎えざるをえない人たちに，それを医学の敗北とみないで，寄り添うようなケアができる，そんな医師になってほしいなということが最後のメッセージです．

東京大学名誉教授　大井　玄

終末期医療における「つながり」
——痴呆老人を例として

　人間というのは，ずっとDNAなどを通じて，だんだん進化してきたわけですけれども，それをどんどんさかのぼっていきましょう．そうすると，われわれはまるでネズミのような形になる．哺乳動物の前の脊椎動物になります．さらにどんどんいきますと，そのうちに単細胞になる．つまり，今から40億年くらい前に命というものができたところまで，実は，われわれはつながっているわけです．ですから，あなたたちは，自分は何歳だ，例えば20歳だなんて思っているかもしれない．もしつながりというものを考えてみたらば，それは40億年つながっているわけです．宇宙の歴史から考えてみますと40億年ではなくて，ビッグバンのときから，つまり150億年つながっています．なぜなら，150億年の間，宇宙の原子の数というものは，これは全然変わっていませんから，宇宙は手持ちの同じ数の原子を常にリサイクルしながら展開を続けてきました．あるものは大きな恒星になったり，惑星になったり，爆発して宇宙間に物質をばらまいたり，また集合し融合して新しい星になったり，さらに地球上のすべての生物になったり，そういうようにどんどんリサイクルしながら，そして今まできたわけです．ですから，私たちは水素などの150億年前にできた物質から構成されているという意味で，一人一人が150億年の宇宙を代表しているわけです．

　考えてごらんなさい．私たちの体というのは，3分の2は水です．水はH_2Oである．Hというのは水素ですけれども，1つの原子核，陽子と1つの電子でな

っている．この陽子の寿命というのは，1000億年のさらに1000億倍のさらに100億倍ぐらいの，長い寿命があるのです．つまり，われわれの体の水素というのは，これは宇宙ができてからせいぜい10万年とか，そのぐらいのビッグバン直後にできたわけなのですが，それをそのまま使っているわけです．したがって私たちの体は150億年，つまり向こうにみえるアンドロメダ星雲であるとか，あるいは太陽であるとか，月とか，そのようなものと同じ古さであり，同じものでできているわけです．またもう一つ正しく理解すべきことがあります．私たちは普通に宇宙というと，遠く離れた非常に広いものだと思っています．しかし，あなたたちは宇宙をつかむことができるのですよ．ちょっと，わかった人は手をあげてごらんなさい．宇宙をつかむことが可能だと思う人は手を挙げてごらん．わからない？ はい，宇宙をつかみます．私は宇宙の現れであります．ですから，私が私のほっぺたをつねるというのは，宇宙をつかんだわけでしょう．つまり，私たちは宇宙の現れとしてあるのです．例えば私の考えていることはまさしく宇宙の思考でもある．これは全く詭弁でも何でもなくて，はっきりとした事実です．

人と人のつながり

　私たちはそのような宇宙的つながりの中で生かされているわけなのですが，今日お話しすることは，そのようなつながりが最もはっきりと現れているのに，そのつながりが切れることによって死んでいく人たちについてお話をしたいと思います．私は現在，終末期の医療を一方では行い，また，ある精神病院に行って痴呆老人を診ているわけなのですけれども，そこで診る人たちは，私たちが差し伸べている手をちょっと切るだけで，それで運命が変わってくるケースが如実に現れている人たちです．例えば，終末期医療で，自宅で死にたいという人がいる．自宅で看取るというのは，これはなかなか大変なのです．例えば江戸時代などでしたら，必ず自分の家でみんなに見守られて死んでいったわけですけれども，このごろでは80％以上が病院で死んでいるわけでしょう．さて自宅で看取るというのはなかなか大変なことです．死ぬ前にいろいろな症状が出てきます．例えば，熱が上がったり，息が苦しくなってきたりと，そのようなのをみると家族の人た

ちはとても心配しますね．もちろん医者を呼ぶとか，いろいろ苦労するわけです．最後に終末期にある人が家族に看取られてやっと亡くなったときに，私が何というかというと，「やー，よかったですね．おめでとうございます」とはいわないですけれども，「よかったですね．ご苦労さんでした」という．向こうの家族の人たちも「いやー，ほんと大変でしたけれど，よかった，よかった」．普通は，医者は何というかというと，「お亡くなりになりました．お悔やみを申し上げます」といいますけれども，そうではないです．自宅でさんざん苦労して終末期介護をやった人たちと医療側との会話というのは，「ご愁傷様」ではないのです．「よかった，ご苦労さま」なのです．そういうようにして，みんながんばったからこそ，亡くなった方は自分の家で死ぬという人生の一番最後の，一番自分がやってもらいたいことをみんなにやってもらって，それで死んでいった．それはとても幸せだと思います．しかし，そのような場面をみますと，あなたたちは不思議と思われるかもしれない．なぜかというと，普通の病院で「ご愁傷様でした．私たちの努力にもかかわらず，命を長らえさせることができませんでした．どうもすみませんでした」という，そのような命の見方と，「亡くなってよかったですね」という，そのような命の見方とそれはずいぶん違うわけでしょう．あなたたちはどうですか．どちらの命の見方というのが自分にとって一番適当だなと思いますか．

痴呆老人の医療と介護

今日は2人の痴呆老人の例をあげて，もし，あなたたちがもしこの痴呆の人たちを診ているとすれば，どういうような態度をとるかというのをお聞きしたいと思います．ここに出てきます症例を，そしてそこに課せられた質問に答えてもらうことによって，あなたたちが命についてどういうような思いをもっているのか，私にある程度伝わるような仕組みになっています．なぜ痴呆を選んだのかというと，これから多くの痴呆状態にある人を診るからです．まずおじいさん，おばあさんなどでボケた人がいる人は，手を挙げてごらんなさい．それしかいない？そうですか．今世紀の半ばぐらいまでに，日本の老人人口は30％を超えると思

います．ですから，1億だとすれば3000万の人が高齢者になるわけですね．そのうちのおそらく10人に1人はボケてきます．そうすると300万人ぐらい，もうすでにその近くいるのです．さて，60代が大丈夫，70代が大丈夫でも，80代になると5人に1人くらいが痴呆になるという統計がアメリカの方では出ています．したがいまして，あなたたちがこれから20年後に，世の中に出て最も活躍するころに，そのような人たちとのつきあいをしなければいけません．私は今から25年前に痴呆老人の方々とつきあいを始めて，途中で中断していることもありましたけれども，今から2年前からそのような人たちとのつきあいを再び始めました．そのうちの何人も亡くなっていきましたけれども，いろいろと教えていただきました．結論からいいますと，私は痴呆になるということが怖いとは思わなくなりました．その部分の話は，今日はいたしません．実はその部分はおそらく最も大切なのですけれども，今日のお話というのは，あなたたちがそのような人たちを世の中に結びつけているつながりの一人である．そのつながりをいつ断ち切るのが適当かどうかということを，知りたいと思います．それによって一人一人の，先ほどもいいましたように，命についての価値感覚，あるいは倫理意識の具合いが多少は推測できるわけです．

　a．ケース1　　みなさん，それでは第1例をちょっとみてください（写真略）．この方は76歳，アルツハイマー型の老年の痴呆です．痴呆にはいろいろなタイプがあります．もともと，日本では脳梗塞であるとか脳出血だとか，そのようにして脳の組織が一度に壊れてしまって，そのために知的な能力が落ちて，それで痴呆になる人が多かったのですが，このごろはアルツハイマー型が増えています．これは脳をみますとだんだんだんだん萎縮していっているようなタイプの痴呆なのです．さてこのS・Nさんは，実は最も昔は飛んだ女なのです．ちょっとその生活歴というのを読んでみましょう．東京都内で生活している．兄弟は4人いて2番目だった．ご家庭はとても裕福な家だったらしいですね．しかし，兄弟姉妹の中で最も自分勝手で，浮いた存在だった．体がちょっと弱かったせいもあって，両親も腫れ物に触るように扱っていた．この方はもうお年ですが，ぱっとみると「昔どんな美人だったろう」とそのような感じの人です．高等小学校を出まして，

勉強が嫌いなので池袋の工場で働いたのです．そこで暴走族などに入りました．そのような間に子供を産みます．私生児でしたので相手が引き取ったのですけれども．22歳のときにアメリカの軍人と結婚しまして，渡米しました．20年間アメリカで暮らしたのです．終戦直後ぐらいなのですけれども，そのころは日本はまだとても貧しかったですから，占領軍の一員として来ているアメリカ人は，お金持ちにみえたのです．格好いいと思った．今もそう思っている人もいるかもしれません．しかし，そのような軍人は，日本で格好よく，羽振りをよくしているような人たちが，故国に帰ると意外として大したことはない．この場合もそうだったのです．夫の収入が足りないためにベビーシッターをしていた．20年間そこにいたのですけれども，結局離婚して帰国した．帰国後，病院に勤めるとか，いろいろなことをやったのですけれども，あまり働くのは好きではなくて，お姉さんによりますと，たかり専門だったというのです．若いときから借りたものは決して返さない．両親が亡くなられたあと，4人の子供にそれぞれ3000万円ずつ相続させたのですが，本人は自分の分を1～2年で使い切って，その後は姉のところにやってきて姉の貯金で生活した．そのため口げんかが絶えないというのです．現在，妹さんが，50代の人なのですけれども，山梨におりまして，弟さんは音信不通である．2人とも年金がなくて，姉の貯金500万円に細々とすがっているわけです．

さてもともと性格に偏りがあって，姉妹の仲は良くなかった．昭和45年（1970年）に帰国して，だんだんだんだん姉妹の間の仲が悪くなり，近年は自分の部屋の中に閉じこもって，ほかの人が入ってくるのを拒否してきた．ただ一つ，近所に信頼している夫婦がいまして，何かがあるとそこのところにすがるという．「助けて」と行くのですね．「お姉さんにまたいじめられた」と行くわけなのです．さて，この人はいつ痴呆が始まったのかわからないというのですが，だんだんそれが明らかになってきました．今年の2月になりまして，お姉さんが道に迷ったのです．この方も実はちょっと軽度の痴呆があるのです．4時間さまよって帰ってきたら，妹の方がお姉さんに向かって，「なによ，うちにも帰ってこれないの，ボケ」というのです．そして「ボケ，ボケ」といつもいうようになった．取っ組

み合いのけんかをするようになった．そのくせお金をせびるわけです．突然姉を殴ったり，飛びげりをするというようになる．しかし，買い物などに行かせますと自宅がわからなくなる．見当識はみなさんご存じでしょうか．今日は何日なのか，何年なのか，あるいは自分はどこにいるのかの時間と場所の見当，それを見当識といいます．見当識がおかしくなってきたわけです．それで，道路にしゃがみ込んでしまっているので，警官におぶさって帰ってきたというようなことがありました．そのうちに姉妹げんかが非常に派手になりまして，近所に聞こえるものですから，区の方からの要請で保健所の人が来ましたが，玄関を開けないために介入することができなかった．お姉さんも少しボケてきているのですけれども，あとでもし区の方に自分が頼みに行ったりしたら，どのような仕返しを受けるかわからないので，なかなか行けなかったと話していた．ついに今年夏になりまして，東京都に区から応援の依頼がきた．東京都の精神科医による老人班がどこそこの区で，このボケ老人については本当に困っているということがあると，そこに行って病気を診て，時に応じては病院に入院させるというようなことをします．さて，医者が診ると，小柄な女性なのです．それでスリップ姿でいる．お風呂に入っている様子はない．髪はバサバサしている．何か無造作にくくっているのですね．布団の上にこたつを置いて座っている．部屋は暗くて乱雑だけれども，そんなに不潔さはなかった．さて彼女が何をいうのかというと，体全体の調子が悪いし，イライラして，「あれが」とお姉さんを指すわけですね．「ボケてんだよ．何もわかってないんだから」というような，そのような文句をいう．そしてお姉さんも「何，人の悪口をいってんのよ」と，そのような人前でもけんかをするわけです．

　長谷川式痴呆スケールというのは，これは30点満点と考えていいのですけれども，そのうちの9点というのは中等度〜重度にかけての痴呆です．自力歩行は可能ですけれども，不安定です．介護者であるべきお姉さんの方も興奮していてどうにもならない．この人のスケールも20点というのですから，軽度〜中等度にかけての知力の低下があります．そういう事情で病院に入ってきたのです．そうしましたら検査で鉄欠乏性貧血が見つかったのです．医者の方としては，それ

がどういうような原因によって貧血が起こっているのかを，診ないといけない．大体において生理がある時期の女性には，鉄欠乏性貧血というのは非常によくあります．4人に1人ぐらいはそうであってもおかしくはない．しかし，生理が止まってから，鉄欠乏性貧血が起こりますと，これは大体において潰瘍があるとか，大腸の方に癌があって，そこからじくじくと血が出ていることが多いのです．それで1回潜血便を調べてみたら陰性であった．問題は，そのような痴呆の人に胃カメラであるとか，あるいは大腸の内視鏡ということをやろうとすると，ものすごく騒ぐ．そのようなことについて無理にやろうとしますと，痴呆がどんどん悪くなっていくことがあります．強行しますと，しばしばうわごとをいったりせん妄状態になる．

　ここで，あなたたちにお聞きしたいのは，こういうような人に，ひょっとしたら癌があるかもしれないという理由で，内視鏡を行うべきであるか．それとも，しない方がいいのか．それが第一の質問です．検査をしないという選択肢では，鉄剤を投与し，血液を時々調べてみる．さて，この質問に対してあなたたちに「適切」，「不適切」と答えてもらう．もちろん，「わからない」というのもあります．なぜあなたたちがそのようなことをするのか，あるいはしないのか，理由も書いてもらいます．今日，今すぐ書くというのは大変だろうと思います．あなたたちがそういうようにいわれてすぐこうすべきだというのは，よほどはっきりとした，命は絶対助けるべきであるとか，いや，そのようなボケ老人なんて者には，そのようなことは何もしない方がいいのだとか，そのようなはっきりとした意見をもっている方でないとなかなか決められないと思います．ですから，来週，森本先生の最終回の講義があるときまでに，自分自身で考えて，そして自分が一番適切だと思う選択肢を書いてもらえれば結構です．名前は書いても書かなくても結構です．私としては，あなたたちが痴呆老人の命というものについてどういうように考えているのか，そして，自分がもしそのような人たちの命を支えている一つのつながりだと考えたときに，いつ，そのつながりを切っていったらいいのかということを，それをみたいわけです．

　b．ケース2　　それでは，第2例の方にいきます．この人は元プロレスラー

です（写真略）．すごい大活躍をしたのかどうかわかりませんけれども，派手な経歴のある人です．65歳なのですね．ですから，比較的若い．この人は生活保護を受けていて身寄りが全然ない．アルツハイマー型の痴呆と同時に，脳梗塞でやはり痴呆がきているという，混合型痴呆の人です．この人の生活がどのようなものであったのか，本人の話を聞いてもわからないのです．わかったのは，かろうじて，栃木県で生まれて13人の兄弟がいるということ．あなたたちは5人兄弟という人は，どのくらいここにいます？　5人の人はいます？　5人兄弟，いない．4人，3人，2人，ああ，そうですか．1人，なるほどね．僕のところは8人兄弟だったですけれども，昔は13人兄弟というのはいたのです．この方はなにしろ10代のときに力が強くてプロレスラーをやっていたのです．空手は本人にいわせれば6段だということです．その後プロレスラーでは食っていけなくなって，いろいろと力仕事をしたわけですけれども，いつか右手の第2，第4の指を切断してしまった．しかも大酒飲みで，ものすごくだらしがなかったのでしょう．結婚もしなかった．結局落ちるところまで落ちてしまいまして，多摩川の河原で，青いテントを張って，そこで生活をしていたのです．ろくろく食事もできなかったりというようなことがあって，徐々に歩行困難が出てきた．おそらく脳梗塞などでだんだん運動能力も落ちてきたのだと思います．トイレ以外はそこで寝ながら生活していたわけです．ところが，今年の春，どのようなことなのか，新宿区内で行き倒れになっているのが見つかった．この人は，そのようなことで救急車を呼んでもらって，それで一般内科病院に入院して，脳梗塞があるということもわかった．リハビリもやったし，いろいろとケアをしてもらったのですが，そのときの長谷川テストでは，これは9点だった．もうすでに失禁がありまして，それで非常に気持ちの上での波があります．看護師さんに対する暴行行為があるのです．ちょっと気に入らないと看護師さんの顔を殴ったり，つめを立てたりするのです．なにしろ空手の6段ですから，一発ぱっとやられたら鼻の骨が折れてしまった．というようなことがあって，「とてもじゃないけど，私んところでは手に負えません」．それで，ほかのところに行く．ほかのところに行ってもやはり同じようなことなのです．「うちではとてもじゃないけど，だめなんです」．そ

ういうように，どこに行ってもこの人を扱うことはできない．大変さをまとめますと，つまり基本的には情動不安定で予測不能な暴力行為があって，お金はない，歩けない，垂れ流しであるという状態です．

ついに都立松沢病院の痴呆病棟に漂着しました．どのくらいひどい患者であるかというのが，看護日誌を読むとよくわかります．新宿区のケースワーカーに付き添われて入所したのですけれども，ワーカーに怒鳴るわけです，「ばか」と．それで，手は出ない．大小便は失禁しています．どこかに行くというと「行きたくねー．ばかやろう．いてえよー．ご飯まだか」と不機嫌にいうのですけれども，説明するとわかったのかわからないのか，聞いている．「早くして．いてえなー．ばかやろう．クソばばあ」，これは看護師さんに対してですね．ぺっぺとつばを吐く．こういうような痴呆老人なのです．入棟1週間目に，ここの痴呆病棟では，必ずケースカンファレンスをします．それで，症例検討をするのです．つまりどういうようにこの人を扱ったらいいのかということを，みんなで話し合って方針を立てるわけです．それによりますと，入院のときにはお盆を払い落としたり，コップの水をばらまいたりしたけれども，その後は，口は悪いけれども，手は出さないというような状態です．看護師に対する暴力もなくて，おむつを交換するときにつばを吐いたりするけれども，数秒間は協力している．それで，おとなしくしている間にぱっと取り替える．投薬の拒否というのはないようでした．したがいまして，ケースカンファレンスで出した見解は，介護には「ひどい抵抗がなく」て，入院生活が送られているということなのです．すごいでしょう．ほかの病院ではとても扱えないのだけれども，ここの痴呆病棟の人たちは実にうまく扱うのです．私も行っていますけれども，もし自分が本当に性悪の痴呆老人になったならば，ここに来てもいいなと思っています．そこのスタッフの解釈は，口調の荒さは本人の意思表示のスタイルだと．それは10代，なにしろプロレスラーになって，男を張ってやってきたわけですから，口はやはり強くないとだめですね．そういうようなので，それは個性と考える．完全に暴言がなくなるとは考えにくい．本人の興味のある話題として食べ物がある．怒りっぽいときはその話題を出して，気分転換を図っていく対応が適切と考える．どうですか，みなさん，何が

あなたたちはお好きですか．チョコレート，それともチーズケーキ？　そのようなものがありますね．

そのあとで1か月たってまだ相変わらず「早くしろよ．ばかやろう」，ぺっぺとやっているわけです．トイレに誘導しているのですけれども，やはり看護師さんにつばを吐いて抵抗する．しかし，そのようなとき以外に，今度は変化が出てきたのです．この人が「にこっ」と笑うようになったのです．これは非常にいい．穏やかなときが少しずつ出てきました．1か月のケースカンファレンスでは，自分の意にそぐわないことをされるとつば吐きをするというパターンは確立されている．だから，これは本人の「個性」と考えて，これ以上の改善は期待しないということなのですね．今度はふた月たちました．相変わらず「うるせーなー，このやろう，ぶっ殺すぞー」とやっているわけです．だけれども，だんだんおとなしくなってくるという方向になってきます．2か月のケースカンファレンスの見解では，怒りっぽさ，つば吐きはこの患者の表現方法として確立されており，個性であり，完全な改善は期待できないと考える．対応するスタッフが，つめ立て，つば吐きの暴力を受けないように注意していくよりほかはない．

痴呆老人の不安と恐怖が引き起こすこと

なぜ痴呆老人が暴言，暴行，それからものを盗られる妄想，せん妄，そのようなものを起こすのかということについて，一言だけいいます．あなたたちもそのうち経験するときがくるかもしれません．この人たちは，自分の生きていく術(すべ)，能力というものを失っていくことに対する非常に大きな不安と恐怖があるのです．また，その不安は，自分が当然やってもらっていてもいいと思っていることをやってくれないときには，それをしてくれない人に対する大きな怒りにもなります．あるいは，一般の人に対する全般的な怒りにもなります．したがって，不安というものを治めていくと，もとの穏やかな性質に戻る．これはアルツハイマーの女性ではほとんど戻ります．そして，その場において，ほかの人とのつきあいというものがだんだんできるようになってくる．つまり安心することができて，安住する場所ができると，その人はおとなしくなるのです．今まで松沢病院にお

いて，どのくらいの例をみたのかわからないけれども，ほとんどそれが失敗した例はないです．まず適応していきます．ですから，痴呆老人に対する対応というのは，ちょっと理解ができて考えれば対応ができるわけなのです．

　ここでこの症例についての質問をいたします．

　まずこの患者さんの暴言，暴力を鎮めようとするならば，鎮静剤を増やす必要がよくあるのです，この病院ではやりませんけれども．この人をほかの施設に移しますと，まずそういう対応が必要になることが多い．ほかの施設に行くのは，今までと違った慣れてないところに行くわけでしょう．そこで気にくわない．そのときにまた暴言，暴力が出てくるわけです．そうすると，そこではなかなか待っていない．ふた月待って，この人はここまでは矯正できるけれども，これ以上は矯正できないなんて見極めてくれない．第一，人がいないです．100床のベッドのところに，看護師さんの数が本当に数人なんていうところがありますから，本当に人手が足りないのです．そのようなところでは何をするかというと，この人はものすごく興奮している，暴れているというので，鎮静剤をあげる．そうすると鎮静剤の影響で，飲み込みが悪くなります．そのようなことで嚥下性の肺炎を起こします．

　さてあなたたちに対する質問の第1番目は，もしこの人に嚥下性肺炎が迫ったとき，どの程度まで，あなたたちはこの人を積極的に治療するか．通常はまず抗生物質で対応する．しかし効果があまりなくだんだん呼吸が苦しくなってきたら，次の措置として気管切開をやって人工のレスピレーターにつなぐような，そのようなことまでやるのか．「する」，「しない」あるいは，「わからない」，これも答えてください．そのうちにこの患者さんの容態が急変しました．それで，心臓が止まった．このときはどうでしょうか．普通，病院で急にぽんと心臓が止まったなんていうと，蘇生措置というのをやりますでしょう．心臓のマッサージだとか何とかというのは，これは普通の病院ではみんなそれをやるところが多いわけです．このときに，一つの態度は「それはもう，最後まで人命を助けるためには全力をあげるべきである」という信条から，そのようなことをやる人もいる．一方，「ボケているのだから，このままにしておきましょう」と，手当ても何もしない

ということもありえます．あなたたちはそのうちのどこらへんなのか．3番目の質問は，延命のため最後までの手順をしなかったとする．しなかったときに，延命措置は治る見込みのある患者にはすべてすべきであるという価値観あるいはイデオロギーをもったスタッフが，新聞社に投書したとします．「あそこではボケだっていうので，患者さんを軽々しく扱っている．それはけしからん．痴呆老人に対する差別である」というような，そのような意見をもっていたので告発を行ったわけです．それに対して，あなたはどういうような評価をしているか．それは適切であったのか．正義の味方であったのか．それとも，不適切なものであったのか．あるいは，どちらともいえない．これも考えてください．

　新聞は「これは人命差別である．人命というのは痴呆老人であっても，非痴呆老人であっても，同じように扱われなければいけないのに，そのような痴呆老人であるからっていうんで，やるべきことをやってないのは，それは差別である」というようにして書いたわけです．しかし，そのためにその病院は評判が悪くなりまして，一時閉鎖になった．実際にそれに近い事例が起こっていますけれども．そのような報道について，あなたたちはどのように考えているか．これもいろいろな考え方があると思います．どの考え方であってもいいです．今あなたたちが考えているある種の考えですね．命についての自分の考え方，倫理意識というか，あるいは価値意識といってもいいでしょう．そのようなあなたの意識に対して，今まで述べたような質問はどういうような答えを要求しているかということであります．

　どうですか，今までのところで質問，および状況についての何か質問がありましたらば，いってください．

　今日は以上のように，痴呆老人のケースを2つあげたわけなのですけれども，あなたたちは医療に携わる一端を担うものとして，こういうような人たちとこれからどんどんつきあうようになると思います．それは内科であれ，歯科であれ，外科であれ，何科であってもそうです．なにしろ人口の3分の1ぐらいは高齢者になります．そして，高齢者というのは病気をもっている状態が，圧倒的に確率として大きくなります．ですから，あなたたちはそのような高齢者といつも対応

しなければいけない．それで，高齢者の中の5〜10％ぐらいは，こういうような知力低下が起こりうるわけです．そうすると，どういうように対応していくのかというのは，今のうちにやはり考えておくべきことだと思います．

痴呆老人のコミュニケーションの特徴——情報の共有と情念の共有

　今日，痴呆についてほとんど経験がないような方ばかりですから，ちょっと一言だけいっておきましょう．これは「痴呆の人とどういうようにしてつきあうか」という，本質的な問題になってきます．痴呆の人たちをよくみてみますと，非常に不思議な光景がよく出てきます．例えば，グループホームなどに行きまして，居間に6〜7人は使えるテーブルがあって，そのまわりにおばあさんたち，アルツハイマー型の女性が多いのですが，その人たちが居間でいろいろとしゃべっているのです．和気あいあいとしゃべっている．しゃべっている内容はどのようなのかなと聞いてみますと，全然通じていないのですよ．どのようなことかといいますと，このおばあさんが「今朝のおみおつけは辛かったね」というわけですね．そうするとその隣の人は，「ほんまに，ほんまに，うちの息子は今度頭取になりよってな，本当にすごい」．こちらのほうが「や一，ほんとにそうですか．うちの別荘に行くとすごい木が，きれいなのがあって，今度行きましょう」と，今度は別の人が「そうそう，私はどうも下痢したようですよ」なんて，そのような話がずっと続いている．これらは全然通じていないでしょう．脈絡が何もないわけです．そのような会話状況を「偽会話」といいます．この偽の会話をみてみますと，私は少なくとも，コミュニケーションというものの本質というのがどこにあるかということを感じたのです．全然話の筋は通ってないけれども，「そうだね，そうだね」といってものすごく盛り上がっているようにみえているときに，あなたたちの中で，この人たちはコミュニケーションがとれていると思う人は，ちょっと手を挙げてごらんなさい．誰もいない？　コミュニケーションがとれていると思わない．とれてないと思う人はちょっと手を挙げてください．そうすると，大部分の方はよくわからない．そうでしょうね．わかりにくいと思います．

　実は，コミュニケーションは，これはラテン語のコミュニカレという言葉から

きています．日本語でいえば，意志疎通なのですけれども，コミュニカレ，これを調べてみますと，2つ意味がある．一つは情報を共有するという意味です．それからもう一つは，ともに愉しむという意味です．情報を共有するという意味でいうならば，このおばあさんたちは情報を共有していません．ですから，コミュニケーションはとれていない．しかし，その人たちがともに愉しんで親密な気持ちになっているという，そのようなコミュニカレのもう一つの意味からみると，コミュニケーションは立派にとれているのです．それが偽会話なのです．その証拠には，これは熊本の国立菊池病院の院長だった室伏君士先生という方のお話ですが，偽会話に参加している人たちの顔ぶれが決まっていて「なじみの仲間」というようにいっておられます．何がなじみなのかというと，そのなじみの仲間というのはお互いに信頼し合っているところがあるのです．例えばそのうちの一人が外泊を許されていったん家に帰ります．これだけグループホームでにこにこして，みんな仲よくやっているし，本当にいいおばあさんになったというので帰したら，嫁に向かってものすごい鬼のようになるのです．「またおれを殺す気か」なんていうようなことを平気でいうようなおばあさんになる．そして夜間のせん妄を起こす，つまり夜は起きて騒ぐ．嫁さんには暴言，暴力ですね．そういう状態になってくる．それで，これでは大変だということで，また病院に連れ戻される．ところが帰院して，なじみの仲間が「オソノさん，また遊びましょう」なんていうと，すぐににこにこしまして，全く何事もなかったようにそこに溶け込んでしまう．身内の人よりもなじみの仲の，そこに入所するまでは全然知り合いでも何でもないそのような人たちです．つまりなじみの仲間になると，ある種の連帯感ができてくる．それが信頼関係です．これがコミュニカレのもう一つの「働き」なのです．親密とか，あるいは信頼，こういったような意味での情動的な働きであります．

今はコミュニケーションというと，情報の共有の方にもっぱら使っています．だから，あなたたちがそのような偽会話という現象をみて，これはコミュニケーションが通ってないと思うのが，それが当然なのです．情報の共有はない．ところが，もしも古いコミュニケーションという意味においての，「心の通じ合い」

というものがあるとすれば，あなたたちは，偽会話の仲間であっても，コミュニケーションがあったといわなければいけない．つまり，コミュニケーションの，この古い意味においての，心の通じ合い，これがあったということです．いいですか，これはすごく大切ですよ．

　なぜそうなのかというと，言葉ができた——われわれの言葉というのは，今から数万年〜数十万年前にできてきたのだと思います——だんだんだんだん整理されてきた．その当時の言葉のでき方というのを考えてごらんなさい．昔われわれは密林の木から離れてサバンナに出て，そして狩猟採集をするようになった．狩猟採集をするというのは，豊猟のときもあるでしょうが，お腹がすいている状態も多かったと思います．いいですか．古代の人間はどのような原因で死んだのかというと，餓死とけがで，動物に食われて死ぬということがほとんどであって，伝染病などではあまり死ななかったと聞いています．そのような時代に，言葉が成立してきたときのことを考えてごらんなさい．この1週間ほとんど食べるものがないというようなグループがいます．そこに斥候に出したメンバーの一人が帰ってきて，向こうの森のはずれのところにちょっとけがをしたようなマンモスが1頭いたよと，そのような情報をもってきます．その情報の意味というのはどうですか．それはどのようなことかというと，そのけがをしたマンモスならば，自分たちが行って倒すことができるだろう．それを倒したならば，われわれはこれから1週間，あるいは1月，その間食べていくことができる，ですね．お腹をすかしている．これは大変不安なことです．そのときに言葉というものの働きは，一つは情報を共有するということがあるけれども，もう一つは情動を——つまり感情です——情動を動かすという，そのような働きがあります．つまり言葉である種のいい情報をもってくるということは，それだけ情報をもってきた人に対する「親しみ」，そしてそのようなことによってわれわれが生きていけるという「うれしさ」，そしてその人に対する「信頼」という情動を引き起こすのです．ここでよくわかるのですけれども，痴呆老人に対してしゃべるときには，この情報のレベルで語りかけても全く意味がないというのがわかります．なにしろ5分前のことを忘れているのです．ところが，もし情動のレベルで語りかけるならば，

なじみの仲間にありますように，会話は普通の意味の会話ではない，論理の通っていない，つじつまの合っていない偽の会話であるかもしれない．しかし，明らかに情動のレベルでのコミュニケーションは成立しているのです．

したがって，あなたたちもほかの人たちと話をするときに，その2つの，両方の意味を考えて話をするならば，今後一生役に立つと思います．つまり私がいっていることは，情報であると同時に，相手の情動を，ある種の感情を引き出すものである．つまり，相手にとって情報がどのようなものであるかということよりも，もしも情動というのが大切だとすれば，いろいろな意味においてこの知識は役に立ちます．例えば，夫婦の間でいろいろしゃべっている．家に帰ると，奥さんがいつも「今日はあの人がとても嫌だった」とかなんとか，そのような話をする．そのときに「それはおかしいよ．そんなことはおまえが悪いんだから」とか，そのようなことをいう必要は全然ない．もしコミュニケーションというものを，それをつくろうとしたならば，何はともあれ，「ふん，ふん」と聞いてあげて，「そうだね」といってあげる．相手がいっていることは，それはおかしいと思っても，それは構わないわけです．実は利口な人たちはみんなそれをもう実行しているのです．とてもいい夫婦だというのは，そのような配慮，つまりコミュニケーションにおいて自分の話し方，相手の言葉のもっている情動的効果，どの効果を一番重視するべきであるかというようなことについて，気を配っています．

これで時間がきましたので，終わりにします．最後の痴呆の人たちから学ぶ言葉の意味というのは，これは付録ですけれども，非常に大切だと思います．まとめますと，私たちは，今いいましたように，物理環境，社会環境，人間環境といつも「環境」の中のつながりによって生かされています．痴呆老人はその「つながり」がどのようにして働いているかを最も明瞭に体現している存在であるとみています．そのつながりをどこまで維持するのかが終末期医療では試されます．また，痴呆老人が行う「偽会話」は，言葉がもつつながりが情動のレベルでどう働くかを示す一例でした．あなたたちは将来，痴呆老人を治療し，介護する機会が，職業的意味で生ずることが多いでしょう．したがいまして，今日のメッセー

ジは,つまり自分が何かのことを痴呆状態にいる人にするときに,常にどういうようなつながりを切ろうとしているのか,どのようなつながりを強くしようとしているのか,それを意識していただきたいということ.同時に痴呆老人以外の人々との関係においてもそのようなことを時々振り返っていただきたいと願うのです.

熊本学園大学社会福祉学部教授　原田正純

「水俣病の医学」が教えるもの

　私は鹿児島出身で，熊大に行ったのですけれども，あまり勉強が好きでなかったので，卒業して10年ぐらい勉強して臨床を覚えたら，おやじが田舎で小さな医院をやっていたので田舎に帰るつもりでした．田舎の方が性に合っていると思っていたのです．けれども，入ったのが神経精神科だったのです．大学院に入ったらいきなりもう水俣病の渦の中に巻き込まれてしまった．これは好むと好まざると，とにかく，教室に入ったらもう教室全体水俣病の研究をやっていましたから巻き込まれてしまって，それで，ついに40数年間も水俣とつきあうということになったのです．自分でも信じられないですけれども，10年ぐらいのつもりがなぜ40年，定年直前まで大学にいたのだろうと思うのです．しかし，これも一つの運命で，そのためにわが原田医院はつぶれてしまったのですよ．あの世でおやじが恨んでいるかなと思ったりしているのです．しかし，おかげでこのようなところに来て話ができるといいますか，私自身の世界が広がったのでよかったと思っています．今日は水俣の話をしたいのですけれども，今申し上げたように，40何年の話を短時間で話すことはできないので，要点だけを，話をしたいと思うのです．

水俣病との遭遇，患者の苦悩と苦境

　ここに示したのは，最初に熊大が水俣病を発見したという，最初のレポートで

す（略）．したがって，おそらく水俣病が公式に発表された論文としては，世界でも初めてですね．ただ，それで注目してもらいたいのは，この論文に載っている患者はみんな子供なのです．一番上の子が5歳10か月，その次の子が2歳11か月です．つまり，子供に水俣病が多発したので発見されたのです．環境が汚染されて人体に影響が出るときには，その環境の中に住む一番弱い人たちが影響を受けるということです．弱い人というのは誰かというと，一番弱いのはおなかの中の赤ちゃんで，その次は乳幼児で，その次が老人でしょうか．生理的弱者といってよいと思います．また逆にいうと，そのような子供たちにたくさん発病したので，水俣病は見つかったわけです．このスライドは正式発見患者第1号の家です（図1）．このように，潮が満ちたら窓から魚が釣れるぐらい，自然の中に自然とともに生きている人たちは環境が汚染されると最初にやられたわけです．当たり前といえば当たり前のことです．このような自然の中に，自然とともに生きている人たちというのは，どちらかというと，あまり大金持ちではないですし，権力ももっていないですね．どちらかというと，社会的には弱い立場の人たちです．早い話が，チッソ（新日本窒素株式会社）の社長や重役は水俣に住んでいない．みんな東京に住んでいる．だから，自然の中に自然とともに生きているような人たちというのは，環境汚染に一番被害を受けやすい．しかも，そのような人たちは社会的に非常に弱い立場の人たちが多いということです．

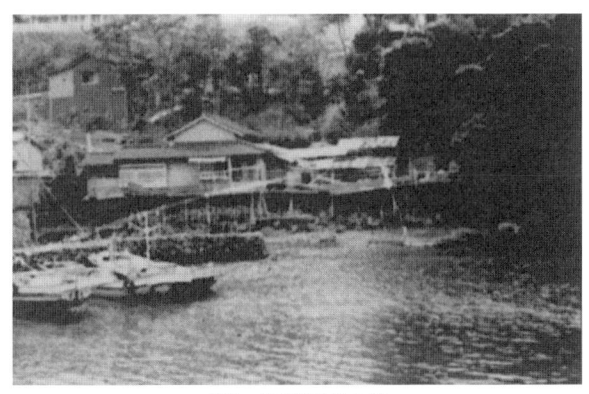

図1　患者第1号の家

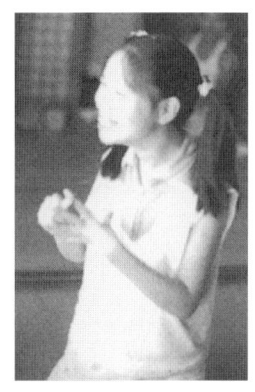

図2　患者第1号のTさん

この子は正式発見第1号なのです（図2）．2歳11か月のときに発病したのです．数えてみてください．今，50歳になってしまった．発病以来，彼女は一言の言葉もしゃべれないし，自分のことは何一つできません．毎日窓から海をみてにやにや笑って，よだれを流しているだけなのです．全部介助です．父親も母親も亡くなってしまったので，よそへお嫁に行っていたお姉さんが今面倒をみているのですけれども，大変です．全部面倒をみなければいけないのです．しかし，私たちはこの人に1日でも長く生きていてもらいたいと思っているのです．最低限，この人が生きている限り，水俣病は終わらないのです．最近ちょっと心配です．体重がものすごく減ってしまって，30 kgを切ってしまったのです．あまり食べないものですからね．

　この子，久美子ちゃんは私が診た中で一番重症な子で，5歳で発病したのですけれども，ずっと寝たきりで17歳で亡くなりました（図3）．最初のころ，水俣病の原因がわからなかったのです．

　1軒1軒尋ねて回ったのですけれども，患者の家というのはものすごく貧乏だったのです（図4）．雨戸を閉めて，もちろん今から40年前ですから，今と比べられないところもありますけれども，とにかく漁師が魚をとれなくなったら，どんな貧乏になるかという手本のようなものです．そして，おまけに診察させてくれないのです．「帰れ」というのです．「新聞記者も来っとだろう，熊大の先生も来るな」，要するに「来るな」といっているのです．これはショックだったです．理由は，要するに先生たちがうろうろすると，水俣病のことがまた新聞記事になったり，テレビに出たりするというわけです．そうなったら，また魚が売れないことになるから，みんなに迷惑をかけるというのです．しかし，この人たちが何の悪いことをしたのですか．この人たちは何も悪いことをしていないのです．この人たちはただ魚を食べただけでしょう．どうしてその人たちが，みんなに悪いからといって隠れていなくてはいけないのですか．それがまずわからなかった．

　それからもう一つの診察拒否の理由は，もうさんざん先生方に診てもらったというのです．あちらの病院にも行った，こちらの病院にも行った，大学病院にも行った，チッソの附属病院にも行った，しかし，治らなかったからもう診てもら

わなくていいですというのです．これはつらかったですね．考えてみれば，医学は万能ではない．治らない病気というのがあります．その治らない病気を前にしたとき，「先生たちはいったい何してくれるの」といっているわけです．治らない病気を前にしたときに何をするのか，何ができるのか．それが問われたのです．私にとってはそれが運命を変えてしまったのです．私の医学の原点です．本当にわれわれは何ができるのだろうと思ったのです．治らない，このような人たち，さっきの久美子ちゃんなどをみて，どうしますか．たった1人の患者に私たち医

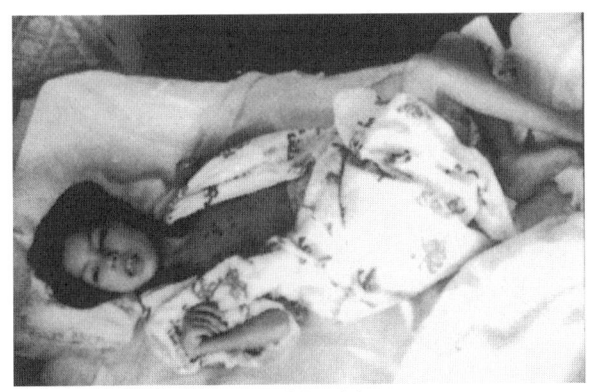

図3　最重症の患者

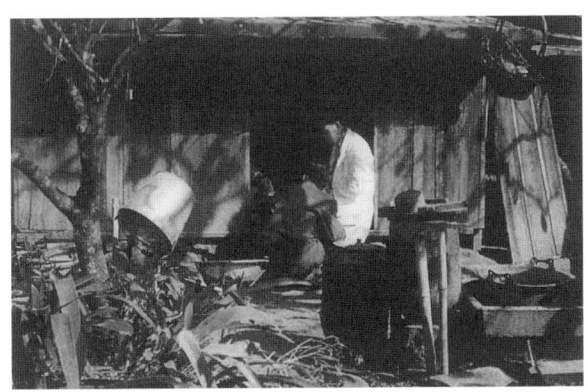

図4　貧しい患者の家

師は一生懸命になって，悪戦苦闘する．しかし，一方では，そのような患者を大量に生産してくれる――生産というと悪いのですけれども．水俣で今，正式に認定されている患者は2200人です．1000何百人はすでに死んでしまったのです．あるいは三池炭鉱の一酸化炭素中毒，炭塵爆発では450人が死んで，800人のガス中毒患者をつくったのです．現代というのは医学が進んで，私たちが1人の患者を治そうと思って一生懸命やっているのに，片方では治らない患者を大量に生産している，それが現代なのです．だから，患者たちが治らない病気を前にしたとき，「先生たち，何ができますか」と問いかけてきたのです．それは私だけでなく医療者にとって一つの原点のはずです．

水俣病患者の症状と発症に至る食生活

最初，伝染病だろうといわれたのです．これは水俣湾です（図5）．熊大の報告書からとったものです．発病順に番号を打っているのです．1番，2番，3番，4番，5番，6番，こう発病順に番号を打っていくと，伝染病ではないということはすぐわかったのです．しかし，最初伝染病といわれたから，ものすごい差別を受けたのです．病気の原因がわからないときに，医師はまず何をするのか．それは病気の特徴をつかまなければなりません，まず．病気の特徴がわからなければ原因もわからないですね．だけれども，あのような重症患者がたくさん出たら，病気の特徴はかえってわからないのです．みんな寝たきり，いわゆる植物的人間になってしまったら，何が病気の特徴なのかわからなくなってしまうのです．それで少しもたもたしたのですけれども，結果的には，視野狭窄，知覚障害，運動失調，言語障害，こういった症状が非常に特徴的だということが臨床的にわかってきたのです（図6）．しかし，それに2年ぐらいかかるのです．

これが視野狭窄の例です（図7）．それから運動失調ですけれども，われわれは普通，運動失調の臨床検査を診察の場でいろいろしますね．それで引っ掛からないような軽い運動失調は，眼球運動で確認できるのです．患者はどんどん亡くなっていくわけですから，解剖をさせてもらったわけです．大体，脳全体がやられるのだけれども，やられるところにも特徴がある．後頭葉の視覚の中枢，それ

から小脳，それから中心回ですね．それから側頭葉の聴覚の中枢，そういったところが強くやられている（図8）．次いで，大脳皮質ですけれども，組織的にも，肉眼的にスポンジ状になっているような例から，大脳細胞が少し落ちたというよ

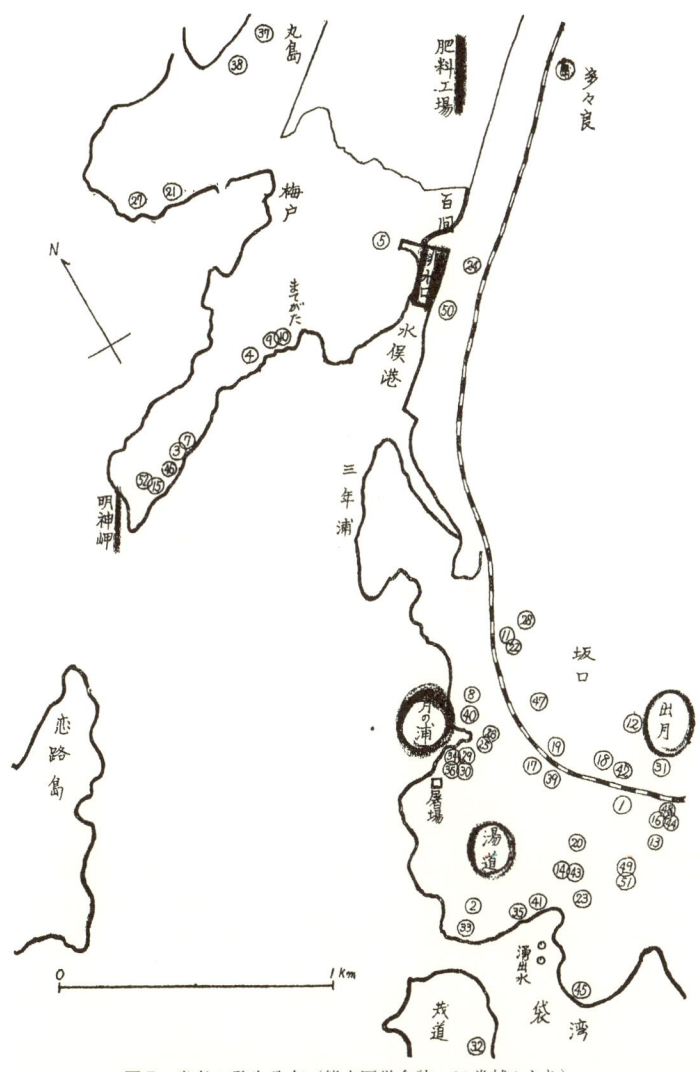

図5 患者の発生分布（熊本医学会誌，31巻補1より）

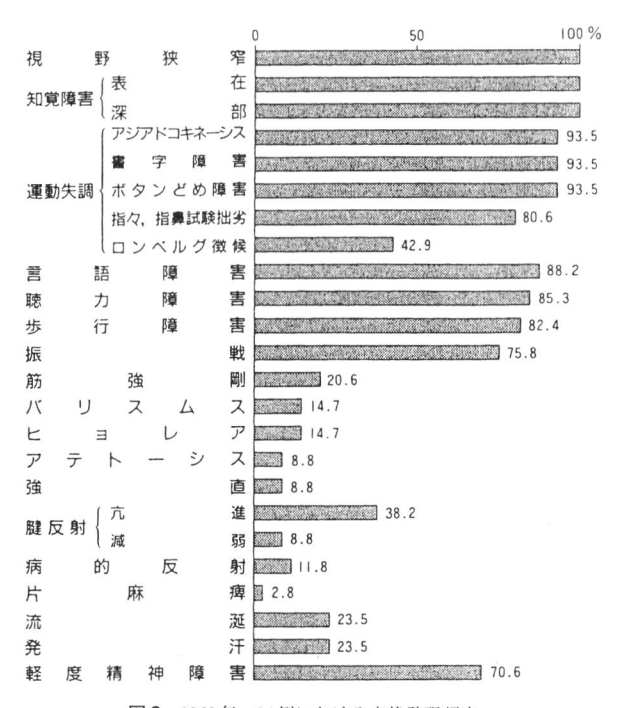

図6 1960年，34例における症状発現頻度
（徳臣：「水俣病—有機水銀中毒に関する研究」, p.48, 1966年より）

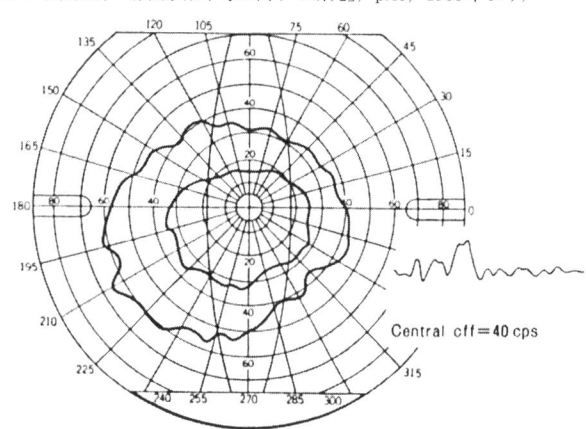

症状	%
視野狭窄	100
知覚障害 表在	100
知覚障害 深部	100
運動失調 アジアドコキネーシス	93.5
運動失調 書字障害	93.5
運動失調 ボタンどめ障害	93.5
運動失調 指々, 指鼻試験拙劣	80.6
運動失調 ロンベルグ徴候	42.9
言語障害	88.2
聴力障害	85.3
歩行障害	82.4
振戦	75.8
筋強剛	20.6
バリスムス	14.7
ヒョレア	14.7
アテトーシス	8.8
強直	8.8
腱反射 亢進	38.2
腱反射 減弱	8.8
病的反射	11.8
片麻痺	2.8
流涎	23.5
発汗	23.5
軽度精神障害	70.6

図7 視野狭窄（岩田：日眼会誌, 77巻, 1973年より）

症例 N.Y. 毛髪水銀量151 ppm（1965年6月検査）における中等度視野狭窄を示す．イソプターはRias型変動．photopic VER $2\sim3\sigma$ の low amplitude を示す．中心部に及ぶ障害の存在を示している．

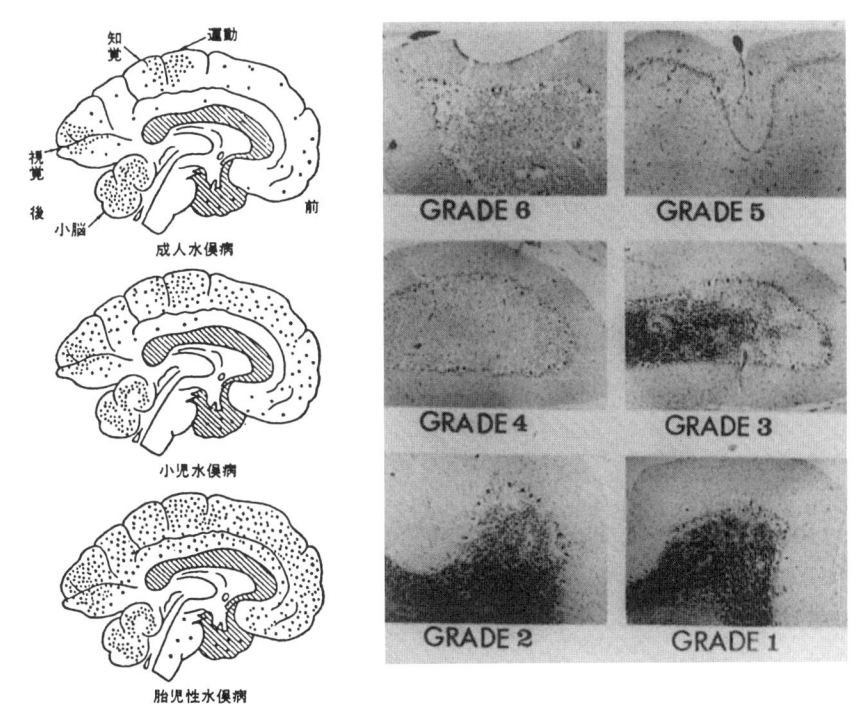

図8 脳病変の特徴（資料：熊大研究班編「水俣病―有機水銀中毒に関する研究」武内論文）

図9 小脳病変（武内教授のご厚意による）

うな例までいろいろな程度の傷害があるわけです．それから特徴的だったのは小脳のやられ方なのです．小脳では顆粒細胞が脱落してしまうのです．それでもプルキンエ細胞は残っているのですね．このようなやられ方というのは非常に特徴的だったわけです．だから，小脳のやられ方にも非常に特徴があった．これにも，全部顆粒細胞が脱落してしまうものから，ちょっと先端の方が脱落するものまである（図9）．こういうように，水俣病の臨床と病理の特徴がわかってきた．そこで，では，そのような特徴のある病気は何だろうとみていくわけです．

そうしたら1940年に，イギリスで有機水銀農薬をつくっている工場があって，そこの有機水銀農薬をつくっている工場の労働者が，有機水銀中毒になって死んでいました．その臨床症状と病理所見が，水俣病と一致したということに気がついたわけです．そこで，有機水銀を疑って，ヘドロの水銀を測ってみたら，水俣

湾には水銀が鉱山並みに捨てられていたということです．水銀値が2000 ppm，120 ppmとありますけれども，昔は湿重量で測っていましたからこの値ですが，今は乾燥重量で測りますから，5倍ぐらいになります．さらに，魚貝類からも，水俣病ネコからも，水俣病で亡くなった患者の臓器からも，患者の頭髪からも高値の水銀が検出されたのです．さらに，工場排水からもメチル水銀が直接検出されたのです．そこで結論をまとめてみると，チッソ水俣工場の中のアセトアルデヒド製造プロセスの中で，水銀を触媒に使った．その水銀がメチル化してメチル水銀となって，排水溝から海に流れてしまったということです．海は不知火海です．当時，公衆衛生で，私なども希釈放流法というのを習ったのです．希釈放流というのは，「薄めれば毒は毒でなくなる」という理屈です．確かにそれも一つの事実です．毒というのは薄めれば毒ではなくなってしまうわけです．しかし，一方では，薄まったものを生物が濃縮するという働きも自然界にはあるわけです．だから，薄めるという働きと，濃縮するという働き，希釈と濃縮というのは裏表の関係なのです．ところが，人間は自分に都合のいいことだけ考えるから，希釈の方だけを考えた．だから，海は広いから毒は薄まってしまうだろうと思って捨てた．

　確かにこの海はものすごくよい漁場です．内海です．しかもまわりにほどよく人口があります．人がいないと餌がないですからね．人がほどよく，当時20万ぐらいの人が住んでいた．だから，ほどよく餌が流れてくる．しかも，入り江がいっぱいある．産卵に適している．だから，「魚湧く海」といわれたのです．海の底から魚が湧いてくるという海．ところがそれが仇になったのです．どうせ汚れるなら，変な言い方ですが，海の魚が全部死に絶えてしまえば，当然魚が食べられないから，水俣病にもならなかったわけです．当時，汚染のために，魚もたくさん死んだのだけれども，死んでも死んでもたくさん魚がいたわけです．それをとって食べた．不知火海の向こうは，天草の島々ですけれども，そこも，こちら側にも漁村があります．今は車がどんどん入っていくのですけれども，その当時は，われわれが調査に入るのには大変苦労したわけです．国道3号から山越えをしないとこのような漁村に入れない．大変だから，水俣から船で海を回って行

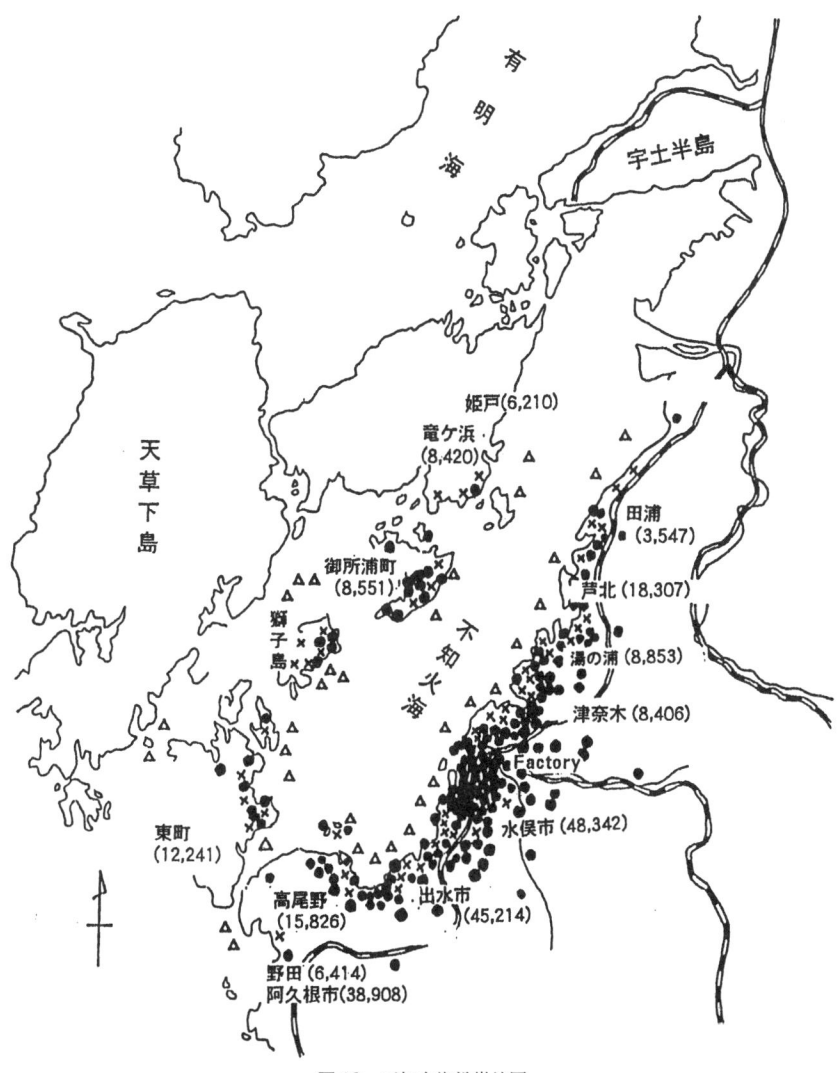

図10 不知火海沿岸地図
●水俣病患者，×ネコの狂死が確認されたところ，△魚の浮上が確認されたところ．
（ ）内に示す人口は1960年の国勢調査による．

った方が便利だった．熊本県から鹿児島県にかけてそのような漁村がずっとあります（図10）．

今は段々畑では甘夏みかんをたくさんつくっているのです．熊本の甘夏みかんは有名です．昔そこは芋畑だったのです．だから，食べるものは芋しかないです．米はないでしょう．米をつくる田圃がないのです．だから，芋を食べて，魚を食べるしかなかった．そして，今のように冷蔵庫がなかったから，ほどほどにとったわけです．たくさんとっても腐らせてしまいます．魚市場だって冷凍庫があるわけではない．せいぜい氷です．だから，そんなにむちゃくちゃに買い取ってはくれない．だから，魚市場で買い取ってくれて，一部は干物にしたかもしれない．しかし，基本的にはその日とったのはその日のうちに何とか消費する，そのような暮らしだったのです．信じられないような話ですけれども，明日になるとこの魚はもう腐ってしまうからもったいないといって，魚を提げて道端に立っているのです，「誰かもらって」とかいって．このようなところに他所からお嫁に来た奥さんに，「ここへ来て何が一番困った」と聞いたら，「魚屋がなかった」．それはそうでしょう．みんな漁師だから魚屋などないわけです．「魚はどこで買うんですか」といったら，「魚なんか買うものじゃない．船が着くとき籠をもって立っとけといわれた」というのです．今は違います．今は車がどんどん入っていくし，オーストラリアの牛肉だろうが，カリフォルニアのオレンジだろうが何でもありますね．みんな冷蔵庫をもっている．今の漁協など，とれるときに大量にとって冷凍しておいて，値段をみながら，いい値段のとき出荷するとか，そのようなことをしている．いるだけ，必要なだけほどほどにとっておけば資源は保護されるのです．

　そのような暮らしですから，村の中で誰か水俣病患者が1人出たら，みんな患者になってもおかしくない状況だったのです．ところが，そのような状況を知らない人は，特に都会の人はそのような背景を知らない．そのような生活実態を知らないと診断できないことだってあるのです．それで隣近所みんな同じ症状というのはおかしいではないか，みんな口を合わせているのではないかとか，嘘をいっているのではないかと疑う人だっているのです．しかし，同じものを食っていたわけですから，その村はみんなメニューが同じだったのだから，みんな同じ症状があって，みんな水俣病になっても全然おかしいと思わない．これを知らない

と，隣の人とそのまた先の隣の人がみんな同じことを訴えている，同じ症状がある，おかしいと，こうなるわけです．おかしくないのです．そのような水俣病発生の背景を知らないと診断が難しいし，そのことは大変重要なことです．

　診断というのはいかにも客観的なようにみえるけれども，データだけで，数字だけで診断するものではないですね．その人の暮らしとか，その人の病気の経過とか，家族の状態とか，そして，その人の訴えをよく聞いて，それから総合的に診断するのが正しいのですね．数字だけで診断しようとしているから間違う．

　水俣病は公害の原点といわれるのですが，何が原点といわれているのかあまりみんな知らないのです．キーワードが2つあるのです．環境汚染と食物連鎖です．それ以前に私たちが知っていた中毒はほとんど直接中毒ですね．例えば毒物を扱って，それを吸ったとか，皮膚から入ったとかですね．だから，これは主として職業病です．あるいは間違えて食ってしまったというのがあるのです．あるいは自殺の目的で飲んでしまったというのもあります．これは事故です．あるいは殺人の目的もあるかもしれません．どちらにしたって中毒というのは，従来は直接中毒です．

　ところが，初めて環境汚染によって，しかも食物連鎖を通して中毒が起こったという意味で，水俣病は有機水銀中毒ではあるけれども間接的に，環境汚染を介して起こった有機水銀中毒で，従来の有機水銀中毒と区別されているのです．世界中の人が"Minamata Disease"となぜいうのか．水俣の市民は「迷惑している．水俣病という病名を変えてくれ」といっている者がいるけれども，それは変えられないです．なぜ変えられないかというと，有機水銀中毒といってしまうと，従来の有機水銀中毒と変わらなくなってしまって，水俣病のもつ特徴，すなわち，その発生のメカニズムの特異性が消えてしまうからです．水俣病が公害に認定されたときに，「公害等の病名に関する委員会」というのができて，その中でちゃんと同じことをいっているわけです．それを大っぴらにいわないものですから，水俣の人たちは，水俣病という病名で迷惑しているから，病名を変えてくれという署名運動をしたりするのです．以前に「公的（法的）」に水俣病と決めてしまっているのです．昭和43年（1968年），国が水俣病を公害と認めたときに，市長

が中心になって——市長は医者で，医師会長だったのですが——医師会，それから商工会議所，農協，漁協，鮮魚組合，そして労働組合も一緒になって，水俣病という病名を変えてくれという署名運動をやりだしたのです．私は患者がかわいそうだったので反対しました．患者はいたたまれないですよ．彼らは好んで水俣病になったのではない．ところが，まわりの人が，水俣病という病名で迷惑しているから，病名を変えてくれという署名運動を始めてごらん．あなたたちだったらどうしますか．私が患者だったら逃げ出しますね．いたたまれないです．そのような人の痛みがわからないということが，実は水俣病の原因でもあるのです．

　このような食物連鎖によって起こった有機水銀中毒という意味では，人類が初めて経験した．だから，公害の原点なのです．だから，「水俣病」，"Minamata Disease"というのです．だから，自然環境を汚せば，それは人類に引っ掛かってくる．天に唾するようなものです．このような発生のメカニズムが，はっきりわかったのが昭和34年（1959年）の8月です．そして，11月に（当時の）厚生省に対して正式に，水俣病の原因は「環境汚染による有機水銀中毒である」と報告をしました．そのとき，厚生省は何をしたと思いますか．明くる日，熊大の水俣病研究班を解散させたのです．解散させるには何か理由がいりますね．「これは大事件である，このような大事件はもう一大学の問題ではない，国家的レベルで研究しなければいけない」というのが，厚生省が水俣病研究班を解散させた理由なのです．そうしたら，東京大学を中心とした，それこそ高名な研究者をきら星のごとく並べて，国家的研究会が発足しました．しかし，今日に至るまで1本の報告書も書いていないです．これは事実です．何のためにつくったのですかね．しかし，原因は工場排水の中のメチル水銀であると確定したのです．これで水俣病の問題は一件落着と思ったのです．

■水俣病の新しい展開——有機水銀は胎盤を通過する

　そのころ私は下っ端ですから，後始末のため，現地でうろうろしていました．そうしたら，ある日，縁側で子供が2人遊んでいたのです．全く同じ症状です．兄弟というのもすぐわかった．お母さんに「この兄弟とも水俣病でしょう」と聞

いたのです．そうしたら「いや，違います」といったのです．「お兄ちゃんは水俣病だけど，下の子は水俣病じゃありません」といったのです．それで私は思わず，「どうして」と聞いてしまったのです．「どうしてってあるのですか．先生たちがそういってるじゃないですか」といって怒られた．私はいっていないのだけれども．「えっ，どういうこと」と聞いたら，要するに，お兄ちゃんは魚を食べて発病したから水俣病なのです．弟は魚を食べていないのです．生まれつきなのです．そこで，お兄ちゃんは水俣病だけれども，弟は魚を食べていないから水俣病ではないと医者がいっているというわけです．そういった医者の判断がお母さんはものすごく不満だったのです．だから，われわれが水俣病の疑いありということで，市民病院に患者を集める限りにおいては，お兄ちゃんしか来ないわけです．弟は私たちの目にはみえないのです．弟は現地に行かないとみえなかったわけです．だって，水俣病の疑いのある人を集めるといったときに，魚を食べていないといって外されるわけでしょう．しかし，そのときにお母さんのいった「魚を食べていないから水俣病ではない」ということに私は納得したのです．

　当時，毒物は胎盤を通らないというのが医学の定説だったからです．今もそう信じている人はいないでしょう．私たちが学生のころには胎盤は毒物を通さないと教わったのです．だから，「ああ，そうか」といって私は一応は納得したのでした．でも，お母さんは全然納得していない．お母さんは「先生，考えてごらん」というわけです．「じゃあ何が原因ですか」，「いや，脳性小児麻痺にはいろいろ理由があるからな」とそのとき答えていた．お母さんはもちろん漁師，そしてご主人はもうすでに水俣病で亡くなっていた．お母さんは「主人も魚を食べました．同じ魚をこの子も食べました．私も食べました．家族3人みんな食べたんです．それでお父ちゃんは水俣病で死んじゃって，お兄ちゃんは小児水俣病．私も同じ魚を食べた．私は症状がほとんどありません．これはたぶん私が食べた水銀が，全部おなかの赤ちゃんのこの子にいったんですばい」というのです．最初は「そんなことがあるか」と思ったのです．しかし，お母さんは「先生，そういうなら，この子と同じ年に生まれた子供が何人もそういう症状をもってる．ほかに何が原因と考えますか」といわれたのです．それで，「じゃあ，行ってみよう」といっ

て，そのような患者が多発しているという村に行ってみたのです．さっき写真をみせた，久美子さんの家はこの村です．その隣の家では，お姉ちゃんが5歳で死んでしまって，そのあと生まれた女の子が胎児性なのです．この家はもっとひどいので，3人生まれて，上の子は小児水俣病で，下の子2人は胎児性水俣病．胎児性水俣病を一切認めない時代は，魚を食べたお姉ちゃんたちだけは水俣病と認められて，下の子は認められなかった．

この図の(S)が坂本しのぶさんの家で，(M)が久美子さんの家です．(K)が屋根のみえていた家でしょう（図11）．このような狭いところに，10人の小児水俣病と7人のいわゆる脳性小児麻痺といわれる胎児性が生まれていたのです．さすがに，いくらなんでもこれをみたら，ひょっとしたらお母さんのいうのが正しいのではないかと思ったのです．科学の定義というのはあくまでも一つの仮説なのですね．ある時期にわかった事実によって組み立てられた一つの仮説なのです．この仮説は新しい事実が出てくれば変わらなければいけないのです．ところが，それを変えようとしない人たちがいるのです．これを権威主義というのです．権威を守ろうとするのです．権威を守るためにそれなりの証拠があればいいのですけれども，証拠なしに守ると，それはもう権威でも何でもない，科学でも何で

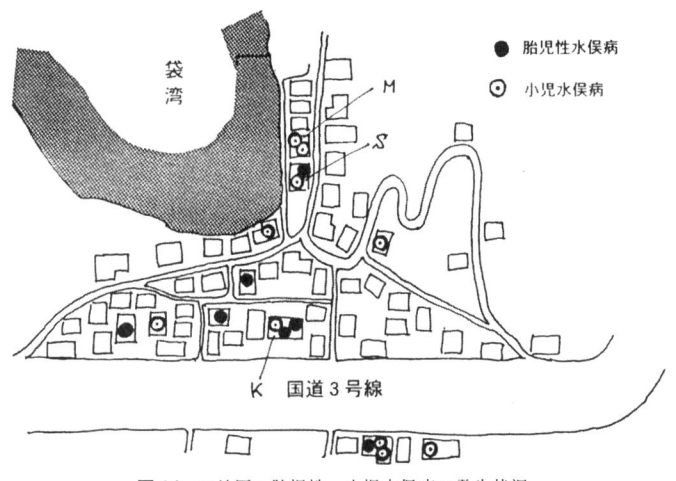

図11 U地区の胎児性・小児水俣病の発生状況

もない，妄想になってしまうのです．私たちも，そのような意味では，毒物は胎盤を通らないという前提で考えていたわけです．だから，この人たちは水俣病と関係ないと思ったわけです．ところが，実際にはこのようにたくさん，しかも同じ年に同じ症状の患者が出ている．これはいくら頑固に考えてもどうしようもない事実だったのです．これは何とか理由を明らかにしなければいけないと思ったのです．

　そして，ひょっとしたら世界で初めての胎盤を通して起こった中毒ではないかと，内心，喜んだというと語弊がありますけれども，これは新しい発見になるということは喜びではあるわけですね．だから，これはひょっとしたら大手柄ではないか，新しい病気を発見するのではないかと思って，それで大学に帰って教室でこのことを報告して，この問題を私のテーマにしてくれませんかといったわけです．教授も喜んでそうしなさいと，みんなも応援するということになったのです．それが，原田医院がつぶれる原因になったのですけれども．しかし，このような現実をみて，それでこれは私が発見したと思って，非常に，喜んだのですけれども，調べてみたら，決して私が発見したのではなかったのです．みんな気がついていて，これはおかしいと思っていたわけです．しかし，おかしいけれども，それをどうやって証明するのか．当時は証拠がなかった．それで，みんな何を始めたかというと，動物実験を始めたのです．誰も完全に成功していなかった．

　このぼろぼろの家をみてください（図12）．これはそのころ，うろうろ1軒ずつ見つけて回ったころの，この麦藁帽子が私なのですけれども，このようなところに人が住んでいるなんて信じられなかった．ところが，奥に1部屋あった．そこに重症の子がいたのです．家はすっぽんぽんです．雨風しのぐ部屋はこの1部屋しかない．このような状況は，今では信じられないですね．だけれども，これは100年昔の話ではないのです．40年前の話です．ふすま，畳，ぼろぼろです．当時のこのような患者がいる漁師の家では，補償金もなくて，漁業もできないし，市役所に行っても何もしてくれないし，本当にひどかったですね．それをみてしまったから，みてしまった責任のようなもので，もう彼らと一緒に何かするしかないと思ったのです．私たちの世代は今の学生とは違って，わりと政治運動が盛

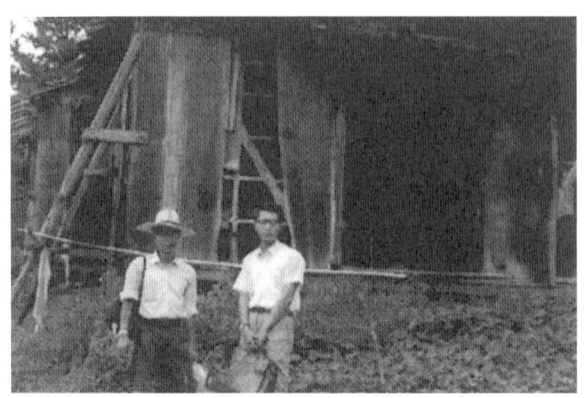

図12 廃屋のような患者の家

んな時代です．70年安保世代と60年安保世代，全共闘時代とか，いろいろいわれるのですけれども．私は学生時代にそのような政治活動をしたことはないです．それでも，革新政党とか，あるいは労働組合というのは，やはり，弱い人の味方になってくれると思っていたのです．だけれども，このときは誰も助けてくれなかった．本当に患者は孤立していました．それは，あとからはみんな変わってくるのですけれども，この当時は誰も助けてくれなかった．

　さて，世界で初めての胎児性中毒を証明するのを，どうやって攻めようか．小児科は一般の脳性小児麻痺とどこが違うかというアプローチをやったのです．それは成功しなかったのです．それから，第一内科は，現在の神経内科ですけれども，これは水俣病なら水俣病と何か共通点があるのではないかと思ってみたのです．ところが，同じメチル水銀中毒でも，胎内で中毒になったのと生まれてから中毒になったのでは，病像が違うのです．だから，これもうまくいかなかったのです．それでみんなは動物実験に入っていった．3度目の正直です．私たちはどうしようか．動物実験はする気もしなかったです．第一，動物実験をするとネコを殺さなければいけないわけです．嫌だと思って，何とかいい方法はないかと．ただ，患者をたくさん診ているうちに，まずこの人たちは，症状が，みんな同じではないかと思ったのです．まず同じ症状だから，これは同じ病気であるということを証明しようとしました．これはわりとうまくいったのです．症状を分解し

7.「水俣病の医学」が教えるもの

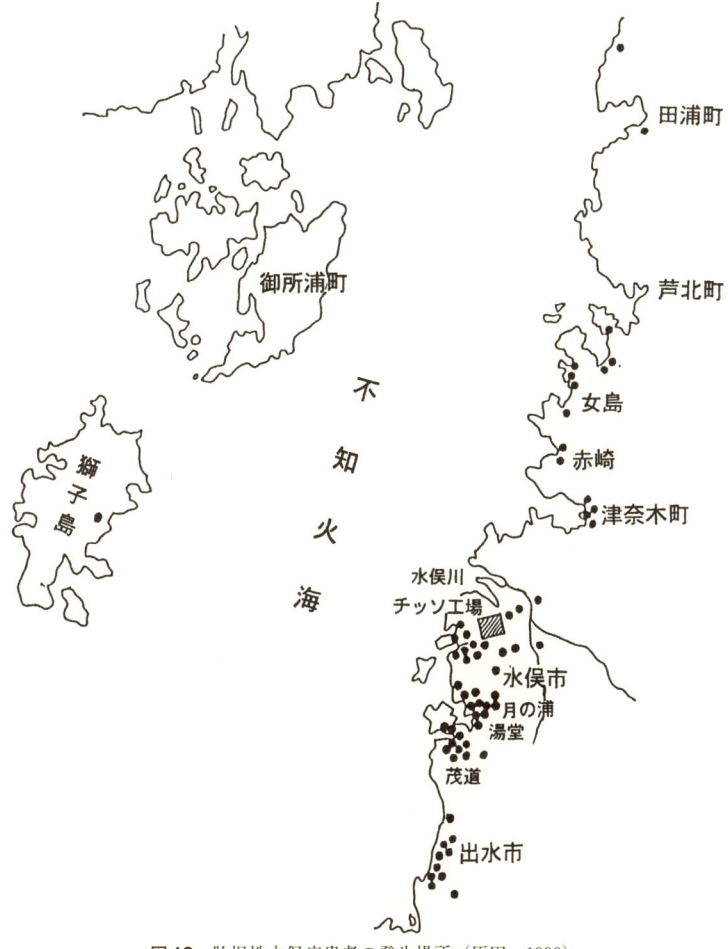

図13 胎児性水俣病患者の発生場所（原田, 1990）

て積み上げればいいわけです．だから，この子たちはみんな同じ症状で，同じ病気であるから同じ原因だろう．その原因は何かというと，発生率が異常に高かった．この図（図13）でわかるように，水俣病多発地区で計算してみると，脳性小児麻痺の発生率は9％ぐらいあったわけです．10人に1人です．そのころ日本のはせいぜい高くて0.2％ぐらいです．それが水俣病多発地区では，9％ですね．

それから，発生の時期や地域分布が水俣病と完全に一致している．家族に水俣病が発生していた．お母さんが妊娠中にたくさん魚を食べた．そして，お母さんを詳しく診ると，軽い症状がある．柔道でいえば，有効を何本かとって一本にするようなものですね．そのような条件を寄せ集めて間違いなく，胎内で起こった水俣病である，これで解決したと1人で悦に入ってしまったのだけれども，誰も認めてくれなかった．

　今とは違って，当時，疫学というのはそんなに重視されなかったのです．だから，動物実験か何かの決め手がないと認めてもらえなかったのです．私が熊本の地方会でこのことを発表したら，偉い先生から，「毒物が胎盤を通るなんて大変なことなんだ．そんな大変なことを軽々しくいうな」といわれたのです．まだ私も若かったから，「軽々しくはいってません」と口答えしたのを覚えているのですけれども．そのあと，私が診ていた患者の一人が死んだのです．それは昭和37年（1960年）8月です．そして，解剖されたのです．そして，その解剖の結果を熊大の武内忠男教授が，胎盤を通って起こった有機水銀中毒という病理学的診断をした．そこで初めて，ほかの患者たちも同じ症状だから同一疾患であるということが認められて，そして，あの子供たち全部が，世界で初めて，胎盤を通った有機水銀中毒としてその年の11月に正式に確認されたわけです．だから，水俣病は公害の原点です．この胎児性水俣病の発見以降，胎児がいろいろやられる事件が出てきたでしょう．医薬品ではサリドマイドとか，食品ではカネミ油症事件だとか，今はダイオキシンの問題とか出ている．水俣の前には胎盤を通るなんて考えられなかったのです．

　これがそのとき撮った胎児性の患者たちの写真です．これは昭和36年（1961年）ごろです．この中で，この子もこの子も，もう死んでしまったのです．次の写真は今私が確認している胎児性患者の発生地域です（以上の写真略）．64人います．そのうち13人はすでに亡くなりました（表1）．これらはみんな普通の学校へ行っていないです．当時でいう特殊学級とか養護学校です．自宅組もいました．もうみたらわかるぐらい重症です．もっと軽い患者がたくさんいたはずです．あるいは軽い影響を受けた人が多数いたはずだけれども，学校に行けない重症者

だけを集めてもこうなったのです．しかし，悔しいのは，このようなことを行政は一顧だにしようとしなかったのです．普通に学校へ行っていないのですから，行政が調べようと思ったらすぐに調べられたはずです．それをやっていない．だから，これは全部私たちの足で稼いだものです．探して回ったのです．大阪には何人も来ています．大阪まで探しに来たのです．「うちのいとこが大阪へ行ったんだけど，そのときつれて行った子が，首が据わっとらんだったがな．行って，ついでのとき診てきてくれんですか」とかいわれて．宇治にも行った．千葉にも行ったのです．大阪は多いのです．大阪はこの不知火海からたくさん来ています．御所浦という島など，関西御所浦会というのがあるくらい，たくさんの人が来ています．だから，関西まで探しに来たのです．

　要するに症状が同じということです．例えば，知能障害，言語障害，それから多動は100％です．それから共同運動障害，変形，原始反射，斜視，よだれ，発作，こういったものがほとんど共通してみられていたという（表1）．だんだん症状は年とともに変わってきています．この子たちのお母さんたちは最初は症状がないというのです．「ちょっとお母さんも診察させてよ」というと，「私，いやいや，どうもない」．「どうもない」というけれども，調べると，ご本人が一番び

表1 胎児性水俣病の臨床症状の推移（原田作成）

	1962	1971	1974	1981	1990
知能障害 （重症）	100（％） (100)	100（％） (72)	100（％） (72)	100（％） (66)	100（％） (45)
言語障害	100	96	92	93	80
ヒョレア・アテトーゼ （多動）	95	92	92	66	62
協同運動傷害	100	76	78	60	60
四肢の変形	100	84	62	51	41
原始反射	100	72	67	51	54
斜視	77	72	67	60	47
流涎	95	72	72	45	39
発作性症状	82	36	35	27	29
病的反射	75	48	45	39	27
発育・栄養障害	100	68	59	33	27
死亡数	1	3	3	7	13
発見された総数	17（100）	25（100）	37（100）	33（100）	64（100）

っくりしているのです．例えば，針で突いても「あれ，全然痛くない」．感覚などは徐々にわからなくなっているから，自分はどうもないと思って，世の中こんなものと思っているのです．実際，検査をしてみると，自分でもびっくりするぐらい鈍くなって，味なんて全然わからないのに，「世の中こんなもん」と思っている．しかし，胎児性のお母さんは症状が軽いのです．だから，私は水俣病の範囲を非常に広くとるといって批判されているのですけれども，自信があるのは，このお母さんたちをたくさん診ているからです．お母さんというのは確実に胎児性を産んでいるわけですから，汚染を受けているわけでしょう．このお母さんの症状をちゃんと診れば，軽い水俣病は何かというのがよくわかるわけです．この子供たちが認定されるのに時間がかかったのは，人類初の経験もあったのでしたが，最初証拠がないといわれたのです．確かに，もう生まれて5年たったり，一番の年長児は8歳でしたから，8年たっているわけでしょう．だから，残念ながら，汚染された証拠がないといわれれば確かに生まれたときの証拠はなかったのです．だから，苦労していろいろやったわけです．

　ところが，昭和43年（1968年）にうちの娘が大学病院で生まれて，退院してきたときに，へその緒を箱へ入れてもってきたのです．それで，私は喜んでしまったといいますか，飛び上がったのです．これが残っているはずだ．証拠は残っているではないか，ですね．証拠はあるというわけです．それで，その晩は興奮してもう眠れないですよ．明くる朝電話をかけまくったのです．「へその緒を集めて」といって．そしたら，みんなで手分けをして集めていくと，あっという間に100個ぐらい集まったのです．今でもまだ集まっています．そうしたら，環境汚染とへその緒の中のメチル水銀とはきれいに一致してしまったわけです．これは怖いデータです．環境を汚すということは子宮を汚すということです．子宮は環境であるということです．さっき私は環境を汚すと天に唾するようなもので，自分に引っ掛かってくるといったけれども，もう一歩進めば，子宮は環境であるということです．臍帯水銀値と臨床症状をみてみたわけですけれども，胎児性患者は確かに高いのです．しかし，小児水俣病も高いのです．つまり，事故が起こったとか職業性ではなくて，環境汚染は連続していたわけですから小児水俣病も

もうおなかの中ですでに汚染されていて，そして生まれてまた濃厚に汚染された．環境汚染は連続的なもので，厳密にいえば，小児性と胎児性は区別がつかないということです．

たまたま発症した，気がついた時期でもって，生まれつきなのだとか，何年何月何歳のとき発病したといっているけれども，汚染は連続していて，実際は胎児性と小児性の区別はつかないというのがこの実態だと思うのです．それから，もう一つ気になるのはこれです．私たちは，あくまでも胎児性水俣病というのは，神経症状があって知的障害があるのを胎児性水俣病と診断していますが，神経症状がほとんどなくて，ただ知的障害だけという子がいるのですけれども，この子たちは現在のところ胎児性水俣病とはせず，単なる知的障害としてきたのですけど，臍帯水銀値が高い者がいるわけです．それは当たり前といえば当たり前です．知的障害があっても魚を食っているわけです．ただ，これも将来は，水銀の影響と考えるべきだろうと私は思っているわけです．水俣病と診断するのにはものすごく抵抗があって，補償金が絡んでいるということでものすごく厳しくするから，このようなものは認められていないのです．しかし，これはとても重要な問題です．

東京大学がやってくれた実験を紹介します．このラットで水銀を放射性物質でラベルして注射したものです（図14）．上は塩化水銀，つまり無機水銀です．塩化水銀を注射すると肝臓や心臓や骨髄にはピシャッと入っている．ところが，おなかの中の赤ちゃんにはほとんど入っていないです．だから，胎盤は毒物から胎児を守るということも一つの事実であったわけです．ところが，有機水銀を与えると，もちろん肝臓や心臓も入っているのですけれども，決定的に違うのは，胎児の中に水銀が入っていることです．これはわかりやすいです．目でみえるのですから．それからもう一つ指摘したいのは，有機水銀はもちろん神経がやられ，神経に一番強く影響が出るのですけれども，これと比べてみてわかるように，基本的には水俣病というのは全身病なのですね．そのような考え方が今，否定されているわけです．水俣病というと神経，だから，神経内科が診なければいけないとか，神経の症状が2つあったら水俣病というとかいわないとか，そのようなレ

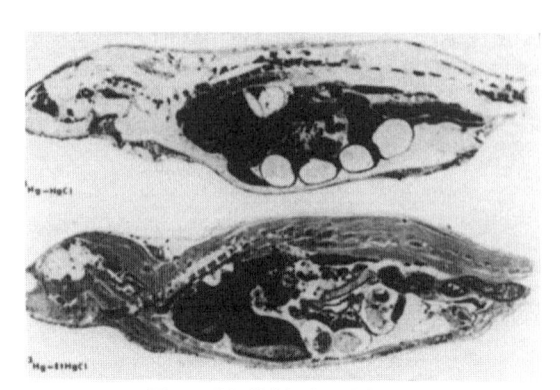

図14 胎児性水俣病の動物実験
上ラットは無機水銀を注射した．肝，心，骨髄に水銀が入っているが，胎児には入っていない．
下ラットは有機水銀を注射した．全身に水銀が入っており，胎児にも入っている．

ベルの話をしているのです．神経が強くやられることは私も反対はしません．しかし，基本的には，この写真は，全身病なのだと，有機水銀はどこにでも入ってしまっているということを示しているのです．

　ちょっと横道にそれます．昭和56年（1981年）にジャカルタ湾で水俣病が出たというニュースが飛び込んできたのです．それで，現地のNGOが私を招いて研究会をしました．それで，ジャカルタ湾の漁村に調査に行ったのです．患者がいたのですが，脳性小児麻痺でした．外からみれば，水俣の患者とほとんど似ているのです．ところが，「さあ，水俣病かどうか診断して」といわれても，簡単にできるわけがないのです．非常に苦しかったのです．苦し紛れに，「へその緒は残ってないよね」といってしまったのです．何でもいってみるべきです．そうしたら「ある」というのです．「えっ」とびっくりしてしまって，それでもらってきて，メチル水銀を分析してもらいました（表2）．ジャカルタは症状がある子でも0.03ぐらいです．0.0以下のオーダーです．そうすると，水俣は1桁違うのです．症状のない子も0.3ぐらいです．10倍，1桁違う．それから症状のある例は2桁違うのです．逆にいうと，いかに水俣はその当時，症状がある人もない人も汚染がひどかったかということを，むしろ証明してくれたようなものです．結論として，ジャカルタ湾の脳性小児麻痺は胎児性水俣病でないという結論にな

表2 水俣とジャカルタの住民の臍帯のメチル水銀 (ppm)

	性	生年月	メチル水銀	症状*
水俣	男	1961.3	0.36	−
	男	1953.2	1.52	＋
	女	1961.5	0.15	＋
	女	1955.4	0.19	−
	女	1960.6	0.90	＋
	男	1958.3	0.75	−
	男	1960.7	0.14	−
	女	1960.4	2.06	＋
インドネシア	男	1970.9	0.037	＋
	男	1972.7	0.055	−
	女	1975.8	0.040	−
	男	1980.3	0.089	−
	?	1974.	0.070	−
	?	1981.	0.056	−
	女	1973.8	0.070	＋
	男	1970.	0.063	＋

*＋は脳性麻痺様症状.

ったのです．しかし，へその緒というのはそのような効果といいますか，役割が果たせるので，みんな帰ったら両親に聞いてごらん，「へその緒ありますか」と．あるなら大事にとっておいた方がいいです．大変なタイムカプセルです．生まれたときのお母さんと，本人の両方のデータを詰め込んでいるわけですから．

新潟水俣病（阿賀野川水銀中毒）の発生

そこで，水俣では水俣病の原因を明らかにし，世界で初めて環境汚染による有機水銀中毒というのも解決した．胎児性の問題も解決した．もうこれでめでたし，めでたし，水俣病事件はすべて終わったというように思ったわけです．終わったと思っていた途端に，びっくりするようなニュースが飛び込んできたのです．昭和40年（1965年），新潟県の阿賀野川沿岸で第二の水俣病が起こったというニュ

ースが飛び込んできたわけです．これは，最初私たちは信じなかったのです．なぜ信じなかったかというと，もうすでに6年も前に水俣病の原因は明らかになっていた．しかもアセトアルデヒドのプラントから出た有機水銀中毒ということもわかっていたわけです．同じような工場が何もしないで……そのような前例がなければ知らないこともあるかもしれないけれども，前例があるわけでしょう．その前例がある同じ工場が，何の対策も立てずに垂れ流しているなどということが信じられなかったです．アセトアルデヒドの工場で水俣病が起こったことが明らかになったなら，同じようなアセトアルデヒドをつくっている工場はみんな用心したと思ったのです．していなかったのです．まずそれが信じられなかった．それからもう一つは，原因は川魚というのです．自分で川魚を1年にどれくらい食べるかなと考えてみると，鰻を食べて，鮎をちょっと食べるぐらいですね．あまり食べないですね．そんな川魚で水俣病が起こるかなと，思った．同じ工程をもつ企業が何もしないで放置していたというのがまず信じられなかったし，川魚で起こったということがまず信じられなかった．汚染源は60 km上流にある昭和電工鹿瀬工場で，ここでチッソと同じような，水銀を触媒にしたアセトアルデヒドをつくっていた．水俣病が発見されたのはちょうど生産をやめた年なのです．昭和40年の3月ですか，もうやめましょうといってやめたのです．その6月に新潟水俣病が発見されたのです．

　新潟が熊本と違うのは，新潟は水俣の発見から10年近くたっていますから，考え方が違ったわけです．まず，汚染された住民を一つの母集団としてとらえたのです．熊本は違うでしょう．届け出てきた者を一方的に一定の基準で選り分けたのです．新潟はそうではないのです．汚染されたと思われる地区の住民を対象にしてアンケートを出す．そのアンケートの中身は，魚をたくさん食べたかどうかと，現在症状は何かあるかどうかということをチェックした．そのチェックに引っ掛かってきた人たちに，さらに現地検診をした．このとき髪の毛の水銀を測ります．それをもって最後に精密検査をして水俣病と認定していったわけです．症状の組み合わせと，髪の毛の水銀値との関係をみると，症状が2つある者は頭髪水銀値が50 ppmより以上になったわけです（図15）．そこで，髪の毛の水銀

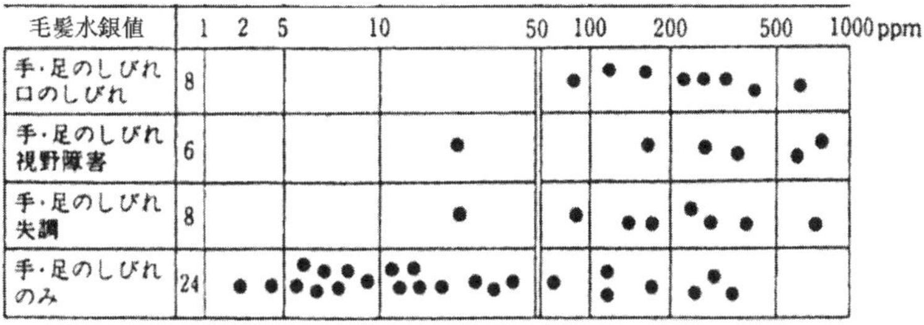

7.「水俣病の医学」が教えるもの

毛髪水銀値	1	2	5	10	50	100	200	500	1000 ppm
手・足のしびれ 口のしびれ 8						●	●●●	●	
手・足のしびれ 視野障害 6				●			●●	●	
手・足のしびれ 失調 8				●		●	●●	●	
手・足のしびれ のみ 24		●●	●●●●	●●● ●	●	●●	●●●		

図15　毛髪水銀値と症状（新潟）

表3　急性期の臨床症状の比較（%）

	水俣（34例）	新潟（30例）
知覚障害	100.0	93
共同運動障害	80.6	65
構音障害	88.2	37
視野狭搾	100.0	37
聴力障害	85.3	63
振戦	75.8	35
歩行障害	82.4	30

の50 ppmというのを一つの診断基準にして，そして症状が2つ重なっているものを水俣病としたわけです．そういうようにして診断条件をつくっていったわけです．過去の熊本の水俣病の診断基準というのは，厳しかったわけです．水俣病の特徴といった視野狭窄，運動失調，言語障害，感覚障害と聴力障害，この5つがそろわなければ水俣病としなかったわけです．ところが，新潟は髪の毛の水銀値というのがあったから，それを手がかりに，症状が2つあれば水俣病と認めましょうと，このようなことになってしまったわけです．そうやってみると，新潟と水俣の初期の重症患者を比べてみると（表3），新潟と熊本では明らかに差が出てきたわけです．水俣はこれらの症状の出現が100%ですね．ほとんど症状がそろわないと水俣病としなかったわけですから．新潟では，例えば視野狭窄なんか30%しかいない．言語障害も30%しかいない．歩行障害は，水俣は80%，新潟は30%ぐらい．レベルが違ってきたわけです．そこで水俣でも新しい病像が

問題になってくるわけです．

■ 新潟水俣病がもたらした熊本水俣病患者の見直し

　多くの熊大の医師たちは，水俣病問題は解決したと思っていた．そして，患者の発生も終わったと思っていた．ところが，新潟で起こって，新潟でそのような患者が出てくると，「ちょっと待てよ．もう一ぺん見直してみようじゃないか」という話になっていくわけです．見直したら，いろいろな患者が出てくるわけです．そのとき水俣病認定患者は熊本，鹿児島両県でたった121人だったのです．ところが，新潟がいきなり230人とか水俣病患者を出してきたのです．それで，新潟水俣病と熊本水俣病はあまりにも差がありすぎたわけです．そこでもう一ぺん見直そうということになって，現在正式に認定されている患者は2200人ですから，その後，当時の20倍の患者が見つかったことになるわけです．これは誤解されると困るけれども，今，新しい患者が発生しているのではないのです．今まで放置されていた人たちが今ごろやっと認められているという話なのです．一昨年（2001年），胎児性が新しく2人出ました．マスコミはびっくりして，「今もまだ胎児性が出るんですか」といったのです．違うのです．患者は40歳です．40年前に発病していて，2人とも放置されていたのです．一人は精神病院に，一人は鹿児島市内の養護施設に入っていたのです．親は認定されているのです．どうして娘のことをいわなかったのでしょうね．40年して今ごろ見つかっている．だから決して，今胎児性水俣病が生まれたのではないのです．今まで表面に出なかったのです．

　それから，これは私の誤診の例を話します．あるとき，診せられた患者は半身麻痺で脳梗塞なのです．私は「これは脳梗塞だから水俣病じゃない」と言い切ってしまったのです．そうしたら，患者の家族が，「先生，そういうけど，このじいさまは魚ばっかり食っておった」というのです．それで「脳梗塞の人間が，水銀に汚染された魚を食うたらどうなりますか」といったのです．そのとき，ものすごいショックを受けたのです．私たちはそのような診断法を習ってこなかったのです．鑑別診断というのを習ってきた．ところが，水俣病というのは環境汚染

です．だから，最初に話したように，汚染された地区にはもともと病気をもった人も，おなかの中の赤ちゃんから老人まで，いろいろな人がいるわけです．そこが職業病とは決定的に違う．だから，「まいった」と思って，「ちょっと待って」と，もう一ぺん見直したのです．半身は麻痺してしまっている．麻痺していない方に謎を解くかぎがあったのです．こちらを調べたら運動失調があるし，典型的な感覚障害がある．そして，おまけに視野狭窄まであった．半身麻痺だから脳梗塞だ，それは間違いないのです．しかし，脳梗塞の人も魚を食べたのです．汚染されたのです．だから，水俣病の症状もあるのです．もしそうでないとしたら，脳梗塞の人は水銀に強いということになりますね．

そのあとさまざま，そのようなことがあってきたわけです．審査会の先生たちは，あれは頸椎症があるから水俣病ではないとか，糖尿病があるから水俣病ではないとか，脳梗塞だから水俣病ではないとか，さんざんそれで切り捨ててきた．みんな，年とってきたらいろいろ病気が出てきます．そしたら年とったら水俣病がなくなってしまうようなことはない．年寄りが水銀に強いとか，糖尿病の人は水銀に強いとか，そのようなことはありえないでしょう．私も最初はだから脳梗塞は水俣病でないなどと間違えた．これはうちの立津政順教授（熊大神経精神科）もショックを受けられたのです．私たちは残念ながら，医学の教育，今は知りませんけれども，私たちの診断学の中にはこのような考え方はなかったのです．だから，鑑別していって最後に突き当たったのが病名です．考えてみれば，環境汚染によって食物連鎖を通じて起こる中毒というのは，確かに初めてだったからとまどいもあったのでしょう．

しかし，新潟水俣病が発見されたことによって，第一の水俣病は揺り動かされていったわけです．例えば裁判です．新潟は裁判を起こしたのです．熊本は起こしていなかった．ところが，新潟が昭和42年（1967年）6月に裁判を起こしてどんどんやっていくものだから，熊本もそれから遅れて昭和44年（1969）年6月に裁判を起こすようになった．それから，新潟が住民検診をやって患者をどんどん掘り起こしたから，熊本もやらざるをえなくなった．だから，いうならば，水俣の方が兄貴分で新潟の方が弟分なのだけれども，弟分から大変いろいろなこ

とを学んだというのが現実なのです．大学間の交流なんてほとんどなかったのです．同じ患者を診比べるなんてほとんどない．そのようなことをすればいいのです．そうすれば一挙に問題が解決するのに，お互いにそれはやらない．しかし，私たちはやったのです．新潟の若手をつれてきて，こちらも若手が行って，一緒に患者を診比べるというようなことをやった．そうするといろいろな疑問点が解決するのです．医学界は患者を診ないでいろいろ批判することが多すぎるのです．

　新潟水俣病と水俣の患者を診比べることによって，水俣の水俣病の病像が変わっていったのです．それまでの水俣病の病像は，1960年ごろまでに明らかになった事実によって組み立てられていた．それはあくまで仮説であった．したがって，新しい事実が明らかになることによって，それは変革されていかねばならなかった．しかし，その変革を好まない，変革に拒絶反応を起こす人たちがいるのです．自分たちが一度つくった概念が崩されていくことは，あたかも自分の権威が崩されるかのような錯覚に陥るわけです．違うのです．それは，熊大の先輩は，苦労して原因を突き止めたのです．それは決して，歴史がどう変わろうともその功績は消えないのです．その功績が消えるのは，その次に新しい事実がどんどん出てきたのに，それに目をつぶった，あるいはそれをつぶそうとする，そのようなことによってその功績は消えるわけです．

　私たちの世界では間違いなんて山ほどあるではないですか．10年たって批判されない仕事なんて，もうそれは仕事ではないでしょうね．新しい仕事というのは，あるいは価値のある仕事というのは，今のスピードからいえば，10年ぐらいしたら当然そのことに対してそれの批判が出てくる．それは当たり前のことなのです．それが進歩なのですね．水俣病とはこのようなものだという一つの概念をつくってしまった．あくまで，それから一歩も出ようとしない．新しい事実が目の前に出てくるのに，それを変えようとしないから非難されたわけです．だから，私たちは常に批判を謙虚に受け止める余裕をもちたいですね．また，批判があって進歩があるわけです．批判を認めたからといって，その人の業績が消えるわけではない．その時点でこれだけの仕事をしたということが，むしろ評価されていくわけでしょう．だから，批判を恐れてはいけないし，批判を拒絶してはい

けないし，批判が出てこないような仕事だったら，あまり意味がないということになるのでしょうかね．

無機および有機水銀中毒と食物連鎖

最後にもう一度まとめてみます．水銀中毒には無機水銀中毒と有機水銀中毒とがあるのです．この有機水銀中毒も直接中毒というのが従来，有機水銀中毒といわれたものです．職業病であったり，間違えて食ってしまったり，医薬品であったり，事故が起こったり，そのような直接中毒です．ところが，水俣病というのは間接中毒，キーワードは「食物連鎖と環境汚染」，さらにその環境汚染と食物連鎖によるものの中でも，直接メチル水銀が環境汚染したものがあります．それは，水俣病のように工場の中でメチル水銀ができて，それが流れた．それから，スウェーデンやフィンランドのように，メチル水銀，有機水銀農薬をばらまいて，その農薬が溶けて流れて魚貝類を汚染したという，これはいずれにしても直接メチル水銀が環境汚染した．そして，食物連鎖を通した中毒が起こった．最近問題になっているのは，カセイソーダ工場とガリンポという金山です．このカセイソーダ工場やガリンポの場合は，環境に捨てたのは無機水銀なのです．ところが，それが環境の中でメチル化して魚貝類に蓄積され，そして起こった中毒，こういうように同じ間接的中毒でも2つに分けることができます．私が水俣病といいたいのは，環境汚染と食物連鎖を通じたもの，これを水俣病といっていいのではないかと思っています．環境でメチル化したから，これは水俣病というべきではないという意見もあるのです．しかし，これとこれを分ける意味があるかなと，私は思っているのです．

しかし，いずれにしても，有機水銀というと直接中毒であり，水俣病というと環境汚染と食物連鎖をキーワードにしているということは間違いない．ただ，アメリカのニューメキシコの例は，どちらに入れていいかわかりません．これは汚染された種麦を豚の餌にしてしまったのです．そして，その豚肉を人間が食ってしまうと食物連鎖なのですけれども，環境汚染ではないですね．だから，これはちょっと中途半端になってしまっている．しかし，これは食物連鎖ですから水俣

病といってよいかと思います．お母さんもこの豚肉を食べたのです．お母さんはそのとき妊娠していたのです．だから生まれた赤ちゃんは重症の脳障害をもっていた．これは，アメリカの胎児性水俣病といってよいと思っています．

外国における無機および有機水銀中毒

　世界いろいろなところへ行ったのですけれども，いくつか紹介したい．まず，カナダの先住民の水銀汚染問題を紹介します．カナダのオンタリオ州にはいくつかの先住民族の村があります．湖の魚をとって食べるか，獣をとって食べるかするしか，生きていけないのです．そして，肉を食べて，その毛皮を売ってメリケン粉を買って食べるという，そのような自然の中での暮らしです．このように，自然の中に自然とともに生きている人たちがその被害をもろに受けます．このことは水俣でもそうでした．先住民の長い髪の毛を根元から切ってきて，それを3cmごとに切って，それぞれの部分の水銀を測ったところ，高いところと低いところがある．結局，夏に生えた髪の毛の水銀が高くて，冬生えた髪の毛の水銀は低いことがわかりました．湖は冬には凍結するので，魚は夏しか食べないためです．それから，ネコが発症していました．ネコが発症しているときはすでに人間にも発病しているということは水俣と新潟で証明されていますから，あとは人間に患者が出ているかということです．結論として，私は出ていると思ったのですけれども，カナダ政府は日本に相談をしたのです．日本の環境庁は軽い水俣病は認めようとせず，裁判で争っているぐらいです．日本のアドバイスを受けて，水俣病患者はいないということになってしまいました．2002年の夏，また行ってきたのですが，ちゃんと認定制度をつくっていて，140人が認定されて補償金をもらって，医療扶助を受けていたのです．委員長は私に向かって，「いや，水俣病と認めたわけではない．水銀汚染があるという事実と彼らがいろいろ障害をもっているという事実とを考えると，これは救済をしなければならないと思ってやっているんであって，水俣病と認めたわけじゃない」とはっきりいっていました．日本以外の初の認定制度であり，日本のコピーです．

　中国の例をみてみます．中国ではチッソと同じアセトアルデヒドの工場が動い

ていた．したがって，製造過程でチッソと同じようにメチル水銀が生成され，流されていた．吉林市のコンビナートでのことです．そこでは血液や髪の毛の水銀量が安全基準を超えて高かった人たちの5人を水俣病としたのだけれども，感覚障害だけとか，聴力低下だけとかいう例がいて，1人は症状がほとんどない．「これは何もないじゃないか，何もない水俣病ってあるのか」と聞いたら，「いや，彼はどうもないからおれは入院しない」といったけれども，「髪の毛の水銀が，おまえ高いぞ．だから，入院していろいろ水銀を出す治療をしよう」といって治療させたら味覚が出てきた．今まで本人は気がつかなかったけれども，「ご飯の味ってこんなにおいしいものか．今まで自分は味がだんだんなくなっていってわからなくなってた」といったというのです．それと，「感覚障害，視野狭窄，失調，聴力低下だけをとり上げたから何もないということになったので他の症状はある」という．私は，「そんな軽いのを水俣病と診断するのか」と聞いたら，彼らは，「じゃあ，おまえは何と診断するか」というのです．そのようなところまで，もし熊本で水俣病としたら，20万人全部を水俣病としなければいけない．しかし，医学的にはそれが本当は正しいのですね．

　ブラジル，アマゾンのガリンポの例を報告します．アマゾン川の上流の方で金をとっています．熱帯雨林の中で表土を掘って，そして，その下にある砂層を採取します．また，川に浚渫船をもってきて，川底の砂を採取します．それらの砂を水と一緒にケタに流すのです．そうすると，ケタに重いものが引っ掛かります．引っ掛かってきたものに水銀を入れると金は水銀に溶けてアマルガムができます．それを今度はバーナーで焼いて水銀を飛ばしてしまう．あとに金が残るという乱暴なことをやっているわけです．一部の男は，バイヤーたちですが，水銀を吸わないようにその際一応作業場を隔絶して囲ってやっているからいいようなものです．ところが，現地の労働者たちは直接に水銀飛ばしをやっています．そうすると，彼らは水銀蒸気を吸い込んでしまう．そこで無機水銀中毒になり，倒れているわけです．しかし，これは水俣病ではないです．無機水銀の蒸気を吸ったために起こった無機水銀中毒ですね．ところが，このずっと下流の方に採金とは無関係な漁民たちがいます．その人たちの髪の毛をもらってきた（図16）．下

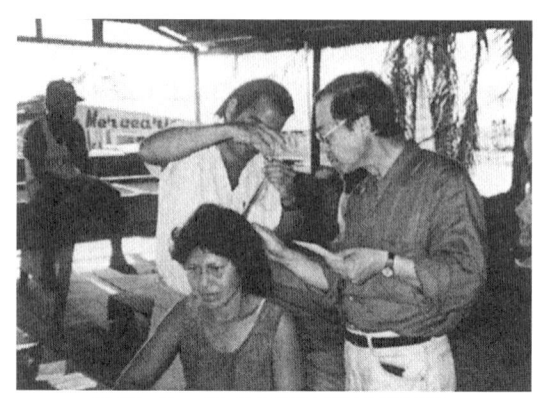

図16 アマゾン川の漁民の毛髪水銀を測る

流に住んでいる人たちは魚をたくさん食べています．このような人たちがアマゾン川流域にどれくらいいるのですかね．おそらく1000万以上いるのではないかと思うのです．魚を食べたらいけないということになったら，大変なことになります．漁民の頭髪水銀値はすでに安全基準50 ppmを超えていて，感覚障害など軽い水俣病を確認しています．アフリカのビクトリア湖もちょっと危険だといわれたのですけれども，そのビクトリア湖の周辺も1000万ぐらいの人が湖に依拠した生活をしているのです．ここも湖の周辺に小さな金鉱山がたくさんあって，水銀を使っています．しかし，ここは規模が小さいため，ここはまだ安全でした．将来，金山が大型化していけば同じように危険になります．

　当初は，採金のために無機水銀を使うために無機水銀中毒が起こる．それから，大気や水や土壌が水銀で汚染されて自然界でメチル化する．メチル化した水銀は魚貝類に蓄積されるから，魚貝類の水銀値が上がる．今度はその魚貝類を食べると，人間に蓄積されて頭髪や血液，尿などに水銀が高値を示します．そして，脳に蓄積され，そして水俣病が発生するという，水俣病発生の段階はこのような段取りになっています．このとき問題になるのが，最後の段階が「何をもって水俣病とするか」ということです．私が最初にスライドをみせたような，あのような重症の患者だけを水俣病とするのだったら（図2，3），今後世界ではもう起こらないでしょう．しかし，胎児性のお母さんたちのように，わりと軽い患者を水

俣病と認めるなら，世界でもうすでに何か所かは出ているのです．5年間アマゾンに行っていろいろ調査をして，少なくとも6人ぐらいはもう水俣病であるというように考えております．しかし，ブラジル政府がそれを認めるかどうかというのはどうですか．日本の政府と相談をし，日本の学者を招聘していろいろ聞きます．もしこのような軽い人を水俣病と認めたら，日本での裁判の「何をもって水俣病とするか」という争点では負けますからね．だから，認めようとはしないか，無視するか，どちらかです．

　フェロー島といって北極に近いデンマーク領の島があります．木がないようなところですから，ここの人たちは特別に捕鯨が許され，鯨を主に食べているのです．鯨ばかり食べているお母さんたちの髪の毛の水銀が，20 ppm か 30 ppm ぐらいになってしまったのです．私たちが今 2 ppm ぐらいですから，10倍ぐらい高い．この国の学者たちはこのお母さんたちから生まれた赤ちゃんを継続的に調べている．7年間，調べた．そうしたら，私たちがいうような胎児性水俣病は認められていない．すなわち，運動機能障害はほとんどない．ところが，注意力，言語理解，それから記憶力，このようなものに影響が出ているという報告が出てきたのです．その影響の限界は妊娠時の母親の頭髪水銀値が 10 ppm 前後ということです．

　外国では，もうすでに研究は，微量汚染がおなかの中の赤ちゃんにどうなるかというレベルの研究をしている．ところが，日本だけが遅れてしまった．これは非常に残念だと思うのです．一番進まなければいけなかった国が一番遅れてしまった．それは，政治的に底辺の部分に蓋をしてしまったから．世界の水銀研究はどんどんどんどん底辺のところに入っていっているのに，そこに蓋をしてしまった．この前，「熊本日日新聞」というローカル新聞がすっぱ抜いていたけれども，この10年間に35億円の研究費が環境庁から水俣病のために出ていた．誰がどうとって何をしたのかということです．それは今から追求しなければいけないだろうと思います．国民の税金ですからね．そんな35億も使って，どうしてこんなに遅れてしまったのか．この研究費は水俣病の実態を明らかにして，水俣病の患

者たちの救済に役に立てるという名目で使われるはずです．何をしたのですか，誰がもらったのですか．

　今，私は熊本学園大学という，私立の社会科学系の大学で講義をしているのですけれども，「定年になったら来いよ」といわれたときに，私は「何を教えたらよいのよ」といったのです．そして，苦し紛れに「水俣学というのはどうですか」と冗談にいったのです．そうしたら，おもしろいですね，私立大学というのは．「それでいきましょう」という話になって，それで「水俣学」という講義を私がすることになってしまった．しかし，私は，そこでは水俣病の知識を学生に教えようとはしていないです．水俣病の知識を増やしたって意味がないです．ただ，水俣病事件というものが何であったかということをみることによって，そこに映ってくるさまざまな現象，それを学んでもらいたいと思っているわけです．水俣病事件というものをきちんとみれば，政治のあり方から，大学のあり方，医学のあり方，何のために学問や研究するのかとか，そして個人の生き様までそこには映し出されているわけです．だから，「水俣学」というのは，決して水俣病の知識を増やすためにやっているのではなくて，水俣病という一つの事件をサンプルとして，そのサンプルに自分たちの生き様を映してみて，何がみえるかという意味でやっています．

　ネーミングがよかったのか，えらいマスコミが注目してしまって，全国の新聞が取り上げた．水俣学なんて正式の授業をやっているのはうちの大学だけだろうし，うちの大学だけということは，世界でも初めてでしょう．注目されたのだけれども，まだ頭の中でちゃんと固まったわけではなくて，試行錯誤をしております．話は最初に戻りますけれども，水俣病と出会ったことによって，私は私の世界が広がったということです．水俣病は決して一地方に起こった気の毒な事件ではなく，他人事でもないのです．どうかみなさんも私が水俣病に出会ったように，自分自身の水俣病を一生のうちに見つけて下さい．

　今日はどうもありがとう．

8

東京大学/産業医科大学名誉教授・日本医学会副会長　小泉　明

産業医学論

　私は産業保健活動を中心に産業医学についてお話しします．みなさんは，医学，歯学を学んでいますが，産業医学というと，どういうことをイメージしますか．これまで産業医学について聞いたことがある人はいますか．今日初めて聞きますか．医学の中にはいろんな分野があり，大きく分けると基礎医学，臨床医学，社会医学です．産業医学は社会医学の範疇に入っていますが，その中には基礎医学もあれば，臨床医学もあり，したがって総合医学といえます．医学のいろいろな分野を束ねて，働く人の健康問題に立ち向かい，解決するための医学の実践体系です．だから，産業医学の主要な課題は人間が働くということです．人間はなぜ働くのか，働くとどうなるのかということから出発する．みなさんは，これまで働くという経験がありますか，アルバイトをしない人はたぶんいないでしょうから，アルバイトで働いた人はいるでしょう．世の中では，ほとんどの人が働いている．一歩外へ出て，手っとり早いのは交通機関です．タクシーの運転手さん，新幹線の運転士さん，そういう交通機関を動かす人は，明らかに働いている．だから，人の働いている姿をみなさん方が身近にみる機会の中では，交通機関の関係者，そういう仕事をしている人がいます．なぜ仕事をするか，それは端的にいえば，働けば収入があり，働いてお金をもらって生きている．それは大学でも同じことで，大学の先生も，事務の職員さんも，お掃除の受け持ちの方も，みんな働いている．いろいろな仕事があって，そういう人たちがここを職場として，こ

こで働くことによって収入を得て，生活している．あるいは家族を養っている．そういう意味合いが産業医学では大きいのです．だから，人がなぜ働くか．単にお金のためというのではなくて，どうやって働いているのか，働いているとどうなるのか，体の方はどうか，健康はどうかと，それがわれわれが受け持つ産業医学です．

産業医学の教育研究

日本には医学部，歯学部などの健康関係の学部は，総合大学ならどの大学にもといっていいくらいあります．そこには，たいてい衛生学か公衆衛生学の先生がいて，講義もあれば研究室もある．しかし，産業医学となると，熱心にやっているところもあれば，学生の講義に必要な程度のことぐらいはという大学も少なくない．医学部だけで日本中に90あり，そういうところでやっているはずだけれども，なかなか産業医学の専門家は多くない．私自身の話をすると，東大医学部に公衆衛生学という講座があって，そこで，森本先生も私も研究をしてきたのですが，そもそも公衆衛生学という教室は，大阪大学の医学部の公衆衛生学ができたいきさつと似ています．私の公衆衛生の教室は1948年にできた教室で，昭和でいうと23年です．それはなぜできたかというと，嘘のような本当の話だけれども，当時日本は敗戦で，昭和20年，その直後に連合軍，連合軍にはアメリカ，イギリス，オランダがあり，大部分はアメリカですが，アメリカが日本の政府部局を変えようとしました．その中の一つで，日本をみていると，健康状態が悪い．至るところに発疹チフスの患者さんがいる．天然痘がはやるということはなかったけれども，腸チフス，赤痢，腸管系の急性伝染病はざらにあるし，栄養失調も広まっていて，子供も食べ物がなく，やせ細り，目だけがぎょろぎょろしているような時代でした．そのときに，連合軍は，日本には公衆衛生がない，衛生行政もないし，保健所もないといいました．それは彼らの勉強不足というか，視察不足で，現実には保健所もありました．厚生省の中には衛生局もあったし，東京都にも衛生局はあるということで，衛生行政はあったのです．しかし，連合軍側は日本にこんなに発疹チフスや何やら流行病も多いし，栄養失調などは，公衆衛生

8. 産業医学論

がないためである，日本に公衆衛生を植えつけなければならない，種をまかねばならないという結論に立ちました．今さら種をまかなくても育ってるよとわれわれはいいたかったけれど，状況が状況だから，そういわれてもしょうがない．そこから先が短絡で，そのためには全国の医学部に公衆衛生学の講座を置いて，専門家を教授にし，医学生に公衆衛生を教えることから出発しなければならないという結論を下し，文部大臣に命じて全国の大学に公衆衛生学の講座を置かせるということになりました．東京大学はおそらくはじめの方だったと思いますが，最初の教授が決まりました．しかし，東京大学にはすでに明治以来衛生学という講座がありました．

東京大学の公衆衛生学の初代の教授は石川知福(ともよし)先生ですが，この方は国立公衆衛生院の労働衛生学部の学部長から来られました．実は公衆衛生院は昭和15年（1940年）にできたのですが，もっと古く大正10年（1921年）に労働科学研究所が岡山県の倉敷にできていました．それは国がつくったのでなく，大原紡績という企業が研究所をつくったのです．労働科学研究所はプライベートな企業主（大原家）の出資による研究所です．そこに石川先生は創立者の一人として参加しました．暉峻義等(てるおかぎとう)先生という石川先生よりもう少し年上の方がおられて，暉峻，石川という2人の医学の研究者と，もう一人心理学の方の先生も加わってスタートしました．したがって，私や森本先生が何年かいた教室は，労働衛生，産業保健を研究の中心にしてきました．昭和23年（1948年）ごろ，最も大きな問題は珪肺です．あるいはその後法律ができて，塵肺といった方がいいのですが，鉱山の石を切って仕事をする人など，非常に多くの人が粉塵の中で仕事をする．その粉塵も単なる粉塵ではなくて，石英成分の割合の高い硬い水晶のような石を削る人に塵肺が起きた．その問題が一つ，そのほかに急性中毒が多かった．私がその当時びっくりしたのが，病院の内科に，ある工場の従業員の人たちが入院した．何の病気かというと，仕事の間に有機化合物，ベンゼンのニトロアミド化合物に触れて，中毒を起こした．ひどい貧血で入院して，内科の受け持ちの先生から，それは職業病だから公衆衛生の石川先生のところに行って相談しようということで来られて，それでわれわれもその患者さんを診に行った．その患者さんたちが

働いていた職場へ行ったところ，直径が2～3mぐらいあるかなり大きな木の桶を反応器として，蓋も何もない中で，機械で液をかき回しながら，その有機化合物を合成していました．そこでは液面から出る蒸気を働いている人がもろにかぶっていた．そういう状況をみてびっくりしました．確かその職場で働いている人は20人くらいでしたが，そのうちの3人が入院したのです．状況をみて，これはやっぱり健康診断，健康管理をしなくてはならないということで，毎月1回，電車に乗って採血に行き，教室に持ち帰って，貧血の検査，血液の中の有害物の分析をずっと続けました．学生時代からそれまで，そういう極端な有害物質で，働く人が中毒を起こすということを知りませんでしたが，それを専門とするところに入って目の当たりにしました．働くということをテーマにした医学の分野が非常に広いことを知りました．しかし，今お話ししているのは昭和の20年代半ばで，1950年ごろのことです．

それから10年も経たないうちに日本は経済成長に入りました．まず，経済復興といいまして，工場も何もない状態から，昭和20年代～30年代にかけて，生産活動，産業活動が活発になりました．10年も経たないうちに，先ほども話した直径が2～3mもあるような大きな木の桶で，化学反応を起こし化学物質などをつくっている状況はすっかりなくなり，全部パイプラインを用いた無人操作になりました．こうして化学反応をパイプラインのclosed systemで行うという化学工場ができました．これが昭和40年（1965年）ごろまでには全国に広まり，職業病ががたっと減りました．戦争で壊滅した状態から日本の産業が復興してくると，復興の初期にはひどい中毒も出たが，やがては解決したという歴史をみながら，私は産業医学に携わってきました．現在では今話したような，蓋のない桶で反応させるような，そういう工場は皆無といっていいでしょう．しかし，企業には大企業，中企業，小企業があります．大，中はそんなことはしないでしょうが，まだまだ小企業の中ではそういうところもある．意外な盲点ですが，研究室は新しいことをやろうとする．そうすると，とんでもないものに曝露する．大学の特に多いのが工学部，理学部の研究室で，時々爆発したり，有害物に曝露したりする．そういうようなことは，今でもあります．だから，産業医学はいつの時

代になっても手は抜けないことになります．

産業保健活動

　産業保健活動のこれまでの推移を振り返ると，それがごく最近まで，問題解決の連続であったことを痛感します．その問題は多種にわたり，産業保健の実践ならびに教育研究に携わる人々，行政官，その他すべての関係者は，解決を迫る問題への対応に全力をつくしてきました．考えてみると，医学の実践には問題解決型が多い．例えば，臨床にしても，診察室に腰かけていると，患者さんが来る．患者さんは一人一人問題をもっている．熱があるとか，頭が痛いとか，しびれるとか，ひょっとしたら癌になっているのではないかと心配しているとか，個人個人がそういう問題をもっている．それに対して，それを解決するのが医療です．そのために検査をして診断をつけるのです．この人のもっている問題の本体は何だろうかを，見極めるのが診断です．そのために診断学がある．それから診断しただけでは解決しませんから，本筋からいえば見極めをつけて，何がその本体かを明らかにして，そういうことならばこの薬，あるいは放射線治療，リハビリとかの対策を立てる．結局は問題解決なのです．ただ産業医学の問題解決は，最初に話したように工場でひどい貧血を起こして内科の病室にかつぎ込まれた．そういう個人的にひどい状態，激しい職業病という問題もあるけれども，大部分は職場全体としての問題です．それは，職場の空気の中に何か有害物が混ざっていて，それを1日8時間，残業も含めて12時間も吸っているとか，あるいは有害な液体があって，そこにどうしても手を触れざるをえない場合があるとかが産業医学の課題には多い．しかも，有害物質は家庭あるいは学校の中にはめったにないような有害物質です．そうはいっても，近ごろは複写機の中の液体とか，いろいろな時と場合によっては，激しい影響を与えるものもわれわれの生活の中にもないとはいえない．劇物とかサリンとか，ああいうものは職業的に曝露されたわけではないし，それは例外中の例外です．大部分は労働者の人たちの環境に，何か有害物質がある．その環境で最も身近なのは空気です．その空気を吸い込んで，呼吸器に影響が出る．あるいは呼吸器から血液に移行して全身，特に腎臓，脳など

特定の臓器の疾患が起きることが多い．すなわち有害物質への曝露が大きな特徴です．働く人の健康ということになると，有害物質との接触だけが条件ではなくて，物ではなくてエネルギー，例えば非常に大きな音のするところで働く人とか，振動の激しいところで働く人とか，これはエネルギーです．あるいは放射線，X線にしてもガンマ線にしてもすべて超ミクロだけれども，エネルギーです．このように，エネルギーとして体に作用するものもある．さらに姿勢が悪いために腰痛などの病気が起こる．

　こういう仕事で起きた病気については，健康保険でなくて労働者災害補償保険，短くいえば労災で医療費が支払われる．労災保険の主体があって，そこには全国の使用者，企業が掛け金，保険料を払っている．もしそれが労働災害であると認定されれば，そこから治療費が出る．今，労災保険でお金が支払われる最も多いのは腰痛です．いかに腰痛症が多いかを感じます．なぜ起きるかは簡単にはいえませんが，まっすぐ立っているときは，腰は痛くならない．多くの場合は，かがんで物を持ち上げるとか，何かこの，前かがみの姿勢とか，普通でない姿勢で作業をしたときに起こる．それ以外に，心身障害児とか，そういうお子さん方を世話している人に腰痛が多い．介護に伴って起こる職業病が多くなってきました．そういうことで，必ずしも有害物質でなくて，いろいろ働いているための健康障害がある．ビデオで画面を1日中みている人，最近のパソコンを使う人もそうですが，目を使うことによって，眼精疲労，目の疾患も多い．もちろん騒音で難聴が起こることもあります．そういうことで職業に伴って，働くことに関連して人々は健康を損なう．それが産業医学では一つの中心的な課題です．それに対して，これまで産業医学が何をしてきたかということは，産業医学だけでなく，行政も含めてですけれども，働く人がけがをしないように，職業病にもならないように，あるいは職業病以外にも作業に関連の深い血圧が高いとか，普通の病気だけれども仕事と関連のあるような作業関連疾患というものにならないようにするというのは，安全衛生ですけれども，法律でその働く人の安全と衛生を守るという姿勢に徹しました．

　労働基準法という法律がありますが，日常会話でもあまり夜遅く働くと基準法

違反などといわれるように，労働条件，賃金などの労働者保護の法律は，日本では終戦後に次々とできました．労働組合法という法律は，それまで日本には政府によって労働組合が保護され，それをつくることが奨励されるということはなかった．それが法律によって労働者は組合をつくってよいことになった．組合にはこういう保護が与えられ，逆に企業は組合にはこれだけの便宜をはかるべきであるとか，そういうところまで関係が変わった．その一環として労働基準法ができた．ですから，今いったような有害物質とか危険な作業，高所作業，ボイラーを焚くなどの安全面で注意しなかったら大けがをするような作業に対しては，労働基準法に基づいたきつい規制がある．ごく最近までの産業医学，安全衛生は取り締まることにあった．働く人を取り締まるのではなくて，使用者を取り締まる．したがって，労働基準法にしても，後で話す労働安全衛生法にしても，取り締まりあるいは規制をきちっと定められたとおりに実行しないと，特にそのために職業病が出たり，あるいはけが人が出ると，使用者，簡単にいえば会社の社長さんなり，工場長さんなり，あるいは人事部長のような責任の立場の人が，処罰されるのです．使用者は労働条件に対して非常に敏感で，間違うと，後ろに手が回り，罪人にさせられてしまう．そのために昭和20年（1945年）以後の第二次世界大戦後の日本の産業界では，働く人の環境，働く条件が改善されてきました．しかしながら，ごく最近，取り締まるとか，罰せられるとかそういうnegativeな労働衛生でなくて，職場の方で自主的に企業ぐるみでもっと良い職場にしよう，もっと安全で健康的な職場にしようという動きにだんだん変わってきました．自主性の時代――今の産業保健は21世紀に入って，20世紀の終わりからですが，自主性の時代に入ったと私はいっています．みなさんは何をとんまなことをいっているのだろう，そんなこと当たり前じゃないかと思うでしょうけれど，ごく最近までそういうことで日本の労働衛生は規制の対象でした．それはすべて自主性に任せてしまったのであれば，自分は何もしないというところが出てくる．そういうnegativeな自主性は許せないから，今後も規制は必要だけれども，規制ということだけで労働者の健康を高めるという時代ではなく，自主的に，より健康的，安全な職場にしようと考える時代になったのです．

それからもう一つ，みなさん方には若干聞き慣れない，理屈に合わないともみられることをいいますが，産業保健を包括する学問分野ということでは，現実にわれわれが産業医学の分野で使う言葉に，例えば労働と衛生をつなげて労働衛生，産業と保健をつなげて産業保健，産業と医学をつなげて産業医学，職業と衛生をつなげて職業衛生といろいろな言葉が使われる．この中で，労働衛生とか産業衛生，産業医学とか産業保健はきわめて頻繁に使われる言葉です．しかし，意味するところは，働く人の健康と安全に尽きます．ねらいが共通であっても，少しずつ向きが違うということはあります．例えば，労働というと労働衛生，労働保健というふうに「労働」とつけると，最初に話したように人が働くということ，労働に従事することに伴う健康上の問題である．産業というと大勢の人，特定多数の人をある場所に集めて物の生産，あるいはサービスの仕事を繰り広げていく．このような産業にかかわるところの健康上の問題になってくる．職業というと，個人に戻ってきて，誰しも職業をもっている．みなさんは卒業すると医師，歯科医師になるとか，そういう専門職を目指しています．職業に伴って起きる，健康上の問題がある．例えば塗装業とか，ペンキの中に入っているシンナーとか，いろいろな有機溶剤がありますから，それによって起きる中毒もあるし，また高いところをペンキで塗っていれば，安全面の問題もある．職業に伴って医学上の，あるいは衛生上の問題もある．保健の問題もある．同じようなことを，いろいろな言葉でいうようだけれども，目的とするところが違う，あるいは対象とする範囲が違うと，研究の仕方，実践活動の繰り広げ方が違うというようなことがあります．

産業医学の研究テーマ

　産業医学ではどういうことを研究するかを話し合うために，表1に示す21世紀の労働衛生研究戦略協議会が設けられました．この協議会は産業医学総合研究所という労働省の組織の中にある研究所を始め，多くの分野の人を集めて設けられました．組織としては会長に館 正知先生，岐阜大学名誉教授です．副会長には労働省の研究所の櫻井治彦先生がなりました．そこで議論した上の結論ですが，

8. 産業医学論

表1 21世紀の労働衛生研究戦略協議会
会長：館　正知（岐阜大学名誉教授），
副会長：櫻井治彦（労働省産業医学総合研究所所長）.

専門部会	主な担当分野	大項目番号
第一部会	産業構造，労働力，健康管理	1～15
第二部会	インダストリアルハイジーン，環境管理	16～23
第三部会	エルゴノミクス，作業設計，産業疲労	24～34
第四部会	リスク評価，管理，産業疫学	35～46
第五部会	有害因子の生体影響（量-反応関係を含む）	47～58

部会を5つ設けて担当分野がこうなりました．

第一部会は産業構造，労働力，健康管理，人にかかわる問題．

第二部会はindustrial hygiene，産業衛生ですね，物，特に環境に関すること．

第三部会はergonomics，作業設計，産業疲労，これは働くことに伴ういろいろな人の動きを中心にして研究する問題．

第四部会はリスク評価，管理，産業疫学，これはいわば統計的に統計理論に基づいてリスクの評価，管理をしたり，産業疫学を研究する．

第五部会は有害因子の生体影響，量-反応関係を含む．

作業場から空気中の有害物質の影響が，空気中のその濃度とそれによって起こってくる中毒，働く人の健康影響というものとの間に量と反応の関係がある．これは英語でいえばdose - response relationshipといいます．量-反応関係っていうのは，濃度が薄いと中毒を起こす人が少ない，濃度が濃くなると人数が増えてくる．騒音にしても，難聴になる人が騒音のデシベルの程度に応じて，耳にかかるエネルギーに応じて量-反応関係がある．そういう理論的なこともあり，それに基づいて，今度は好ましくない反応を防ぐためには量の方，すなわち働く人にかかる影響の量的な限界を設けて，それをここまでは大丈夫だという場合には，許容量を設けることで対応します．何百，何千という物質がありますけれども，空気中にどれくらいまであれば許容できるか，これ以上になったらそれは許せないから発生源を徹底的に究明して除去するという対策を立てるときに，量-反応関係は有効です．理論的な根拠，中毒学であって，一方では実用的にも役立つ，そ

ういうものが量-反応関係です．

　表2でここに評価軸1，2というものがありますが，評価軸1は短期的視点，今直ちに対策が必要という意味です．それから長期的視点は長い視野で5年，10年，20年の視野で考えたときの問題というふうにあげますと，短期的には高年齢労働者とか，産業ストレスとか，リスクコミニュケーションとか女性労働者，母性保護，中小企業自営業，メンタルヘルス，働きがい，生きがい，健康診断，保健指導，労働衛生教育，情報提供，企業経営戦略と労働衛生，安全衛生マネージメント，化学物質の内分泌・生殖器への影響，つまり環境ホルモンの問題などです．一方，評価軸2は長い視野で考えたときでの場合であり，遺伝的な素因，感受性，複合曝露，遺伝子影響，生体影響指標の開発，ハザードとリスクの評価，曝露限界値，産業ストレス，疫学介入研究複合，内分泌・生殖器，化学物質の捕集ということには長期的な対応が必要です．その短期と長期と合わせて合計得点

表2 上位10位にあげられた大項目の比較（「日本の労働衛生研究の課題」，平成12年3月より）

順位	評価軸1（短期的視点）	順位	評価軸2（長期的視点）	順位	合計得点
1	高年齢労働者	1	遺伝的素因，感受性	1	産業ストレス
2	産業ストレス	2	複合曝露	2	高年齢労働者
3	リスクコミュニケーション/MSDS	3	遺伝子影響	3	女性労働者，母性保護
4	女性労働者，母性保護	4	生体影響指標の開発	4	メンタルヘルス/働きがい，生きがい
5	中小企業，自営業	5	ハザードリスク評価	4	ハザードリスク評価
6	メンタルヘルス/働きがい，生きがい	6	曝露限界値	6	化学物質の内分泌・生殖器系への影響
7	健康診断，保健指導	7	産業ストレス	7	労働時間制（深夜勤，交代制など）
7	労働衛生教育，情報提供	8	疫学（介入研究含む）	8	リスクコミュニケーション/MSDS
9	企業経営戦略と労働衛生，安全衛生マネジメント	8	化学物質の内分泌・生殖器系への影響	9	生体影響指標の開発
9	化学物質の内分泌・生殖器系への影響	10	化学物質の捕集，計測，分析法	10	化学物質捕集，計測，分析法

が出せます．これが平成12年（2000年）に出されています．これは専門家が集まって，研究項目として目下何が重要であり，やや長期的な見通しで，今後何が必要かということをあげたものです．こういうことで，産業医学は人が働くということ，それに伴って起こってくる健康問題，あるいは安全上の問題だけれども，問題そのものが戦後の50年を振り返ってみるだけでも，非常に移り変わりが激しい．どうしてこんなに移り変わりがあったかというと，産業活動自体が変遷に遂げてきたためです．製造のための機械とかあるいはそういう産業のためのシステムが変化してきたのです．コンピュータ一つ取り上げてもそれが理解できる．そういうことに産業医学は非常に強く影響されます．

　表3は，産業医学がどういう特質をもっているかということです．産業医学ではまず第一に産業，労働，職業，これがキーワードです．これに伴って医学的な問題，何が起こるか，それに対してどう対処するかというのは産業医学の特色です．医学の実践形態として予防と治療があり，個人と集合体がある．臨床の場合には個人を対象として治療を行うのが中心ですが，個人を対象としても予防を主体にしようという動きが最近強くなりました．病院の外来診療の場でも，あるいはベッドサイドでも，単に治療のみでなく，予防に力を入れた指導が行われています．また，個人のみならず集合体が対象となってきました．しかし，産業医学では，特に予防，集合体に特徴を備えた実践が行われます．決して個人を対象にしないとか，治療をしないとかではありませんが，臨床医学と比べると予防に力を入れる．集合体をまとめて環境とともに一体化して考えるとか，そういうことがはっきりしています．それが産業医学の特徴です．医学の研究対象は大きくは，

表3 産業医学の特質

1．産業，労働，職業
2．医学の実践　　　：予防と治療，個人と集合体
3．医学の研究対象：器官，臓器，組織，細胞，分子，構造と機能（ダイナミックス）
4．医学の体系　　　：基礎医学，臨床医学，社会医学
5．産業医学の課題：過去，現在，未来
6．産業医学の実践：予防と治療，個人と集合体

消化器とか肺，組織，細胞，分子ということで，構造と機能に関するダイナミックスが議論されますが，これは産業医学にも同じことです．産業医学がどういう問題を取り上げたか，どういう問題に取り組んできたかというと，繰り返しですけれど，産業医学の実践は予防と治療，個人と集合体の双方にあるということです．産業医学という言葉に関連の深い産業保健，あるいはそれに学をつけた産業保健学，産業衛生学，労働衛生学，労働医学，職業保健学，職業医学，職業衛生学，こんなにいろいろ名前があって混乱するという批判を受けることもありますが，私は，それはそれなりに意味があることを強く感じています．どういう名前がいいか悪いかという話ではなくて，むしろ産業医学を包括しての企業体の特定多数の人が産業活動に従事した場合の人々の健康上の問題です．それが環境もあれば人々の健康に対する意識もあれば態度，積極性も含め，産業保健もあれば働くということに主を置いて，労働が衛生的に行えるようにする．そういうことで言葉の一つ一つがそれぞれの側面，特徴を表していることがいえます．産業保健のキーワードは労働であり，産業であり，職業です．それに対して，実践活動の体系として保健があり，衛生があり，医学があります．これ全部をまとめて産業医学といってしまってもいいし，産業保健といってもいいし，労働衛生でもいいのですが，現実にこういう組み合わせで，いろいろな言葉が実践面で使われており，またそれが意味をもっている．こういうのはいわば掛け声であり，合言葉ですから，そういう言葉で産業衛生ということで物事が運んでいく場合もあれば，労働衛生という言葉で進んでいく場面もあります．それでは学問の体系として，そんなにいろんな名前があったら一体化できないのではないか．どれかに絞れといったら，産業保健という言葉が，全体を締めくくる言葉としては適当であろうと思います．

　戦後50年だけを考えても，産業医学の主要課題というのが変遷をしてきました．珪肺の話とか，急性工業中毒，ひどい貧血で内科に入院した患者さんの話はしましたけれども，そういうものとか事故災害であるとかの問題が中心であった時代から，慢性の工業中毒へと変わってきた．ここで，慢性とは，例えば鉛中毒，高い濃度の鉛ではないけれども低い濃度の鉛を長い期間，毎日毎日それを吸い込

8. 産業医学論

むと，貧血が起きることです．また，ひどい貧血は起きないけれど，赤血球の数が470万とかそういう状態が続く中毒がだんだん重きをなしてきました．次に発癌の問題，アレルギーの問題がある．現実にはいろいろな木材の粉とか有機的なものでも起きる．職業性の神経障害，ことに抹消神経に影響を与える化学物質の作用などもある．メンタルヘルスケアの問題になってきました．メンタルヘルスケアは職場の中での精神衛生です．働く人が悩みをもっている．それは個人的な悩みもあるし，職場の中の人間関係もあるし，あるいは実際に携わっている仕事をこなしていく上で自分自身がうまくやれるかと悩む，そういう問題もある．さまざまなメンタルヘルスケアの問題がだんだん多くなってきた．THP は和製英語の略語ですが，T は total，H は health，P は promotion plan，つまり体力づくり健康づくりです．これは，今いわれているような健康づくりの一環ですが，職場の中で，企業が音頭をとって奨励をして，費用も負担して，そして働くし，体力づくりに役立てようという運動です．それと，普通のありふれた病気だけれども，例えば高血圧だとか糖尿病だとか，心臓疾患とか，ありふれた一般病であるが，ある作業に長く携わること，あるいはある仕事を長く続けることによって悪くなったとか，そういう病気にかかわることが多くなったとか，それを作業関連疾患といいまして，その概念は WHO の専門家の会議で検討されて国際語になっています．産業医学の主要課題が急性工業中毒，珪肺，事故災害といった50年前の課題から，20〜30年前の慢性工業中毒，発癌，アレルギー，神経障害から，10年ぐらい前から現代の THP，作業関連疾患というふうに移り変わってきたということを，変遷と展望に結びつけたいと思っています．作業関連疾患のことで，WHO の専門家グループが1982年，1983年に研究会を開いて議論をした末に報告書を出しました．そこでこういう定義を出した．認定された職業病以外で作業環境と作業遂行が疾病の原因に著しく寄与するものが，明確な職業病とは区別され，一般人口にも出現するが作業環境の中で遭遇する危険因子から惹起され，あるいはそれに関連するものを指します．一口でいえば，職業病ではないけども働いていることと関連の深い一般疾患，慢性病ということです．例として，高血圧，虚血性心疾患，間性閉塞性肺疾患，腰痛症候群，筋骨格性疾患，という

ふうに，これはWHOの専門家グループが要約した結論のさわりをまとめたものです．

　1947年に労働基準法ができて，ここで医師である衛生管理者が法律で示されました．ところが，これがそれから25年間経って，1972年に労働安全衛生法という法律になりまして，労働基準法の安全衛生の部分だけを独立させました．そこではそれまでに医師である衛生管理者といっていたものを改めて産業医とします．この労働安全衛生法と同時にいくつかの規則ができました．1970年のはじめごろは，労働衛生法規が体系化された時代です．その流れとして作業環境測定法ができて，空気中の有害物質のサンプリングと定量を専門的に行う資格をもった作業環境測定士が定められました．業務上疾病は，戦後非常に少なくなりましたが，その大きな原因は環境が良くなって，象徴的なのは昭和50年（1975年）ごろには大きな桶の中で化学反応を進行させて危険な有機化合物を製造していたのが，パイプラインで人は曝露しなくなったとか，働く場所が改善されてきました．衛生管理，環境管理が進み，年間2万人を超えていた業務上疾病が，平成7年（1995年）には9000人まで減りました．これを大成功とみるか，まだ9000人もの人がいるとみるか，それぞれ見方があるけれども，これまで下がったというのは日本の労働衛生の大きな成果です．予防と治療を合わせて1，2，3次予防があり，1は発生防止，2は進行阻止，3は社会復帰です．産業保健は1，2，3次予防に含めた実践活動であるということです．昭和47年（1972年）に定められた労働安全衛生法第13条で産業医が規定されています．事業者は政令で定めるところにより医師，産業医を選任し，その者に労働者の健康管理を行わせる．これは産業医という医師を法律で定め，その産業医の仕事を明記した条項です．みなさんの中にもおそらく産業医になる人は少なくないと思います．地域で診療活動に従事しながら産業医をする人もいるでしょうし，また，そういう人が出てほしい．そのときに労働安全衛生法の第13条の条文に産業医の定めがあることをぜひ認識しておいてほしいと思います．

9

京都大学経済学部教授　西村周三

医療経済論

　みなさんは医学部学生で，私の講義にはあまり興味がないと思いますが，ただこういう話も知っておかねばならないということで話します．まず，経済全般と医療との関係です．その中で特に国民医療費と財政との関係を話します．みなさんのうち，大学に残られる方でも独立行政法人化すると，病院も一つの経営主体として経済は非常に重要となる．一言でいったら，いろんな診療をしたら診療報酬が入ってくる．入ってこないと給料も払えない，運営もできない，経営が成り立たないことになります．私はだいたい28年間，医者相手に医療経済をやってきました．病院とか医院の経営はどういう意味をもつかということについて，みなさんが思っておられるイメージは金儲けです．阪大および阪大系列の医者はみんな金儲け，といっている．だけど，実は金儲けだけではないのです．金儲けも確かに一つなのですけれど，医院や病院を経営するということは，そこで働いている医師以外にもたくさんの職種の人がいらっしゃいます．そういう人たちも，やる気を出して，使命感に燃えて，働いてもらわねばならない．それ相応の給料を支払わねばならない．それから金儲けといってもただ儲けるだけじゃなくて，「私がやっている医療というものは大事なもので，世の中に役に立っているのだ」ということを，いわなければならない．臨床系と基礎系いずれも，将来的には，世界の医療のあり方は，みなさんがこれまで習ってきたことと比べて，drasticに変わっている．例えば，予防や健康というものを重視した方向へ移っていき，

遺伝子治療も実施されるようになる．そうすると，そういうことの重要性を上手にいろんなところで，プレゼンテーションできるかどうかということが関係してくる．それは別に金儲けとは違う．金儲けではなくて，自分がやっている仕事の社会的意義を人に伝えるということが，経営の中に入ります．

医療経済学——費用対効果の概念

　医療経済学のために，臨床経済学会というものをつくっています．臨床経済学はclinical economicsといいます．みなさんが専門的な勉強に入られて，そしてやはり勉強する対象は，国際的なジャーナルを読んでいろいろ勉強するということが，普通の人だったらまもなく増えてくる．そして，国際的な，一般的なジャーナルとしては，アメリカではNew England Journal of Medicine，それからJAMA，イギリスではLancet，これらが最も医学全般についていえ，それ以外にもちろんいろんな分野において専門的なジャーナルがある．そのジャーナルをインターネットでぜひ調べてください．今いった一般的な雑誌については，ほとんどすべてのいろいろな診療行為および疾病，予防も含めてですが，診療行為について，それにいくらの費用がかかって，どれだけの効果があるかということが，頻繁に報告されている．アメリカではMDの資格をとって医療経済学をやっている人は100人の大台に乗りました．イギリスにも数十人います．日本は実は私のところに1人いますが，MD資格をもってさらに経済学のPh.Dをとった人は，まだ日本にはいません．ある程度の経済学を勉強している人はいますが，経済学のPh.DとMDの両方をもった日本人はゼロです．そういう人たちが，今いった費用対効果を研究している．これからの時代は一方で遺伝子診断，治療を含めて，どんどん技術は進むけれども，それにはものすごいお金が必要となってくる．そうすると命にかかわることだから，お金はどこからか出るだろうと，実は今から10年くらい前までは，思っていてそれでよかった．いろいろな医療，保険も含めてヘルスサービスも含めてやりたいと思ったときに，費用対効果を示さないとお金は出ない時代となった．つまり命にちょっとでもかかわったら，例えば，今までよりも命を0.001％延ばすから何億円くれといっても，絶対だめというふう

になってきた．そこで，この種の分析がきわめて多数に増えている．

まだみなさんは糖尿病について勉強されていませんか．糖尿病の治療に関する研究は進んでいます．つまりアレク3がいくらして，その薬を投与すると糖尿病が悪化するのをどれくらい防ぐことができるかという研究は多数報告されています．なぜかというと製薬会社が必死だからです．しかし，糖尿病は生活習慣病の一つであり，運動，食事，ストレスなどの制御によって，発症を防いだり，遅らせたりできることも知られています．森本先生がやっておられるような研究は研究そのものは発達しているが，そのために，いくらの費用がかかるかということはわかっていない．これはまだ予防医学は，日本では医療の中心的なものとは思われていないからかもしれない．例えば，禁煙外来，タバコをなかなかやめることができない人に，何回か通ってもらって禁煙マラソンをするという話を考えてください．タバコをやめるのにどれくらいコストがかかるかということを考えたことがありますか．吸うコストはわかりますよ．根性さえあれば，明日からやめられるじゃないかと思うけれども，世の中にはやめられない人がたくさんいる．それにお金をかけて，しかもお金のかけ方は，人によって違う．しかし，なかなかやめられない人を，いろんな工夫してそれでやめさせるには，たくさんお金がかかる．たぶん運動も同じことですが，運動させるにはどうしたらよいか．今までのお医者さんだったら，タバコをやめた方がいいよと，そこで終わり．やめた方がいいよといわれて「はい，わかりました」といってやめられる人は，何％ぐらいいるでしょう．しかし，やめられていない．タバコをやめさせるのは，本当は，医師というプロフェッショナルの仕事と違うのか，そういった作業は，どれくらいコストがかかるかなど，運動療法，食事療法，禁煙そういったものに対して，医師がプログラムをつくるということについての研究は，1978年にアメリカのハーバード大学で始まりました．そこで医師が重要な役割を果たしている．20年経ってやっと医師が禁煙外来というようなものを設置し，さまざまな工夫をしてタバコをやめさせるためのプログラムをつくるようになってきた．それが禁煙外来です．いかに日本が遅れていたか，みなさんの中には，そんなことは医者の仕事とは思っていなかった人は多いと思います．これらのことを聞いて，な

るほどと思う人が常識をもった人であって，医学部という狭い世界にいると，そういう考えをもてない人もいるから，私が来て話をしています．お医者さんがどうして，タバコをやめるのに，もう少し手伝ってくれないの，あるいはお世話してくれないの，と思います．昔阪大におられた有名な，もうお亡くなりになった中川米造先生が，医学概論をやっておられました．そこで，医師の役割は3つある．一つはシャーマン，ただ前に座っておまえは治るという新興宗教の教祖のような役割をしていたのは昔．それがだんだん科学者となってきた．今は科学者が一番重要な役割を果たす時代．もう一つ中川先生は次の時代の医師は援助者だと．いろんな人たちがいろんなことをすることを援助する，つまり自分の健康は最終的には自分で守ろうとするのは当たり前だけれど，自分で守るためのお手伝いをする，という人が医師だと．

医療保険改革および老人医療費の財源問題

図1に国民医療費の推移と，図2にその構成を示します．ここ何年か日本経済は非常に危機的にある．企業は儲からない，労働者は給料が増えない，したがって，税金も増えない．税金増えないと，医療に回すお金を増やせないということが，次の話になります．今の話で実は，税金をあまりつぎ込むことができなくな

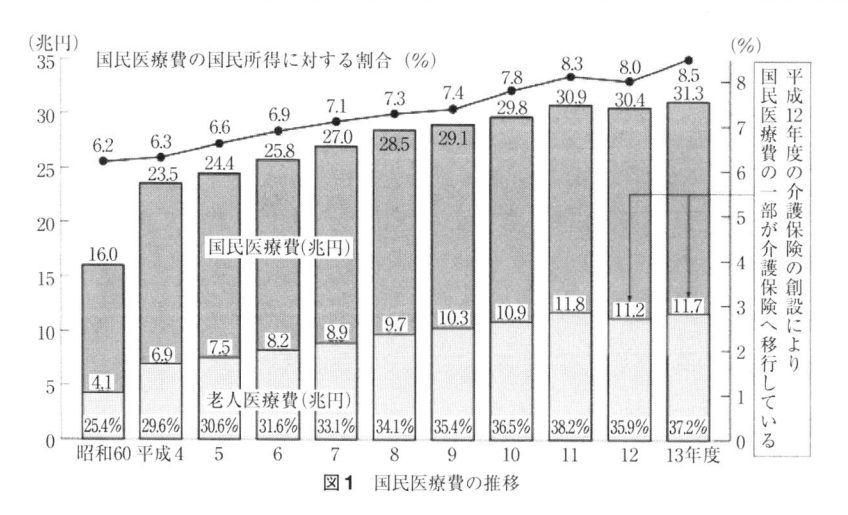

図1 国民医療費の推移

ってきたので，医療系制度を改革しようということになってきた．なぜそんなことになったかというと，総人口の見通しで，人口が減り出す．2007年から減り出す．これは文明社会でかなり大きなことです．医療費はどんどん増えてきた．図1に示したように，国民医療費は，実は去年（2000年）やっと介護保険ができたから，その分だけ減っています．今まで医療でまかなってきた部分を，かなりの部分を介護保険でお金を払うようになったので下がった，ということで，基本的にはずっと上がってきたという傾向に変化はありません．介護保険の収入と支出を図3に示します．もう一つは，今お年寄りと若い人に使っている医療費はこんなにも違うこと．74歳以上の1人あたりの医療費は年間94万，一度も医者にかかったことのない人の全部を含めた分母を74歳以上の年齢の人でとって，分子はその年齢の人にかけた医療費全体を割り算すると，100万円ぐらいになった．今，小児科医は減っている．小児科医は，ある規模の利益が働くので，ある程度来てくれないと採算がとれないので，やや縮小する傾向がある．そのために小児科医の就職が難しくなる．そのことを反映して，小児科を避けるため，減っ

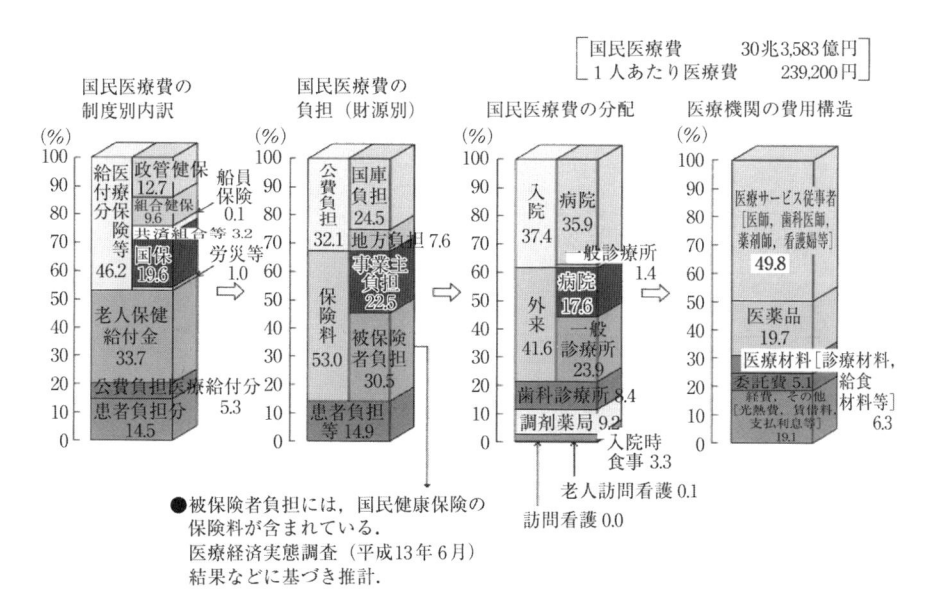

[国民医療費　　　　30兆3,583億円]
[1人あたり医療費　　　　239,200円]

● 被保険者負担には，国民健康保険の
　保険料が含まれている．
　医療経済実態調査（平成13年6月）
　結果などに基づき推計．

図2　国民医療費の構成

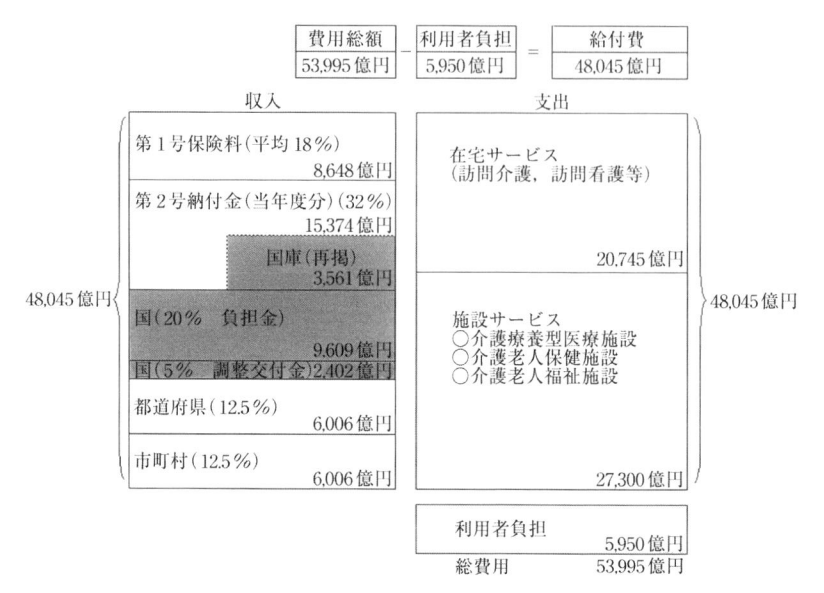

	費用総額	−	利用者負担	＝	給付費
	53,995億円		5,950億円		48,045億円

収入　　　　　　　　　　　　　　　支出

```
                    第1号保険料(平均18%)
                               8,648億円       在宅サービス
                    第2号納付金(当年度分)(32%)   (訪問介護,訪問看護等)
                               15,374億円
                         国庫(再掲)
                               3,561億円                    20,745億円
48,045億円           国(20%  負担金)              施設サービス              48,045億円
                                              ○介護療養型医療施設
                               9,609億円       ○介護老人保健施設
                    国(5% 調整交付金)2,402億円   ○介護老人福祉施設
                    都道府県(12.5%)
                               6,006億円
                    市町村(12.5%)
                               6,006億円                    27,300億円

                                              利用者負担
                                                         5,950億円
                                              総費用     53,995億円
```

図3 介護保険の収入と支出

ている．それは決してよいことではない．けれども，ここは気をつけてほしいのですが，マスでみた場合，全員のうち10人ぐらいまで毎年小児科医になっていたのが，いっぺんに5人になってしまっても困る．一番理想は10人くらいいたら，そのうち1人ぐらい減って9人ぐらいが一番いい．しかし今，overreactionが起きている．日本人ほど先について行き当たりばったりでものを考える国民は，中央先進諸国では今はない．だからこそ経済もだめ，行政もだめになっている．官僚も行き当たりばったり，来年のことしか考えないで，いろんなことをやる．日本全体に蔓延している病気です．みなさんは5年，10年先にどうなるだろう，すべてを知ってなくてもよい．医師が5年，10年果たしている役割について，勉強してくれればいい．それに応じた自分の考えをおもちください．小児科が減っているといったややoverreactionはtotalでみると，間違いなく，今後病気になる人はお年寄りで，お年寄りの数はすごい勢いで増えていく．

　これまでは，治療というものを基本に置いたときの考え方であって，これからは，予防，まさに遺伝子治療の時代です．あと数年ぐらいでゲノムの解析はほぼ

終わり,病気になる確率がわかり,遺伝的要因がどれくらいを占め,環境要因およびストレス,ライフスタイル要因がどのくらい占めるかについての研究が始まります.今までは,実は一人一人の個人のライフスタイルについてのデータは非常に少なかった.森本先生の教室には非常に貴重なデータがたくさん集まっていますが,日本全体では治療偏重だったために,疫学,社会医学など,こういう分野について,普通の比較的健康と思われる日常的なライフスタイルについてのデータの集まりは乏しいのです.ところが,おもしろくて,遺伝的な要因のデータの集め方に対して,日本はデータの宝庫でして,つまりアメリカはheterogeneousな人たちの集まりですから,そこのデータについてどういうタイプの人が癌になりやすいとか整理しにくいわけです.日本だったら先祖代々癌で死んでいる,というデータがあれば,その遺伝子をチェックしたらここだとわかる.そういう意味で,日本と韓国のデータは,将来われわれが健康を守っていくための情報を提供するために非常に素晴らしいデータとなる.したがって,今後はたぶんそちらの方向へお金が結構流れていく.2000年に出た*New England Journal of Medicine*によると,北欧では3万組以上の双子のデータを調べて遺伝的要因,癌になった人とならなかった人の双子,または両方なった双子などのデータを3万ペア集めた.そして遺伝的要因が癌をもたらしたと考えられる比率は20％ぐらい,あと80％はライフスタイル要因です.だいたい双子は生まれてすぐから20歳ぐらいまで同じ環境で育つ.そうすると,それは本当は環境要因なんだけれど,われわれはしばしば遺伝的要因と思います.今いった純粋遺伝的要因は20％ぐらい.一見すると遺伝的要因といってしまうのならば,60％ぐらいが遺伝的要因として癌をもたらしている.その後違う環境で育った双子について調べていった.これは北欧が一番進んでいる.そういうことをやることによって,私たちが癌にならないようにするにはどうしたらよいか,もちろん他の疾病にならないようにするにはどうしたらよいかと調査,研究するところにたくさんのお金がつぎ込まれていく.

　使っているお金を年齢別にみた場合,老人保険制度というのが危機的状況にきたといわれている.図2に示したように,老人保険制度はどんな仕組みかという

と，各種健康保険制度からの老人保険に拠出する．こっちで年寄りいっぱい病気になる→そのためのお金を年寄り自身払えない．大部分の人は払えないですよ．日本は所得分配も含めて比較的平等な国だといわれている．しかし，はっきりしていることは，若い人の間の所得分配は比較的平等だけれども，どこの国もだんだん年をとっていくとともに，貧富の格差が広がっていくという現実があります．そうすると3分の1ぐらいのお年寄りは結構お金をもっていて，あと3分の2はない．その人たちに自分のお金を払って医療を受けなさい，といっても受けられない．それは困る．誰かが払わねばなりません．若い人しか払えません．若い人という仕組みが実は今の仕組みですが，ところがどうもこれが破綻寸前です．若い人も給料が上がらない．年寄りにばっかり金を使いすぎているのではないかというふうにいわれている．具体的には，大部分の医療費，お年寄り自身が払っているのは全体の7％ぐらい．全体の医療費の7％ぐらいを払い，残りの27～28％は税金，公費というのですけど，国と都道府県はこの割合で出している．大部分はこの若い人たちが入っている保険制度によってまかなわれている．ちなみに，7％といいましたが，もちろんこの中にはお年寄り自身が払っている保険料が含まれていますので，それを分離しますと18％ぐらいです．残りの80％ぐらいはこっちが払っている．このままいったら，このウエイトがますます上がっていかざるをえない．まちがいなく改革されるでしょう．一部負担は今度高所得者からたくさんとるということになった．とにかく長期的にお年寄りの医療保障をどうやってやるかについて，明確なビジョンもなく，目先のやりくりに終始している．役人も自分ではわかっているが，彼らはどんどん部署が変わりますから，5年，10年先を見越した制度改革は容易にできない．来年度の医療費については，苦肉の策として，三方一両損でいって下さいという小泉内閣の医療改革で決着がつきました．まず，健康保険組合には今まではボーナスから保険料をとらなかったけれど，ボーナスからもとるので，多めに保険料を払ってください．医師会は診療報酬を下げてください．患者はもう少し負担してください．この医療改革がいつまで安定的に継続されるかは議論を呼ぶでしょう．

経済全般と医療費の関係

　ただここで気をつけてほしいことがある．医療費はこれからも際限なく上がっていくのでしょうか．この医療費の中身はどういうものでしょうか．半分は人件費です．人件費というのはどういうことかというと，みなさんが将来もらう給料です．全体の医療費のうち20％は医師の取り分となっており，全体の30％は医師以外の職種のところに流れていくお金です．そうすると，さっきから話しているように，景気悪い→一般国民の給料上がらない→社会保険料増えない→税金増えない→医療費増やせない，といいましたけれど，それは考えてみたら当然であって，みんなの給料上がっていない→医師，看護師だけ給料上げたらそれは無理ですよと，簡単なことです．みんな給料上がった→医師も上がった．みんな給料上がらない→医師も上がらない，の仕組みができたら簡単です．そんなの深刻ではない．しかし，全然わかっていないで厚生労働省は，国民医療費は，今1995年に27兆円だったのが，2025年には104兆円になるという冗談をいっている．104兆円になっているときはみんなの給料もばかみたいに上がっている．日本経済はこんなになってない．そして，みんなはそれなりに幸せと感じている．それはそうですよね，みんなの給料が全然上がらないのに医者だけ3倍になっていたら，それはないだろうとみんな思う．逆にいうと心配ないのは，みんな豊かになって給料増えたら心配しなくても，あなたたちも増える．私がいった人件費のところは話のうちの半分です．次の残りは25％ぐらいは薬剤です．1つとても大事なポイントは，薬剤をどのようにコントロールするかで，これが実は今まで医者がほとんど関心をもたなかった．変な話ですが，薬剤の値段がいくらぐらいであるべきかということについて，ほとんど医者が興味をもたなかった．薬価基準の改訂や投薬量の制限も検討課題でしょう．

　長期的にもやはり老人医療費は，別の意味から，ちょっと問題視されている．今いったように，上がるか，上がらないかというのは，基本的にはお世話をする人のところへ行く部分が半分程度だから，この議論を受け取る人，老人医療のために働いている人の給料と，一般国民の給料とのバランスで考えていったら，ど

っちにしても破滅的な状態にはならない．こういう話は，ちゃんと経済がわかっていない人が先ほどの数字をみて，もう日本はこれから医療費が異常に上がって，破滅的な状態になる，と主張する．保険制度はそんなに心配しなくても，ある程度は維持できます．つまり，医師が他の一般サラリーマンの給料が上がっていないのに，自分たちだけ給料上がりたいと思ったら無理です．しかし，そうでなかったら，やっていけます．ただし，別の角度から老人医療費の上昇を問題にする必要がある．本当にかけただけの値打ちがあることをしているのですかと．これに対し，こういうふうに誤解する人がいる．年寄り金稼がない→役に立たない→そんな人に金かけてどうする，これは違う．そういう問題ではなくて，本当に医学的な活動の方が，介護的な活動に比べて効果が落ちるという例がたくさんある．寝たきりを生み出し，たくさん入院させていることは一例である．世界的に，医療の分野で大事な医学研究の一つの重要なfactorは行動科学，例えば病気になったとき，どんな心理状態になるのだろうという研究が，自然科学的な医学研究に比べ非常に遅れていた．一番わかりやすい例は，20年ぐらい前になるのですが，スウェーデンとデンマークの医療費の使い方の違いが，際立っていた．今世界で一番医療費を使っているのはアメリカですが，今から10年くらい前まではスウェーデンがアメリカと並んでトップだった．巨大病院，2000床ぐらいの病院をいろいろなところにつくった．ところが，どうも変だと気づいた．隣のデンマークはあまりお金がなかった．だから，病院を重視しなかった．その代わり介護をすごく重視した．訪問ヘルパーをたくさん雇い，例えば脳卒中で倒れたら，スウェーデンは3週間ぐらい入院させた．デンマークはお金がかかるので，1週間ぐらいで追い出し，家に帰らせ，その代わりちゃんとヘルパーさんとか訪問看護師を派遣してやっていた．そうしたら，スウェーデンでは寝たきりが増えて，デンマークでは寝たきりが減った，というようなことがわかってきた．

リハビリテーション医師の重要性

もう一つは，こちらにおもしろいデータがある．脳卒中で倒れたお年寄りが1週間ぐらい経ったときに，こういうアンケート調査をした．「今まであなたは人

生を生きてきて，楽しかったですか」，これに対し，「楽しかった」と「何にもいいことなかった」と，中間の答えがあったのです．「何もいいことがなかった」と答えた人のその後の起き上がれる率と，いいことばっかりあったと答えた人の起き上がれる率を比べたら，同じ physical な condition をコントロールしても，非常にびっくりするような有意差で，非常にこっち側の回復率が高い．この人の分析研究結果は，医学関係だけでなく福祉介護関係のジャーナルにも載っている．スウェーデン，デンマークでの研究が豊富です．研究だけでいったら，アメリカも豊富です．私は，実はそれを読んだとき愕然とした．それまで医学を信じていた．だから医学的ないろいろなことをやることによって，脳卒中の回復はできるのだと思っていた．ところが，実は当時からすでに早期リハビリの重要性が認識されるようになっていた．倒れてわりと早い時期からリハビリを始める．当時リハビリテーション医は全然人気なかった．いいかげんなものだというのが多くの医師たちの常識だった．しかし，その後リハビリテーション医が非常に重要な役割を果たして，今でもリハビリテーション医のもとに PT（理学療法士）や OT（作業療法士）たちがいろいろな活動をすることによって，寝たきりを防いでいる．そして本当にスウェーデン，デンマークには寝たきりがいない，これは決して嘘ではない．日本には180万人くらいの寝たきりがいる．日本は決して医学水準が劣っていたわけではないと思います．老人医療費が無料化されたときから，誰でもかれでも病院に行くことができ，しかも入院することができた．もちろん質の問題がありますけどね．運の悪いところへ行ったというのもあるかもしれない．つまり，できのいい医者，病院のところへ行っていたらよかったけれど，できの悪い医師，病院へ行ったので，寝たきりになったという例はもちろんあります．情報公開が非常に遅れていたので，そういう，どこができの悪い病院でどこができのいい病院かが，なかなかわからないという現状があって，それを解決するのが，これからの日本の政策課題です．

　本当に医学的な条件，physical condition をきちっとコントロールしたかどうか，randomized trial をしたかどうかというと，実はあやしい問題がありまして，まだまだこれから成長産業です．今いったリハビリの効果，しかし今の例でわか

ったように，いかに患者の心理状態に働きかけるかどうかということが，医療の成果に大きな影響を与えるということだけははっきりわかると思う．今急速に進んでいて，まだはっきりわかっていないことも多い．今いった状況のもとで，今日本は病院に関していうと，公的な病院がやや危機的な状況に陥っている．どうしてかというと，ひたすら医学を発展させる従来の資源科学型，科学者タイプ，中川米造先生による科学者タイプの医師が，これまでの日本の社会では理想とされてきた．先ほどいった援助者タイプ，あんまりかっこいいとはいえないことはわかりますよね．昔はアキュート・ケア中心だった．

慢性疾患と急性疾患への取り組み

もちろん今でも変わっていない面もありますが，ウエイトは間違いなく慢性疾患に移ってきた．慢性疾患はそんな簡単にすぐ治るわけではない．しかしずっとその人を援助していかなければならない．long-term care をする施設というのはお医者さんが活躍できないような感じがするけれども，あえてがんばりましょうといった人が結果的には評価されて，特別養護老人ホームも併設する動きがあるのですが，特別養護老人ホームは社会福祉法人でないと，これまでは経営できなかったので，病院の院長さんが医療法人を経営し，その奥さんが社会福祉法人を経営するというパターンが日本全体で300以上ある．大きな流れとしては，ある時期から日本の医療は，少々間違った方向へ行った．どういうことかというと，昔は医療は病気を治すことが目的だった．しかし，慢性疾患が増え，治らない病気に手をつけ出した．ところが，みんなは治してもらえるものと期待している．そこで治せるような顔をしなければならない．ということで長期にわたって入院させてしまうということが起きて，そこが日本の医療の一番の問題点だといわれている．

白内障という目の手術については，ものすごい進歩があり，アメリカでは day surgery といって，入院しなくても帰れるようになったのに，日本では平成8年（1996年）のデータによるとなんと平均在室11日．何をしているのだろう，寝ているだけでしょうか．ご承知のように normal delivery，正常分娩では，平均在

室日数が日本10日，イギリス1.5日，アメリカ1.3日．ダイアナ元妃は生んだ翌日まで，雅子妃殿下は1週間の在室でした．在宅サービスと施設サービスは，大きな流れは施設サービスのウエイト，day institutionarizationといいます．day institutionarizationをするということは，ただ追い出すということではなくて，出た後の人をきちんと家に行ってアフターケアすることですが，今の日本ではできていない．そういうことをやることが大事です．医療経済学の発端は，1972年に疫学者のマガーズという人が非常におもしろい研究をしたところから始まった．CCU病棟に心筋梗塞で入院した患者さんと，家に帰った患者さんと，randomized controlled trailして平均余命に全く差がないということを明らかにして，CCUとはなんだったのかということが問題となったことから，医療経済学が始まった．こっちも訪問看護師が医師のコントロールのもとで毎日行ってケアをしたという現実を忘れてはいけない．それをやるがゆえ，さっきいった平均余命は変わらなかった．いろいろ考えて在宅医療の重要性，それはセルフケアで一人一人の人間にもう一つ自立心をもたせ，自分でできることは自分でやってもらうという仕組みをつくっていくことがむしろ，医療の成果が大きくなることの象徴的な表現です．30年ぐらい前は大部分の赤ちゃんはnormal delivery，正常分娩の場合はかなり多数が自宅で生まれていた．それがinstitutionarizationした，しかもinstitutionarizationしたが，それが画期的にいいかといえば，必ずしもそうではない．しかしもう一つ別で，NICUは非常に効果があるといわれている．それは，実は阪大の方がたくさん行っておられる，母子医療センターに調査に行ってきたのですが，びっくりしました．未熟児は1000gだと，かつては危ないといわれたけれど，今は1000g以下の小さな子がNICUで生存していました．手厚いケアをして，そこを出た卒業生会みたいなものがあって，そこを出てちゃんと育っても体が弱いのではないかと思うかもしれないけれども，みんな元気に成長している．

さまざまな医療分野について話していますが，だめな例ばっかり私がいっているとは思わないでください．非常に成功しているところもある．しかし，実はお

金をかけたわりにはたいしたことはないので，もっと別のところにお金をかけた方が有効だったのではないかという事例もたくさんある，ということです．最後にもう一つ，費用対効果について一つだけ．心筋梗塞の治療に，PTCA というバルーンを入れてカテーテルをつきさして，というものがあります．かつては CAPG といって，バイパス手術をやりましたが，実は今，例えば小倉記念病院の院長さんが画期的で上手なものですから，評判を聞いた京大，阪大の外科関係の人たちの希望が殺到してレジデントに行っているということです．日本はその PTCA の手術というのがかなり画期的に進んでいるといわれています．けれど実は最近アメリカでは本当に randomized trial したら，CAPG の従来のようなやり方に比べて，PTCA は本当に費用対効果がいいといえるのだろうかというようなことが議論になっている．しかも一番大事なことは，日本でこういうことをやっている人がきちんとしたコントロールがないので，ばかみたいにお金をかけてやっている人もいれば，安い費用でやっている人もいて，そのばらつきがあまりにも大きすぎることが今問題になってきているという点です．標準化をするために今すごいスピードでデータ集めが行われていまして，おそらく医療の分野も IT 革命が急速な勢いで波及している．今後みなさんはカルテを書くときも，ほとんどキーボードに向かって書く時代がやってきます．今医療の標準化が一つ大きな話題，もちろん正確にいうと，さまざまな疾病のうち非常に類型化しやすい病気もあれば，どうやったって治らない病気，マニュアル化しにくい病気と 2 種類ある．日本は今までは両方とも何もデータ集めしてこなかった．やっとマニュアル化してきた，すごくたくさんのデータベースをつくり，そして診療内容の改善にも役立つべく努力をしています．

10

千葉大学文学部教授　武井秀夫

医療行為論

　医療行為論，治療行為論というテーマでお話をしたいと思います．
　ここ20年ぐらいのことですけれど，医療に対してはさまざまな批判があります．典型的なのは，3時間待ちの3分診療，検査漬け，薬漬け，あるいは，検査で異常値が出ないと，どんなに具合いが悪くても病気だとは認めてもらえず，「あなたは健康です」といわれてしまうことなどです．また，治療者側が患者さんに対して，どのような治療を行うのかといったことについて説明が十分でないという批判もあります．
　では，そういう問題に対して，例えば説明不足の問題についていえば，インフォームド・コンセントをきちんと行う，つまり十分な説明をした上で，治療方針に同意してもらうように改めていく．そういう形で一つ一つの問題に対応していけば，このような批判は最終的になくなり，より良い医療ができる，といえるでしょうか．
　また，スパゲティ症候群というのがあります．重篤な患者さんの場合，心電図，血圧計，点滴など，いろんなチューブやコードがついていて，それがまるでスパゲティみたいに体中に絡まっている状態のことです．つまり，まわりに機械はあるけれども，人間はいなくて，患者さんは機械に管理されている身体でしかない．それは冷たい，人間的とはとてもいえない医療ではないか，という批判がこの言葉には込められています．こういう批判をどこまで乗り越えることができるもの

なのか，あるいはできないのか．このことは，医学，医療にとって患者さん（病気の人）とはどういう存在なのか，という根本的な前提にかかわっていて，じっくり考えてみる必要のある問題でしょう．

　ところで，そもそも医療とはどういうものでしょうか．医療を英訳すればmedicineになるでしょうが，実は「医療」とわれわれがいっていることと，medicineという言葉のもっている内容には，大きな違いがあります．つまり，medicineを和訳するときの訳語は「医療」とは限らないということです．日本の場合，医療は医療法とか医師法とか，そういった法令で規定されていて，医師が病気の人の求めに応じて，その病気に対処するために行うすべての行為を指しています．他方，medicineという言葉が含む内容は，第一に医学，内科治療，第二に薬，薬剤，薬物，第三にまじない，魔法です．日本語の医療や現代医学には，少なくともmedicineの第三の意味は含まれません．医学にまじないや魔法が含まれないということは，医学史の中では，科学の宗教からの分離として，ポジティブな形でだけとらえられていますが，本当にそうとらえるだけでいいのだろうか．この分離と，医療が非人間的になっているという批判との間には何も関係がないのだろうか．この点もじっくり考えてみてよい問題であると思います．

　さて，これから医療という行為について考えていくわけですが，まず最初に，現代医学の基本的な人間観，身体観を概観します．次に，そうした身体観を基礎に構成された医学知識の体系が，医学教育や日常の診療実践の中に見出される思考様式ないし論理，文法とどういった関連にあるのか，また，そうした思考様式ないし論理，文法が教育や日常診療を通じてどのように再生産されるのかをみていきます．同時に，この過程で上にあげた批判の意味も考えてみます．次に，医療人類学と呼ばれる文化人類学の一領域から，クラインマンの説明モデルという考え方を導入して，異なった角度から医学，医療がどうみえるかを考えてみたいと思います．最後に，医療人類学的な視点から，医療の人間化を考えてみます．

現代医学の人間観，身体観

　現代医学の特徴は，一言でいえば，バイオメディシンという言葉に表されています．つまり，バイオという言葉で示されているのは，現代の医学が人間（ホモ・サピエンス）の生物学，つまり人体の生物学的な知識に基礎を置いているということです．メディシン（医学）という言葉が示す特徴は，一つには，薬物などの物質的な介入手段から構成されているということであり，もう一つには，これは学問一般に共通することですが，固有の言語，つまり専門用語をもっているということです．一般の人の理解をはるかに超えるような，難解かつ非常にたくさんの語彙があって，一般人の理解，アクセスを許さないような固有の言語世界，概念世界をもっているということです．

　生物学に基礎を置いているということを，少し別の角度から考えると，現代医学は，理論的な前提として，機械論的な身体観を内包しているともいえます．人間の体は一つの機械であり，さまざまな歯車やパーツで構成されているとする見方です．例えば，一つの歯車（臓器や組織）が損傷を受けたり壊れたりしたとき，それを何らかの形で代替してやれば，機械全体は正常に機能するだろうと考えること．あるいは，ある部分が機械全体にとって害をなすものになってしまった場合には，その部分を取り去ってしまえば，全体的なバランスを回復できると考えること．人間の体をそういうような発想で扱うことができるものと見なすことが，機械論的身体観というものです．

　機械論的な身体観に基づいて考えれば，病気は身体の器質的，あるいは機能的な異常としてとらえることができます．そして，器質的，あるいは機能的な異常というのは，物質的異常にほかなりませんから，病気を治すために必要な治療的介入も，必然的に物質的なものでなければならないことになります．つまり，内科的には薬物などを使い，外科的には，メスという鋭い物質で，機械である身体を切り開き，異常をきたしている歯車の修復，除去，入れ替えなどの物理的な操作をしていくということです．

　機械論的な身体観に基づいて，身体機械に生じた物質的な異常に対して物質的

な介入を行うという原則の上に成立する医学は，必然的にその異常，つまり病気というものを個人の身体の中に存在するものとして空間的に限定し，囲い込んでいくことになります．病気の背景に，どういう社会的な現実があろうとも，とりあえず，目の前にいる患者さんの，その個人の身体の中に病気があるとみていくのです．そうなると，具体的な介入においては，個体のレベルでしか介入しないし，また，介入を正当化できません．そして，とりあえず目の前に生命が危うくなっている個体が出現したときには，何が何でも，その個体のレベルで判断して，問題を究明し，対処すればよいという倫理をもつようにもなります．

実際上，ある人の治療を続行することが社会的にみて妥当かどうかという判断を迫られるような状況は多くないと，みなさんは思うかもしれません．けれども，私自身が現役で診療に当たっていたころも，本来ならばそういう判断が求められたはずだったと考えられる事態は多々ありました．しかし，医療の倫理がそれを問題とするようになったのはつい最近になってからのことです．

1つの例をあげておきましょう．現在では，湯水のように血漿製剤を使うような治療はしなくなったのではないかと思うのですが，血漿製剤，血漿蛋白製剤が導入された初期の時代，1970年代後半～1980年代にかけてはそうではありませんでした．癌の末期の患者さんで，栄養状態がどんどん悪くなっていくような人に対して，1日に何度も血漿アルブミンを点滴するというような状況が日常的でした．当時の日本は，経済的な繁栄の坂道をどんどん登っているときでしたから，全世界で使っている血漿製剤の30％ぐらいを日本で消費していたといわれています．アメリカと日本の2つの国で世界の血漿製剤の大半を消費していた時代でした．

しかし，癌の末期で，再発がはっきりしていて，まず100％治癒の見込みがない，しかも毎日毎日アルブミンを点滴しても，点滴直後には一過性にアルブミン値が改善するものの，翌日には点滴前と同じかそれ以下に下がっている，いわゆる「ざる」のような状態になっている患者さんに毎日それだけの血漿蛋白を消費するということが，はたして倫理的な行為だったのかどうなのか，今では，それは議論されるべきだったのではないかと思っています．しかし，少しでも術後の

患者さんを延命させて手術成績を競うような当時の背景の中では，そういうことに対する疑問を口にすれば疎外されてしまっていたでしょう．医療が倫理的な行為であるという認識は当時も今も変わらないと思いますが，病気が社会的な問題ではなくて個体の，個人の中の問題と見なすことによって，社会的な倫理性が容易に軽視ないし無視されうるということの一例として示しておきたいと思います．

人間観，身体観と医学教育の構成

さて，病気という現象を生物学的個体の中に閉じ込めてしまうような見方は，当然に医学の学問構成にも反映してきます．現在みなさんが医学部，歯学部で受けている講義を思い浮かべてください．あるいはこれから始まるであろう，臨床の講義や実習も考えてみてください．まず，基礎医学といわれるものの中に，解剖学，組織学，病理学というような学問があります．それらは基本的には人体の構造に関する学問です．解剖学，組織学が正常な人体の構造に関する学問であるのに対して，病理学，組織病理学は病気の人体の構造に関する学問，病変に関する学問です．基礎医学には生化学，生理学，薬理学などもありますが，それらは人体の機能に関する学問です．現代医学の基礎が人間生物学であるということは，こういう形で反映されているのです．生物体としての人体の構造と機能を理解することが，最初に乗り越えられるべき根本的に重要な課題とならざるをえないのです．だから，それらの知識を理解した上でなければその先に進めないように，学部のカリキュラムは組んであるのです．

そうして，人体の構造と機能を理解した上で，次に来るのが病気についての基礎的な学問です．細菌学，ウイルス学，寄生虫学などは外来性の病原物質に関する学問ですし，そうした外来性の病原物質が生体の中に入ってきたとき，人体にどのような反応を起こすのかという点にかかわるのが免疫学です．そして，それらの病原物質に対する防衛的な知識を教えるのが衛生学や公衆衛生学で，このへんで基礎医学教育が終わります．

一通りの基礎医学教育が終わっても，すぐに臨床教育に移るわけではありませ

ん．そこには基礎医学と，臨床医学を連結する学問が必要になります．それは，1つの人間個体が健康であるのか，病気であるのかをどう判断するかにかかわる学問です．1つの人間個体に何らかの病変が生じ，病気の状態になっているとして，それはどのようにして知りうるのか，また，病気の状態はいかに分類可能であるのか，という学問，診断学です．ほとんどの医学部教育では，基礎医学教育と臨床医学教育との間に内科診断学がはさみ込まれていますが，それは，診断学が基礎医学と臨床医学を連結する学問として不可欠だからです．基礎医学の主要な部分は，人体の内部がどうなっているのかについての知識によって構成されています．そして，それらの学問による人体内部についての知識の蓄積は，死体や生体の一部を対象に実験室科学として探求が行われるから可能なのです．生きた人体を扱う臨床医学ではそうはいきません．生体の外側から把握できる情報に従って，生体の内部で生じている出来事を読み取る技術が必要です．それが症候学，診断学と呼ばれるものです．ですから，こういう基本的な講義の組み立て方は，私たちが医学教育を受けたころとほとんど変わっていないはずなのです．

　一方で内科学の基礎的な講義が始まるのと並行して，内科診断学が基礎から臨床への橋渡し役として講義されるのです．そして，診断学の講義が終わり，内科学，外科学その他の臨床各科の講義が入ってくると，そこで教えられる医学知識は以前とは根本的に変化していきます．人体についての一般的な知識から，一つ一つの病気についての個別的な知識へ，そして，治療学へと重心が移っていくからです．このことは，医学教育の後半部分で臨床実習に割かれる時間が大きな比重を占めることにも現れています．

　現在，世界中のどの国でも制度的な意味では，バイオメディシンが現代医療システムの主流をなしています．そして，それにはもちろん根拠があります．バイオメディシン（生物医学）は，身体に生じている物質的な病変に対する，物質的な治療手段の開発に特化することによって，治療のポテンシャルを飛躍的に拡大してきました．その結果，今では世界中のどの国でもスタンダードな医療として認められることになったのです．現代医学の権威と権力は，かつて治らなかった病気も治るようになったという治療能力，あるいは治療能力についてのイメージ

に大きく由来しているといえます．

　ただし，医学が病気を治すという点で，はたしてどれだけ貢献しているのか，ということについては，いろいろ議論があります．かつて，人類にとって大きな脅威だった病気の一つとして結核があります．現在はエイズなどとの関連で，再興感染症として再び脚光を浴びつつもあります．この結核の治療，あるいは死亡率の減少に，治療医学はどのくらい貢献したのでしょうか．ヨーロッパやアメリカにおける結核の罹患率，死亡率を調べると，18～19世紀にかけて，非常に大きなピークがあったといわれています．1812年のニューヨークにおける結核による死亡率は人口1万人に対して700人程度と推定されていますが，コッホによる結核菌発見の年1882年には370人，1910年には180人程度にまで低下し，1944年にストレプトマイシンが発見された後，第二次大戦後すぐのまだ抗生剤治療が一般化する以前にすでに48人まで減少していました．つまり，抗結核剤が臨床に使われるようになったころには，すでにピークのときの10分の1以下にまで死亡率が減っていたといわれています．家屋の衛生の改善など，疫学や公衆衛生学の知識に基づいた，治療とは別の活動によって，結核はかなり低い死亡率にまで封じ込められていたのです．

　抗結核剤によって，つまり治療医学によって，減少したと考えられる死亡率の部分は，結核流行のピーク時から抗結核剤前夜までの減少に比べれば，決して大きいものではありません．このことは，ハイテクを駆使して行われている，現在の他の分野の病気の治療にしても，強力な現代医学というイメージを離れて，コストパフォーマンス的にはたしてどのくらい有効だといえるのか，実証的に検討する必要があることを示唆するものといえます．

　カリキュラムに話を戻しましょう．治療によって，あるいは治療にもかかわらず，ある病気は必ず，一定のコースをたどって治ったり，後遺症を残したり，緩解増悪を繰り返したり，進行が続いたりといろいろな転帰をとりますが，こうした予後に関する学は，一般には臨床各科の教育に含まれることになります．そして，それとは別に，大学によって多少内容や履修年次が異なりますが，社会医学的な領域も付け加えられます．

この講義が行われている枠である「医学概論」というのは，最後にあげた社会医学的な領域に属するものと私は考えていますが，誰がどういう内容の講義をするかによって，医学の社会的な側面の取り上げられ方には大きな差が生じえます．ほかに社会医学的領域に含まれるものとしては，公衆衛生学，保健学，国際医療学などがあげられます．これらの社会医学的な領域は，前にあげた基礎医学や臨床医学の系列の学問領域とは大きく異なる面があります．基礎医学も，臨床医学も，社会的な個人を対象にして成立しているわけではないからです．それらは，あくまでも1個の生体の中でどのような出来事が生じているのか，その出来事が異常なものであった場合にそれに対して何ができるのか，ということを中心的課題として成立している学問なのです．

　ところが，公衆衛生学，保健学，国際医療学，医学概論といったような社会医学的領域の学問にあっては，その対象は単なる生体の集団なのではなく，さまざまな社会的属性を備え，異なった社会意識や生活様式をもつような人間集団です．そして，社会医学的な領域は，どちらかといえば倫理的な問題に解答を与えるものであったり，公衆衛生や保健学のように医療政策にかかわってくるような領域であったりして，決して主流としての治療医学とうまくかみ合っているわけではありません．また，医学教育の中でそれほど大きな場所を与えられているわけでもないのです．

　さて，こうして医学教育を概観してみると，現代の医学が人体という非社会的な場を中心に，そして，治療を主たる目的として構成されていることがわかります．これは，医学部を卒業するときに私たちの頭の中がどのように構成し直されているのか，ということを示唆しているともいえます．こうした医学的，あるいは医師的な頭の構成は，その後の診療活動を通してどう変わっていくのでしょうか．どう変わらないのでしょうか．

診療実践と医学的思考様式の再生産

　大学の医学部の教育の中で，人体の構造と機能，その病的状態と治療法などについて非常にたくさんの知識を詰め込んだ後，国家試験に合格すれば，研修医と

なり，数年間の研修を終えると，何らかの専門を選んで，通常の診療を行う普通の医師になっていく．その過程で，医師の頭の構成，つまり，考え方やものの見方はどう変化していくのだろうか．そのことと密接にかかわるのが，日常診療の中の医学がどういった形をとっているのか，ということです．

　私たちの行動と頭の中のものの考え方は，コインの裏と表みたいなものです．医学のように，一定の科学的な知識に基づいて行われなければいけない実践の場合，一方では科学的な知識や理論がわれわれの行動を形づくります．理論がわれわれの診療行動を支えていると言い換えてもいいでしょう．しかし，もう一方で，人間は習慣の動物で，毎日毎日繰り返しやっていることが，私たちのものの見方をつくっていくという面があります．科学的な知識や理論に基づいた行動であっても，それがよどみなく迅速に行えるのは，この後者の側面にも支えられているからなのです．ということは，頭をひねるような難しい症例の診療よりも，退屈な，頭を使わずにほとんどルーチンの組み合わせだけですんでしまうような，ありふれた症例の診療の繰り返しがどのように行われているのか，ということの方が私たちの考え方やものの見方により大きな影響力をもっているということです．

　ちょっと想像してみましょう．日常的な診療で，あなたは自分の診察室にいる．患者さんは受付に来て，カルテの表紙に自分の名前や住所などを記入して，受付をすませる．それから順番を待って，あなたの診察室に入ってくる．あなたはそこで，主訴を聞き，病歴を聞き，診察をし，必要と考えられる検査をオーダーする．そして，暫定的な診断をして，必要であれば薬を処方して帰ってもらう．1次医療の現場であれば，患者さんの大半はごくありふれた病気で，とりたてて変わったことも起こらないまま，こういう一連の手続きを毎日毎日繰り返すことになります．ここで，患者さんと医師との接点となるのは，患者さんの身体とそれについての記録であるカルテです．患者さんの身体，つまり人体は，解剖実習や臨床実習以来なじみのもので，そこからどのように必要な情報を引き出すか，ずっと修練を積んできた対象です．カルテは，その人体についての記録であると同時に，その人体を他の人体から区別する属性をも記録するものです．

では，カルテに記載される事項，他の人体との区別のための属性にはどんなことが含まれているでしょうか．一般に，カルテの表紙に書かれているのはどういうことですか．氏名，住所，年齢，性別，組合なのか国保なのかといった健康保険の種類．これ以外に個人を識別するような情報はカルテに書かれません．その人がどういう経歴の持ち主か，どういう人生を送ってきた人か，どういう価値観をもった人か，今治療を求めてやってきたが，病気に関連して，あるいは関係なく，どういう問題を抱えているのか，などのことは一切書かれません．病歴についても，どういう病気をしたか，あるいは家族内にどういう病気をした人がいるかは書かれていますが，その焦点はあくまでも病気に当たっていて，その人まるごとの個人に焦点を当てているわけではありません．職業病が疑われる場合に職歴を聞くことはありますが，通常は，職業を問題にすることはありません．

カルテの記載のほとんどは，患者さんの身体状況に関するものに終始します．主訴，つまり現在どういう症状があり，現病歴，どういう症状に始まって，どういう経過をたどって現在の状態になっているか，そして現症，現在の理学的所見，つまり，熱，痛み，貧血，むくみ，腫れなどの有無，反射がどうとか，どこに異常所見があるか，そういうことが書かれます．さらに，検査の結果，診断，治療の記録，転帰，入院の場合には看護記録などが続きます．表紙の記載事項を除いて，カルテにあるのはほとんど患者の身体状況に関する記載だけです．看護記録の場合に，幅の広い記載がされることもありますが，典型的には，身体状況に関する記載が定型的な表現で続くだけです．

こういうふうに患者さんの話を聞き，患者さんを診察してカルテを書いていく．そして，必要な検査をオーダーしたり，対処法を指示したり，薬を処方したりしていく．毎日毎日数十人の患者さんに同じような一連の流れの行為を繰り返していく．そうしているうちに，どういうことになっていくでしょうか．患者さんを呼ぶときには，確かに，「○○さん」と個人名で呼びます．しかし，その個人名は，結局，個体を間違えないよう識別するための印にすぎなくなります．その個体がもっている固有の人生，社会性，個人史などはそこで言及されないだけでなく，関心ももたれるわけではありませんから．診察室における医師の関心の対

象は，通常，そういう個体の身体がどういう病変を抱えているのかということに限定されているのです．

　みなさん解剖実習はすみましたか．解剖する遺体の足の指などに札がつけてありますね．個人名はなく，遺体番号か何かが書いてある識別用の札です．患者さんの個人名はあの札と同じです．個人の名前は，その人の身体につけられた識別札に記載される記号，それ以上のものではなくなってしまうのです．患者番号ではなく個人名を使うのは，その方がわかりやすく間違いにくいということもありますが，同時に，その方が聞こえがいいという点も見逃すことはできません．私たちは，診察室で1個の社会的存在である患者さんを目の前にします．けれども，私たちは，その人をそういう存在としてではなく，その人の身体だけを診察し，記述することを繰り返します．そして，そういう実践を通じて，私たちは患者さんを，社会的な個性をもった存在というよりは，病変を抱えた身体としてみることが妥当であるという感覚を身につけていくのです．ところが，患者さんを個人名で呼ぶということは聞こえが良いだけでなく，私たちが身体を相手にしているのではなく1個の社会的存在を相手にしているのだという錯覚を起こさせるのです．

　みなさんは，自分が診察される側になったときに，医師の診察の仕方に違和を感じたことはありませんか．観察する限りでは，普段自分がしている診察と比べて，特に乱暴でも雑なわけでもないのに，なにかすっきりしないものを感じる，そういう経験です．この違和感は，実際には身体を扱っていながら，意識の上では個人を相手にしているつもり（医師の側も，あなたの側も），というギャップから生じているのだとは思いませんか．

　これには別の側面もあります．例えば，自分の家族が病気になったとき，医師の間には，信頼できる他の医師に診療を任せるという不文律のようなものがあるといいます．特に，外科的な処置，手術などが必要であるとき，自ら自分の家族の手術を執刀する医師はまれだといいます．そしてその主たる理由は，医師と患者の関係があまりにも個人的でありすぎると，そこで医療行為というリスクを負った行為を行う場合，そのリスクの重圧に耐えることが非常に困難で，同時にそ

の重圧が医師の客観的判断を誤らせやすいからだといわれています．つまり，医師が十分に客観的な判断をすることが可能であるためには，医師と患者の関係はむしろインパーソナルなもの，非人格的なものであった方がいい，ということなのです．

例えば，目の前の手術台に横たわっている患者さんが，「12号室の早期胃癌の患者さん」であれば，おそらく医師はきわめて冷静に手術を進めることができるでしょう．しかし，それが自分の配偶者である，自分の親である，あるいは自分の子供であるとなったときに，どれだけ冷静さが保てるかということを考えると，かなりきついものがあることは容易に想像できます．そういう意味では，より大きなリスクを伴うような治療法が開発されればされるほど，患者さんと医師との関係はインパーソナルのものでないと治療行為はしにくくなると考えられるのです．だから，物質的な介入手段をこれだけ大規模に発展させてきた現代医学においては，患者さんと医師との関係がインパーソナルに，あるいは非人間的に冷たくなっていくのは必然であると同時に必要なことでもあるのかもしれません．

社会的存在としての固有名をもった個人というものを，そのままでは医療の対象にしないということは，現代医学の大きな特徴なのだといえます．現代医学の治療が行われる場，それは患者さんの身体なのであって，決してまるごとの社会的個人としての患者さんではないのです．そして，物質的であるのは現代医学の治療と介入の方法だけではありません．治療効果の判定もまた計測可能，観察可能な改善の有無によって判断されるわけですが，この判断の場も患者さんの身体であって，社会的個人としての患者さんではありません．こうして現代医学の診療行為は患者さんの社会性を極力排除して進行するのです．

亡くなられた遠藤周作さんは「人間味のあるあたたかい医療を」という運動を展開されていました．その趣旨自体には私も賛成です．しかし，すでに説明したように，考えてみれば，インパーソナルに冷たくなくてはできないような治療法だってひょっとしたらあるかもしれないし，徹底して機械論的な身体観で人をみない限りできないような，リスクも侵襲も大きい治療法もあるだろうと思うのです．それどころか，今後ますますそういう治療法が増える可能性だってあります．

患者さんと個人的にどれほど近い関係であっても，冷静に大手術を執刀できる医師がいるなら，確かにその医師は名医と呼べるでしょう．かといって，そういう冷静さを，どんな医師にも要求できるとは思いません．医師はスーパーマンでも神でもないのです．だから，生死を左右しうるほどの強力な身体管理能力や治療手段をもってしまった現代医学が，それを安全，的確に運用していくためには，医師の客観的判断力を保障するという意味からも，一定のインパーソナルな冷たさは不可欠になるでしょう．そして，実際，医学教育や日常診療における医師の実践のあり方も，医師の中にそうした態度を浸透させ，それが再生産されていくよう構成されているといえるのです．

　医療を「人間味のあるあたたかい」ものにせよ，という批判は誰にとっても受け入れやすく共感しやすいものです．これに反対する人はまずいないでしょう．その意味でこれは当然の批判なのですが，現代医学の有効性や強力さを支えているのがさまざまな計測機器や，それによって読み取られたデータの客観的な判断であることを考えると，現代医療に強力な治療能力や身体管理能力を期待しながら，同時にそのコインの裏側であるインパーソナルな冷たさを批判することには，大きな矛盾があるといわざるをえません．

　身体的な病変を治療するために物質的な介入手段を発達させてきた医学が，対象としての身体状態を可能な限り正確に計測し，それに基づいて綿密に制御しようとするのは，どう考えても当然なことです．身体が機械的であるからこそ，身体機械の作動の計測もできる限り正確にする必要があり，正確な計測ができれば，それだけコントロールの精度も高くなるというのが，おそらく現代医学の基本的な考え方だといえます．そういうふうに考えれば，スパゲティ症候群というのは，計測という現代医学の強迫観念が特に明瞭に示されている事例であるにすぎません．現代医学の強力さの基盤が身体を機械論的にみることにあるとすれば，そのことを誰にでもわかるような可視的モデルにしたものがスパゲティ症候群なのです．そして，人間の身体をパーツの合成物である機械とみる身体観と，強力な身体介入，管理技術が合わさって生み出された一つの極まりが，脳死者からの臓器移植なのです．

現代医療への批判としてしばしばあげられる「検査漬け，薬漬け」という状況は，現代医学の計測や物質的介入の重視という論理からすれば一定の妥当性をもつことがわかります．この「検査漬け，薬漬け」というのは，不必要な検査や投薬が医療費を増大させ，患者側のリスクも増大させているという批判ですが，力点は前者にあります．確かに，検査を一定の件数やり，薬もたくさん使わないと病院が赤字になってしまう，そういう医療経済の構造が，「検査漬け，薬漬け」を促進しているのだと繰り返し指摘されており，その点では，この問題は現代医学の論理に内在する問題のようにはみえません．しかし，もう一方で，現代医学の基本的な論理から発想して考えてみると，「検査漬け」は，とにかく計測可能なデータをきちんと押さえておくということが，判断の根拠を確保するという意味で何よりも重要なことだという理由で正当化することができるのです．「薬漬け」にしても，物質的な介入手段として有効な薬剤が存在するなら，手をこまねいているよりも，投薬治療を試みるべきであるとする方が，バイオメディシンの考え方としては当然だといえます．だから，「検査漬け，薬漬け」という状況が生み出される背景の一方に確かに経済の論理があるのだとしても，もう一方では，現代医学のものの考え方そのものに「検査漬け，薬漬け」指向が内在しているのも確かなのです．

「説明モデル」からみえてくるもの

ここで少し違った角度から現代医学，医療をみてみましょう．

文化人類学の中の一つの分野として，医療人類学という領域があります．この分野のリーダー的な存在の一人にアーサー・クラインマン（ハーバード大教授）がいます．この人は「説明モデル」という考え方を中心に，医療システムの比較を考えました．

私たちが現在お世話になっている現代医学（生物医学）の実践が，ある程度は非人間的にならざるをえないこと，そして治療の対象としての患者さんとは一定の距離を保つという意味で，インパーソナルな部分が出てこざるをえないのだという事情についてはすでにお話ししました．それでは，現代医学のそうした指向

性が，なぜ強い批判を招くことになるのか，「医療を人間化する」ためにはどこをどう変えていったらよいのか，医療の最も重要な課題とは何なのか，そういうことをこれから考えてみようと思います．そのための手がかりとして，まず，クラインマンの「説明モデル」の考え方を紹介しましょう．

クラインマンによると，いかなるヘルスケアシステムの中においても，治療者と患者は，説明モデルという，その病気について説明するモデルをもっているといいます．そして，その説明モデルは5つの種類の知識ないし理論から構成されているのだというのです．第一にあげられるのは，病気の原因についての考え方，病因論です．第二は，症状についての知識で，その始まりや様態，つまり病気はどんなふうに始まってどういう形をとっていくのかという知識です．これは診断にかかわってくる知識ですが，ここでいう症状は，医学的な意味での症状ないし徴候とはかなり異なるものも含まれます．第三は，その病気がどうしてそういう状態を引き起こすのかということについての病態生理的な知識．第四として，病気がどういう経過をとっていくかという経過と予後についての知識があり，第五に，どういう治療をしたらいいのかという治療法についての考え方や知識があげられます．そういう5つの要素からなる説明モデルを，誰でもが一定の病気についてもっている．そして，治療者は，自分の説明モデルにのっとって病気を判断して，治療行為を行い，それに対して患者の側は，自分なりの説明モデルと治療者の説明モデルとの間を行ったり来たりしながら，自分なりの解釈を行っている．治療者にとっても，患者にとっても，そういうプロセスを通じてその病気の経験というものが構成されていくのだとクラインマンはいうのです．

この説明モデルの考え方に立つと，いくつか重要なことがみえてきます．治療者，患者間のコミュニケーションについてみると，それは治療者の説明モデルと患者の説明モデルという2つの異なる説明モデルの出会いとしてとらえられることがわかります．そうすると，医師から患者さんに十分な説明をして，その上で治療方針などに納得してもらうというインフォームド・コンセントの考え方を再考する必要があることもわかります．なぜなら，インフォームド・コンセントは単なる情報開示の問題ではなく，異なる2つの説明モデルの間の翻訳の問題だか

講義の最初に，不十分な説明というのを医療批判の中の一つとしてあげておきました．現代医学の特徴の一つとして，専門用語による膨大な言語世界があって，そこには一般人のアクセスがほとんど許されない，あるいは不可能だということもお話ししました．つまり，そういう背景を考えれば，そのことだけでもインフォームド・コンセントを単なる情報の開示ととらえるわけにはいかないことがわかります．医師同士の間の会話では何の困難もなく理解し合える治療成績などの統計的数値も，患者さんやその家族にとっては理解が困難だったり，全く違う意味をもったりする可能性もあるからです．さらに，異なる説明モデル間での翻訳という考え方を導入すれば，単なる情報開示では患者さんに対する十分な説明になりえないことが明らかです．

　十分な説明がなされたと判断することができるためには，まず，インフォームド・コンセントが，患者さん側の説明モデルと治療者側の説明モデルという2つのモデルの間の翻訳の問題としてとらえられ，翻訳的説明が行われなければなりません．その上で，2つの説明モデル間の翻訳的な説明が成功したか，しなかったかということを，十分なインフォームド・コンセントがなされたかどうかの判断基準にするべきではないでしょうか．

　説明モデルという考え方を導入することによってもう一つみえてくることは，現代医学の治療者である医師の説明モデルと一般人としての患者の説明モデルが大きく異なっているということです．医師の側からの説明は，先ほどお話しした，医学という学問がどういうふうに構成されているかという話からもわかるように，全く身体的物質的な文脈からの説明モデルに準拠しているといえます．ところが，患者さん側の説明モデルはそうではない．患者さんの説明モデルは，一人一人の患者さんの生活（史）をその文脈としているからです．

　例えば，1人のお年寄りが病気になって診察を受けにやってきます．「どうしましたか」と聞くと，お腹が痛い，胸が痛い，膝が痛いなど，いろいろ訴えてくる．とりあえず主訴として書けることはありますが，「それはいつどういうふうに始まりましたか」と現病歴という形でその病気について聞き始めると，「去年

の秋に孫が結婚しましてね」などといきなり別の話に入ってしまう．少なくとも，医師の側からはそう思える．いつまでたっても病気らしい話が出てこなかったりもします．医師の方は時間が気になっていらいらしてきて，「おばあちゃん，この痛みはいつから始まったの」とひたすら身体状況に関する情報を聞き出すような質問を覆いかぶせ，医師にとって必要と思われる情報だけを聞き出すような質問をどんどん繰り出すことで会話を支配することになります．しかも，それを非常に手際良くこなせば，同僚からは手際のいい医師だと見なされもします．

　しかし，患者さんからみて，そういう医師がはたしていい医師かどうかは疑問です．確かに，患者の説明モデルの中にある，非身体的な要素は医師の記載からはまず確実に省かれます．だからこそ医師は患者さんとの会話をコントロールして，身体的情報だけを手際良く引き出そうとするわけです．医師の側は身体にかかわることにしか判断するすべをもちませんし，また，判断の仕方を学んでもいません．身体的な情報以外の情報は診断において価値がないとも教えられ，また，日常の診療実践を通じて日々そのことを確認してきているはずです．しかし，それでいいのでしょうか．

　患者さんは，身体以外のことについても何かを語ろうとしています．語ろうとするのは，そのことが，何らかの意味で自分が病気になったという事実と結びついているからです．医師の目からは，病気にかかわる因果的連関の外部にあることであっても，患者さんの生活の文脈の中では確かに一定の結びつきのあることが語られるのです．ですから，そういうことについて話を聞いてもらえず，記載も省かれた患者側からすると，その医師は自分の病気について十分話を聞いてくれなかったということになります．ところが，患者さんの病院や医療に対する満足度の調査をすると，非常に重要なファクターとして浮かび上がってくるのは，自分の話をよく聞いてもらえたかどうか，つまり，医師の腕が良かったかどうかよりも，医師が自分のいう訴えにどれだけ耳を貸してくれたか，ということなのです．それが患者さんの満足度を大きく左右するといわれているのです．

　さて，科学的で正確な診断を行い，科学的根拠に基づいた強力な治療を提供することが最も良い医療だと教えられているであろう，未来の医師であるあなた方

にとって，正当な判断でしているはずの身体状況の聞き取りだけでは患者さんが満足してくれないことを，どう考えたらいいのでしょうか．少なくとも大学病院のように，権威に守られたところだったら，患者さんの声を多少無視してもやっていけるかもしれない．しかし，そういう状態が続く限り，医療の評判はこれから先もあまり良くならないでしょう．病院は談話室ではないと開き直ることもできますが，結果は同じでしょう．そして，あなた方自身が病気になったときには，1人の患者さんとしてあなた自身がそれを不快に思うことになるでしょう．だったらどうすればいいのでしょうか．

　医療が人間的でないという批判はとても漠然としています．漠然としているけれども，人間的でないという批判は，ある意味で医療の存在理由が根源的に問われるような批判でもあるということです．患者さんを，主として身体としてとらえ，そこに生じた病変に対する治療をするのが医学であり，医療なのだというふうに考えている限り，おそらくこの批判は避けられません．ということは，人間の病気という現象を，身体という場だけでみずに，身体を超えた文脈の中でみる必要があるということになります．病変がどんなに物質的なものであったとしても，それを抱えている身体は単なる生き物ではないからです．それを抱えている身体は社会的な存在であり，しかも個々の歴史をもつ存在です．そのことを考慮に入れる必要があるということなのです．

病気と異常

　人間の病気とはどういう現象なのでしょうか．私が病気である，あるいは，あなたが病気である，とはどういうことなのでしょうか．また，私たちが病気になる，というのはどういうことなのでしょうか．

　従来の医学概論に分類できるような書物の中では，病気はたいがい身体に生じた生物学的な異常と行動上の異常として定義されています．しかし，異常が全部病気なわけではありません．例えば，手掌を横断する皺，手相ではいわゆる感情線と頭脳線が一緒になっていると見なされる皺ですが，この皺は解剖学的には猿線と呼ばれていて，統計的には，猿線が片手にあるのが10人に1人くらい，両

手にあるのは100人に1人以下だといわれています．つまり，両手に猿線がある人は1％以下ですから，統計的には明らかに異常です．私も両手にありますから，異常ですね．でも病気ではありません．

　異常だけれど病気ではないという状況は，ほかにもたくさんあります．また，病気という名前がついていても，病気と見なすべきではないような状態もあります．例えばジルベール病は，ビリルビンの代謝酵素が足りないために時々軽度の黄疸を起こしますが，それ以外には，全く何の異常もないし，治療法もない．この病気の場合，診断がついた時点で，治療法はないが，治療の必要もなく，それまでどおり普通の生活を送ればよいこと，軽い黄疸が出やすいのはどういうときかなどについて説明するだけです．なんの治療もしません．この病気を病気と見なすべきでないと考える理由は，対処の必要がないからです．

　もっと極端な例をあげれば，医学的な対処を必要としない末期癌という状況です．癌が進行していて，治療的な対処はすでに意味を失っている，緩和的な対処を必要とするような疼痛もない，という状況の人は，異常はあるかもしれませんが，とりあえず医学的な対処も全く必要としません．そういう状況にある人の多くは「自分は癌があるけれども，別に病気なわけではない」と考えていますし，生活状況から考えても，その人を病気と見なすのには無理があります．つまり，ある人が病気であるということは，その人に異常があるということで決まってくるのではなく，その人の状況がある特定の対処の仕方，つまり医学的対処を要求していると認識された場合に病気と見なされるようになるのです．しかも，その認識は複数の人間によって支持され，共有される必要があります．だから病気というのは，ある人が病気かどうかという社会的な合意の問題なのです．

　ある人が病気になるということは，その人が病気であるということについての本人と周囲との間の社会的な合意に基づいています．私たちが生きているような，規模的にも制度や科学技術的にも発達した社会では，ある人が病気か病気でないかを判断する権限が，一定の資格を認められた専門職に委託されています．その専門職が医師であり，私たちの社会ではそれが制度としても確立されているわけですが，その根底には常に社会的な合意が存在すると考えられるのです．私は病

気だ，あなたは病気だ，ということは一つの社会的な出来事であり，決して単純な生物学的な出来事ではないのです．

　医師がある人を病気と診断する権限は，身体の中に生じた異常，病変の発見という科学的な根拠に基づいて，一定の社会的な合意の中で，ある人を病気にする，つまり病気をつくる権限でもあります．その点からいえば，病気にしてあげた方がいいと考えられる人を病気であると診断することは，医師の権限であると同時に，ある意味では義務であるといえそうです．検査では異常が出ない，しかし明らかにひどく具合いが悪そうである，そういう人に対して「検査で異常がないから，健康だ」というのは，たぶんこの義務には反しているでしょう．身体的異常がはっきりしなくとも，その人が何かを病んでおり，医学，医療に対処を求めているのですから，医師はその人をいったんは病気にしてあげなくてはいけないのではないかと思うのです．そのことによって初めて，その人が何を病んでいるのかを明らかにする機会が生まれるからです．

身体という文脈，生活（史）の文脈

　さて，医師ではない人たちの説明モデルは，医師の説明モデルとは大きく異なるもので，しかも生活（史）の文脈に基盤を置くものであるとお話ししました．このことを，私たちがどのように病気になるのか，どんなときに病気になるのかということを考えながらみていくことにします．

　人間がいつ，どういう病気になるかについての一般的な考え方は統計的，確率的なものであろうと思われます．つまりそれは，ある特定の個人がいつ，どのように病気になるのか，と問うのではなく，ある一定の人間集団の中では何人くらいの人がある特定の病気にかかりそうか，を問うことです．この考え方では，私がその病気になる確率は何％か，という形で病気になる可能性を考えることになります．伝染病を例にあげれば，ある集団が病原体と接触したときに，何％の人に感染が成立しうるか，また，感染した人たちのうちから何％が発症するかという確率を集団の人数にかけ合わせていくと，だいたい集団全体の何％，何人ぐらいが病気になるだろうと計算できてしまう，そういう仕方で考えるということで

す．病気によっては，ライフスタイルなどの観点から病気になる確率の高いハイリスクグループと，そうではないグループとを分けて考える場合もありますが，それぞれのグループの中の誰が病気になるのかという点については，同じように確率的で，偶発的なものとみる考え方です．ですから，誰が病気になるかはわからないし，誰でも病気になる可能性があると考えることになります．これがたぶん正統的な考え方でしょう．

しかし，もう一方で，ある人が病気になるのは必然的なのだという考え方もあります．つまりこの中で1割の人がインフルエンザにかかるとしたら，誰がかかるかはある程度予測することができるという考え方で，たぶん異端な考え方です．

1967年にホームズとレイという2人の医師が開発した社会再適応評価尺度というものを用いると，普通の人の人生で普通に経験されるような日常生活上の変化（ライフイベントと呼ばれ，43項目があげられています）と，そうしたライフイベントを経験した人の病気になる確率が密接に関連していることがわかります．もちろん人間を病気にするようなストレスは，この43項目のライフイベントだけで測れるようなものばかりではありません．しかし，このライフイベント法の面白さは，普通の人の人生で普通に経験されるような日常生活上の変化を問題としてとらえたことです．まず400人ほどの被験者に結婚（50点）を基準にして，43項目の生活上の変化について，どれくらいの努力をして再適応していったかについて点数をつけてもらい，それを平均化して，結婚，離婚，配偶者の死，家族の病気，就職，昇進，退職，配転，解雇，入学，進学，転校，引越，借金，逮捕拘留，休暇などに至るまでのそれぞれの変化に全部点数をつけます．次に，数千人の別の被験者に対して，どのようなライフイベントをいつ経験したか，いつ病気をしたかなどのアンケートを行い，その点数表に基づいてストレス強度を数値化し，病気との関連を検討したのです．

その結果は興味深いものです．1年間以上にわたって300点を超えていた人の80％は翌年に病気になっていたのです．つまり，私たちが日常的に経験している変化，それが私たちが病気になるかならないかと密接に関係しており，そうしたさまざまな変化にさらされて生きる私たちは，人生のさまざまな節目において

病気になる必然性の増大にも直面しているのだということが明らかにされているからです．病気が，一人一人の人生という文脈と切り離せないということを示しているのです．

　病気になった人たちにとって，病気は一つには身体的苦痛であり，それに伴う一時的あるいは半永久的な障害だったりもし，病気の重さや経過によっては，個人的な問題にとどまらず，家族的問題，さらには社会的な問題にもなります．しかし，何よりもそれはその人の個人史，人生の歴史の中での出来事として生じてきます．1人の人の人生は，さまざまなライフイベントの連続として成り立っていますが，そうしたさまざまなライフイベントの蓄積の結果として，あるいはそれとともに，病気も一つの出来事として起こってくるのです．別の言い方をすれば，病気は1人の人の人生の物語の中の特定の時点，特定の筋書きの中に生じてくる出来事であり，人生という時間軸の中に位置づいている出来事なのです．

　科学的な思考の中では，時間は出来事の容器にすぎず，均質なものと見なされます．この見方をとれば，ある人の病気を診るときの時間軸のゼロ点，$t=0$はどの時点にとってもいいことになります．社会的属性とかそういったものを考慮せず，身体上の変化だけをみるのであれば，身体上の変化を自覚した時点や，初診時など，医師の判断で恣意的に$t=0$を定めていいということができます．ところが病気になった人にとっては，時間軸のゼロ点は人生のゼロ点以外にはありません．いろいろな出来事は1人の人の生活史の中で初めて意味をもってくるからです．いつ病気になったか，人生の物語のどういう筋書きの中で病気になったのかは，さまざまな意味でその人の病気経験の価値や意味を決定づける作用をもちます．いつどういう状況下で病気になったかによって，同じ病気であったとしても，どうしてほしいのか，どういうふうに治りたいのかなどがすべて変わってくる可能性があるのです．なぜなら，病気になった人にとって必要なことは，病気に関連して生じるすべての問題に何らかの形で対処していくことだからです．

　さて，問題に対処するためには問題が何かを知る必要があるわけですが，重要なことは，そのとき，病気は問題のすべてではないということです．人生のある局面で病気になったときに，病気をきっかけにして生じる問題群もありますが，

病気になる以前から抱えているさまざまな問題群もあります．病気をきっかけにして生じる問題群の多くは，おそらく潜在的だったものが顕在化した可能性が高いですから，病気に関連して状況は変わったとしても，対処しなければいけない問題群はそれほど変わらないかもしれません．病気によって一つ一つの問題はより複雑になったとしても，です．そして，病気を含めたすべての関連する問題群こそがこの人の「病いの問題」なのであり，病気になった人が必要としているのはこの「病いの問題」に対処することなのです．それが，病気になった人にとって，病気やその説明モデルが生活（史）の文脈に位置づけられているということの意味なのです．

　しかし，病気がある意味で根源的に全体の状況を変えてしまった場合には，病気がどういう対処を必要としているかということが，その場の中心的な問題になってきます．その場合は，診断抜きで対処は始まりません．しかし，この場合でも，重要なのは何よりも診断であって，治療ではありません．治療不能，例えばもう癌が全身に転移していて手遅れであるというような場合でも，それは癌に対して対処不能であるということを意味するだけであって，その人の「病いの問題」に対して対処不能であるということを意味するわけではありません．ここに一つの大きな誤解が生じる基盤があるのです．

　この講義の最初に，現代医学の主流は治療医学であるということをお話ししました．この半世紀あまりの治療技術の発展には目を見張るものがあり，さまざまな病気の治療成績が飛躍的に向上しました．しかし，治療技術が発展すればするほど，私たちは治療不能という状況を，医学的敗北や対処不能と見なすようになってきました．そして，敗北や対処不能というイメージの絶望的性格ゆえに，そうした状況をもたらすさまざまな病気の際に非告知という態度をとってきました．「病いの問題」という見方に立てば，こうした態度が誤りであることは明らかです．こうした態度は，病気の人の存在を医学的な病気そのものに還元してしまうという点でその人の社会性を抹殺しているだけでなく，「病いの問題」の対処可能な部分に対処する機会や可能性をも奪ってしまうからです．

　すでに触れたインフォームド・コンセントについても同様のことがいえます．

十分な説明と呼ぶに値するには，医師側と患者側の2つの異なる説明モデルの間に翻訳的な説明が成立する必要があるとお話ししましたが，この翻訳的説明とはどういうものかということです．治療によって何らかの欠損や障害が生じうる場合や，終生の服薬が必要な場合など，さまざまな状況が想定できますが，一人一人の生活の文脈の中でそれらのことがどういう意味をもってくるか，そのことによって引き起こされる生活上の変化に伴う負担はどういうものとなりうるかなど，一人一人の患者さんの生活の文脈に位置づけて具体的かつ詳細に検討され，説明される必要があるということです．それは，治療後に生じうる問題群を明らかにするという意味では，診断的説明ともいえるもので，病気の問題は病院内で決着がつくとしても，「病いの問題」はその人の生活世界において持続するものだからこそ必要なのです．

　一言付け加えるとすれば，医学が病気の人の生活（史）の文脈から乖離してしまったのは，医学が宗教から分離し，科学として確立されたことと無縁ではありません．しかし，医療を「人間化」するために再び宗教との統合を考えるのは非現実的でしょう．だとすれば，私たちに残された道はあるのでしょうか．この講義の要点をまとめながら考えてみます．

医療は「人間化」できるか

　まず，講義の要点をまとめておきましょう．

　私たちは，強力な治療能力を獲得するに至った現代医学を基盤とする医療制度をもつ社会に生きることを通じて，治療こそが医療行為の中心であると考える傾向を強めてきています．しかし，現在の治療医学は医療行為の対象を身体に限定し，「病いの問題」を医学的な病気に還元する医学でもあります．そこにおいては，医療行為がインパーソナルな性格を帯びるのは不可避であり，また，医学に強力な治療能力を期待する限り，「非人間的な医療」という批判は矛盾をはらんだものとならざるをえません．しかし，見方を変えて，病気の人に必要なのは「病いの問題」に対処することであって，病気はその一部にすぎないと考えるならば，医療行為の最重要課題は「問題」を明らかにすること，つまり（さまざま

なレベルでの）診断であって，治療はより従属的に位置づけられるべきものとなります．「病いの問題」のすべてに医療が援助の手を差し伸べることは不可能にしても，治療によって生じうる問題を含めて，少なくとも医学的な問題群を病気の人の生活の文脈の中で診断し，その対処を患者さんやその家族と共同で考えるようにしていくことは大きな前進であるといえるでしょう．なぜなら，純粋に医学的な問題とみえるものでも，それを病気の人の生活の文脈に位置づけて初めて具体的な治療の方向性がみえてくることも少なくないはずだからです．医師の側が患者さんの生活の文脈に歩み寄って治療を考えるという状況から発想すると，インフォームド・コンセントは「（医師の）説明と（患者の）同意」ではなく，「（医師側の患者の生活の文脈の）理解と（治療方針についての両者の）合意」としてとらえられるべきであることがわかってくるのではないでしょうか．医療がこういう方向に向いていくならば，少なくとも「非人間的」という批判のいくばくかは緩和されると思われます．

　こうした考察から，患者側がより人間的に扱われていると感じられるような医学，医療を構想するとすれば，それは，おそらく，病気の人とはどういう存在で，どういうことがその人の「病いの問題」となりうるのか，その問題にどのような対処を望むのか．そういうことについての幅広い知識の集積と研究，つまりは「病者学」，「患者学」を中心にして医学全体の枠組みを構成し直すということになるでしょう．それは，病気の人の個人史の文脈とその人がとり結んでいる社会関係を中心とした社会的文脈の中で，どういう問題へのどういう対処をその人は望んでいるのかを尊重し，適切な医学的サービスを供給できるようなリソースの体系として医療システムを構成し直すことでもあります．そして，そうした医療システムの中での医師の役割は，「病者学」や「患者学」という解釈学的な領域から先端的な医科学までを一手に引き受けるのではなく（それはおそらく不可能です），医科学的な専門知識をよりどころとした医学的技術サービスの提供者という，従来よりかなり控えめなものとなるのではないかと推測されますが，そういう役割を引き受けることが，逆説的に，患者という控えめな役割の理解につながり，「病者学」や「患者学」という新しいシステムの中心的パラダイムへの接

近を容易にするともいえるのではないでしょうか.
　今回の講義はこれで終了です.

11

佛教大学社会福祉学部教授　村岡　潔

医療倫理学：患者-医療者のよりよき関係を求めて

　〈患者-医療者関係〉は，従来，医師-患者関係と言ってきましたが，最近は患者さんが主人公ということで位置が変わって,こう言うようになってきています．ここでいう医療者とは医療スタッフ（医療従事者）を指しますが，現代医療は，ひとり医師だけではなく医療スタッフのチームプレーでないと行え切れないという時代に入っています．昨今の「患者様」などと聞こえの良さそうな言葉をかけてすますのではなく，どうしたら臨床の場で患者と医療者のつくり出す人間関係がうまくいくかどうかが問題なのです．その良し悪しは治療の成果にも影響してきますから．

　今回は，私たち医療者は，単に「生物機械」を治しているわけではないということを中心に考えてみましょう．今の医療は生物学を土台としていて，それは「生物医学」とも呼ばれています．みなさんも，医学部に入ると最初に分子生物学から医学を習い始めたことでしょう．生物医学はれっきとした重要な学問体系であり，きちんと勉強してほしいと思います．なぜなら，それは医療倫理を考える上で重要な判断基準の一つになるからです．生物医学の勉強をしっかりやりながら，同時に，〈患者-医療者関係〉という人間関係の重要性を忘れないようにすることが，医療倫理を学ぶコツです．

　今日は，〈患者-医療者関係〉と医療情報という話をするわけですが，その情報交換がいかに行われるべきかという点がポイントになります．みなさんは2回生

ですが，3～4回生になると医学教育の結果，だんだん素人離れをしてきて医者らしくなってきます．そのときに問題が起こります．素人として今もっている感覚や見方（いわば患者の言葉）を忘れて，医学で習う言葉（生物医学）というものが絶対的なものだと思い込むようになるからです．これが今日，〈患者-医療者関係〉における，医事訴訟を含め，さまざまな社会問題となるトラブルを起こすことにつながるからです．

〈患者-医療者関係〉の見方

では，どうしたら〈患者-医療者関係〉が良くなるか．実践的な医療倫理の理論からイメージします．そこで表1に書いてある〈患者-医療者関係〉のモデルを使って考えていきましょう．これは米国の倫理学者のR.ヴィーチが最初に提唱した4つのモデルを，H.ブロディが3つにまとめたものです．彼は，私と同様，臨床もやりながら倫理学のこともやっている医師です．その3つは，牧師モデルと工学モデルと契約モデルです．表には，それぞれ冒頭に順に×，△，○の私の評価が与えてあります．〈患者-医療者関係〉をめぐる医療倫理の戦略としては，牧師モデルや工学モデルを，できる限り契約モデルに近づけていくということになります．

まず牧師モデルというのはパターナリズムが中心になっています．これは父子主義，家族主義，温情主義などと訳されていますが，医師が子供に対する親のよ

表1 〈患者-医療者関係〉

①定義：
　病いをめぐる臨床の場で，患者（人間）と医療者（人間）との出会いによって形成される人間関係．この関係の良し悪しは医療の良し悪しにつながる．
②近代西洋医学における〈患者-医療者関係〉の3つのモデル（ヴィーチ，ブロディを村岡改編）
　× (p) 牧師モデル（パターナリズム）：医師が治療方針を決め，患者「お任せ」のスタイル．
　△ (e) 工学モデル：患者を生物機械と見なし医師自らを修理工（技術者）と見なすモデル．
　○ (c) 契約モデル：治療に関する患者の選択，決定（インフォームド・コンセント）を保証．
③北米の医療倫理：
　〈患者-医療者関係〉を，牧師モデルや工学モデルから契約モデルに導き，患者の自律（自己決定）を実現することが一般に善とされている．

うな立場で患者を扱うというものです．牧師モデルは，古くからのやり方で，今でもこのモデルのお医者さんは少なくないと思います．

その次に，科学的機械論的に割り切ってやっていこうというのが工学モデルです．これは，私も時々陥ってしまうモデルですが，たぶん諸君も注意しないと陥りやすいでしょう．これは生物医学を基盤にしています．つまり，社会的人間ではなく「動物としての人間」，つまり「生物学的ヒト (human being)」を精巧な「機械」のように扱う「人間機械論」に立脚しています．例えば，移植医療で機械部品のように臓器交換が行われるのも，この考え方が近代医学の支柱だからです．臓器移植の多くはうまくいくのですが，臓器を交換したら絶対良くなるとも言い切れない．この点は，ヒトはただの機械でないということの証明かもしれませんね．

契約モデルは，患者と医療者の相互の信頼関係に基づいて成立しているモデルです．もっとも，これは理想的なモデルで常時実現できればたいしたものです．最近，国家試験にも出てくる「インフォームド・コンセント」が患者からきちんと行われるのも契約モデルでの話です．ちなみに日本における「インフォームド・コンセント」は，「説明と同意」のように工学モデルに近いものが多いようです．また，インフォームド・コンセントは，北米中心の医療倫理なので日本向きではないと考えている人もたまにいます．しかし，このモデルは日本的な牧師モデルと北米的な工学モデルのそれぞれの短所を捨て，長所を合わせたモデルということができます．その結果，患者への配慮と情報開示とが共存するようになったのです．

「バイリンガル」としての医療者

臨床では，まず患者さんが症状を訴えてきますが，それに対して医療者は，診察したり検査したりして医学の言葉で病気を診断します．そして，患者に検査結果を説明し，そこから導かれる治療法を提案します．

このようなプロセスで，従来，牧師モデルではどうやってきたかというと，まず医師側が治療計画を全部立ててしまう．そして基本的に治療のレールを敷いて

しまう．それに対して，私は手術は受けたくないという患者もいるわけです．そういう人に対して，わがままだとか，ひどい場合，手術が嫌なら退院だなどと対応してきたわけです．

　一方，そういう場合，それに対して情報を説明して説得していこうとするのが工学モデルのわけです．2回生の段階でみなさんに知っておいてほしいことは，患者と医療者は日本という同じ文化社会に住んでいても，病気に関して異なった視点，解釈，説明体系をもっているということです．患者はみなさんと違って系統的に医学教育を受けることはありませんが，主治医や自分のまわりのドクターの影響（教育）を受けながら医学を学習したり，自分の病気について独習したりしています．

　一方，みなさんの方は系統的に医学を習い「医学の言葉」をマスターしていきます．そうすると患者さんとは違った世界がみえてくる．けれども「医学の世界観」だけでは生物としてのヒトはわかっても，なかなか人間をみることはできません．それには医療者としても時間がかかるということです．相互理解に必要な人間関係（患者-医療者関係）を一定程度まで，つくれるようになるには5〜6年はかかるでしょう．

　ところで，患者さんが「胃」が痛いといってもそれが生物学の言葉でいう胃そのものかどうかわからない．「胆石」かもしれないし「心臓」かもしれません．まず，患者の訴えと医学的判断の違いを正確に読み取っていくことが必要です．その差が医療情報の扱い方の差になってきます．そのために援助者たらんとする医療者は，日々のコミュニケーションを通じて患者と医療者間のギャップを埋めるように常に努力しましょう．これが〈患者-医療者関係〉をうまく機能させる第一歩となります．

　これは契約モデルの医療者のスタイルであり，この場合，医療者＝援助者と考えられています．われわれの基本は患者の援助なのですから．ペレという有名な外科医は「私は包帯をするだけで，あとは神が治すのだ」というようなことをいっています．このように，いくら名医が手術し傷を縫っても，「自然治癒力」，あるいは患者の体力，免疫力がきちんと働いてくれなければ，創部はつかずに開い

てしまいますね．

　また，治療環境や患者のコンディションを調整していくことも重要です．アフリカの難民キャンプなどでは肺炎になっても抗生物質だけでは治らない．なぜなら子供たちは栄養失調になっているし，ストレスもあるからです．そこでは基本的に事件を探っていく「私立探偵の目」が必要になってきます．環境医学では，過労やストレスが免疫力を落とすということを教わると思いますけども，いろんな悪条件の中で抗生物質だけを使っても効きません．薬を与えればどんな場合でも効くわけではないのです．だから，援助者になるということは，肺炎だから抗生物質という短絡思考でなくて，どういう状況で，今こういう病気，病状になっているかを解読し，そのことを患者自身にも説明し納得してもらうということが大切です．

　もう一つ重要なのは，「バイリンガル」になるということです．これは，英語や中国語などの外国語を話すということではなく，みなさんが，これから「医学の言葉」を習得していっても，今はまだ覚えている「素人の言葉」を忘れないでおくという意味です．こうした配慮を怠って医療者になると「患者の言葉」がわからなくなります．困ったことに，「医学の言葉」と違って，「患者の言葉」は素人の言葉であり，迷信的であり，非科学的であると信ずるようになってしまいます．医学の言葉を覚えていくとなんだか偉くなったような気分になってしまうのです．

　もう一つは，医療情報をもともとの発信者である患者側にうまくフィードバックするということです．そもそも医学という体系が形成されるためのもともとの情報を提供してくれたのは患者たちである．健康な人だけをみていても私たちの先輩は近代医学を打ち立てることはできなかったでしょう．正常からずれている，そのずれがどのようなものかということを提供してくれたのは患者さんなのです．私たちが医療者として身につける医療技術の根源には，こうした背景があるわけです．ですから，この点からも，臨床では患者から得た医療情報を患者にフィードバックする義務があります．

　個々の患者の予後（病状の経過）は，回復する場合はいいのですが，現状維持

のことも悪化して死ぬこともあります．しかし，どのような予後や経過をたどろうとも，私たち医療者には，患者をその生活面からも支え，さまざまな形で〈コミットメント〉していく義務があります．みなさんにも，将来，癌告知をする機会も起こってきますが，その場合には「私はあなたに最後までおつきあいしますよ」という覚悟と姿勢をみせなければいけない．癌告知とは単に「あなたは癌ですよ」と告げることだけではなく，そこからすべてが始まるのです．こうした点を患者と医療者の相互で理解することから，医療倫理の営為が始まるのです．

〈患者-医療者関係〉の3つのモデル

次に〈患者-医療者関係〉の3つのモデルについて，表2をみながら，もう少し詳しく説明しましょう．それは，近年よくいわれている「インフォームド・コンセント」についても深く理解してほしいからです．表中の牧師モデルのPは牧師priestlyの頭文字，Eはengineering，そしてCはcontractualの頭文字です．

表2 〈患者-医療者関係〉の3つのモデル[注1]

(P) 牧師モデル：（パターナリズムに基づく） お任せ型
①医師（医療者）＝親（保護者），患者＝親に保護される子供として振る舞う．旧来の様式．
②医師は，患者から得た医療情報をほとんど患者側に返さない（＝情報開示を義務とせず）．
③医師が診断や治療方針の決定権をもつ．患者はもっぱら医療者に治療を全面的に「お任せ」する．

(E) 工学モデル：医学知識（医学の言葉）優先型
①医師は，科学者，技術者，修理工であり，患者は（故障した）自己の心身修理の依頼人．
②医療情報は個々の部品（臓器）に関する検査データが中心（人間機械論，特定病因論に依拠）．
③医学の言葉による医療者本位の情報告知．科学的データに対応した診断や治療法が最優先．
④患者や家族の社会的・経済的・心理的問題は医療に「無関係」だとして関知しない．

(C) 契約モデル：相互参加型
①医療者（医師）＝援助者，患者＝自律者として相互の信頼の上に成立する契約的な関係．
②双方がインフォームド・コンセントに代表される患者の自己決定権を中心に，医療における「義務と利益」および「意思決定の責任」を共有する形をとる．
③患者の自己決定権を保証するために，患者本位の情報開示が重視される．
④両者が時間をかけて接点を求めつつ，患者にとって何が必要な情報で何が最良の選択なのかを探り合っていく〈援助の医療〉を目指している．

a．牧師モデル　これは，一言でいえば「お任せ」医療です．ですから，医療情報を開示する必要性を医師も患者も感じていないのです．しかし，医療倫理的にみれば，治りさえすればどのモデルでもよいということではない．今は，患者の自己決定権が注目され，患者がいろいろな意味で自分の生き方を選択することが，医療でも本質的なことと認められてきたのです．

みなさんは理数系として医学部に入ってきたわけですが，医学では答えが1つだけと決まってはいません．胆嚢を超音波で検査して石が見つかったとき，そのとき手術をするのか，内科的にみていくのか．このときも医学上の意思決定は，患者の生活を巻き込むことですから，慎重に当事者が議論して決めていく．多くの場合，とりうる道は複数です．ですから，癌がそこにあるからといって進行癌でも末期癌でも手術してしまえばすむのもではありません．別の選択肢として，ホスピスや緩和ケアを紹介して，暦上は生きる期間が短くなるかもしれないけれども，本人と家族は有意義な臨死期を送ったという実感をもって一生を全うする道もあるのです．それを決めるのは患者や家族であり，医療者ではないはずです．

特に北米で，牧師モデルが問題とされたのは，医療者が一方的に治療方針を決めたり，患者が一方的にお任せするという点です．外国の倫理学や人類学の研究者が日本で牧師モデルの診察風景をみますと，たいへん不思議に思うでしょう．患者が頭痛などを訴えてきたとします．このモデルの場合，患者自身もあまり医師に質問しませんから．患者が帰ったあとで，あの患者はなぜ自分の病名を聞かなかったのか，あの患者はもらった薬の効能とか副作用をなぜ聞かなかったのか，医師はなぜそれを説明しないのか疑問に思うでしょう．このようにお互いが意思確認したりせず，あたかもお互いの「信頼関係」でやっているかのようにしてすませてきたのが牧師モデルです．

なぜここで牧師モデルや工学モデルが問題にされているかというと，患者の自己決定が基本的にできていないという点です．そうはいっても医学知識の問題がありますから，患者側は簡単には自分では決定しにくいと思います．だから，それを援助するのが医療者の役目なのです．そして，患者は自分の治療方針の決定については優先権をもっていることを，医療者は認識しなければならない時代に

なったのです．

b．工学モデル　このモデルの場合は，その点，牧師モデルと異なり，情報を提供しているわけですが，この情報提供の仕方が，医療者本位であり，ともすると医療者が最善と判断した治療方針にもっていこうとする傾向が出てきてしまいます．つまり，情報は開示しても，医療者の視点で患者から同意を得ようとするのが工学モデルの特徴なのです．

看護学校で教えていたときの話です．看護学生も2〜3年になると病院の実習に行きますが，「先生，最近，病院実習に行ってきたんですけど，お医者さんは患者さんのところにあまり行かないんですね」というのです．そこで「では何してた？」と聞くと「ナースステーションでカルテのデータを熱心にみてましたよ」との返事です．ですから，みなさんはデータだけでなく，患者さんによく接するようにしてください．

私が東京の病院で脳外科の病棟にいたとき，隣の内科病棟に若い東大の研修医が来ていて，ある日看護師に詰問されていました．「患者の○○さんが再三先生に面会を希望してるんですけど．もう3週間も会ってないのということですが，会ってあげてもらえませんか」．そういわれても，その医師は全く我関せずといった顔で，こういいました「いいじゃないかデータが良くなってんだから．今，忙しいんだよ」と．これが典型的な工学モデルの態度です．

また，ある病院で，たまたま隣の外来の内科医師が休みのときに，92歳のおばあさんが私の外来に回されてきました．少し元気がない．それで「どうしたんですか」と聞いたら，「私はコレステロールが高いんで，医者から油ものは控えるようにいわれております．だから大好きなてんぷらも食べられない」という話でした．92歳ですよ．この先何年生きられるかはわかりません．そういう人をデータ的に「高脂血症」だからといって，てんぷらを食べさせないという権利は医者にはないでしょう．この年齢の人のコレステロールの制限には実質的な意味がありません．私が「何でも好きなだけ食べてください」といったら，さっそくその日帰って2年ぶりにてんぷらを食べ非常においしかったと，翌週，元気に報告に来てくれました．

このように，工学モデルの人は，データ中心に人間を切っていき，規格化していくという点に陥りやすい．私自身も大学を出たてのころは，データと人間が違った場合に人間の方が間違っているのではないかとすら思うこともありました．あるとき，風邪で来た患者さんを，どこかあやしいなと直感して血液検査を出したところ，「この患者さんはどこにいるんですか」と検査技師さんがすっ飛んできたことがあります．血糖値が500近くあり，教科書的には意識障害（糖尿病性昏睡）を起こしているはずの状態だったのです．でも，その人は歩いており意識もはっきりしていたのです．このように，データと生きている人間（患者）とが乖離する場合も，時にはあります．やはり医師は現場で患者さんの臨床症状に戻って判断していく必要があります．

私たち医療者がやっていることは，早い話が，いわばお客さん相手の商売です．人間を相手にしていることをまず忘れてはいけません．みなさんも病棟に出るようになったら，1日3回は受け持ち患者さんの顔をみに行くことです．朝病院に来たときと，昼間の回診や診察，検査をするとき，あるいは何気なく顔をみに行くとき，そして家に帰るときです．そのくらいは必要であると思います．そうすれば患者さんがどういう気持ちで訴えの一言一言をいっているのかがわかってきます．例えばあなたにとって「苦手な患者」さんもいるでしょうが，話しているうちにその苦手とする原因はどこにあったのか，そういうことが読めるようになってくるわけです．そうなると一歩成長したことになります．

c．契約モデル　　ところで，牧師モデルでは，患者本人には癌の真実告知はしませんが，家族には本当のことをいっています．工学モデルの場合は，基本的には，本人に真実告知を行うはずです．しかし，日本の場合，英米とは違い，家族は患者と多くの部分が重なっているので，家族に伝え，家族から患者に伝わるようにすることもあります．これに対して，契約モデルでは，患者の自己決定権を保証するために，患者本位の情報開示がなされる必要があります．基本的には，時間をかけて，患者にとって何が必要な情報であり，どのような治療の選択が好ましいかを相談しながら治療方針を決めていきます．患者と医療者とが医療における「義務と利益」および「意思決定の責任」を共有することが望まれます．

表3 契約モデル実現のためのアイテム

(1) インフォームド・コンセント：
　患者が，その病気の診断や治療に関して，医療者の説明や病院図書館の書物，ビデオなどの閲覧などによって意思決定に必要十分な情報を得た上で，医療者の提案する医療（診断，検査，治療）に同意や拒否をすることが保証されるシステム．患者側の行為．

(2) セカンドオピニオン（第二の意見）：
　担当の医療者とは利害関係のない立場にある別の医療者に，同じ問題について相談し，より多様な医療情報（選択肢）を得ること．治療拒否によって生じる医学的な結果についても知ることも含まれる．

(3) 提供されるべき情報：
　①医療者の専門的な業務遂行に十分な情報．
　②患者の理性的な選択に必要な情報．
　③患者の非理性的な選択に必要な情報（→「愚行の権利」）．

(4) 翻意権：
　患者は，いついかなる理由でも，先の決定をくつがえし，別の選択（意思決定）をすることができる．このことは医療者側にとっては決して望ましいことではないが，〈患者-医療者関係〉がうまくいっていないことの証拠でもある．

　次に，契約モデルを実践していくためのいくつかのアイテムを紹介しましょう．
　まず，表3の（1）インフォームド・コンセントです．インフォームド・コンセントの「インフォームド」とは「情報を与えられて」というよりは，「よく知っている」という形容詞です．私の師匠だった故・中川米造先生（大阪大学名誉教授）はこの言葉が入ってきたとき「熟知同意」と訳しました．そのうち千葉大の舘野之男先生らが「納得同意」とも訳しましたが，今はインフォームド・コンセントが「市民権」を得てきているようです．

　ただし，厚生省（当時）の「誤訳」が災いして「説明と同意」と多くの人が誤解してしまっているのは残念です．その影響もあってか，医療者が「インフォームド・コンセントをする」とか，患者側が「インフォームド・コンセントを受けた」とかいったりすることが散見されます．インフォームド・コンセントとは「医者が説明して患者が同意する」というような患者と医者の分業ではなく，あくまで患者側の意思決定の表現なのです．医療者の説明は，患者の意思決定を手助けする前提条件にほかなりません．

　日本ではまだ次のような病院は少ないでしょうが，私の友達が米国の病院研修

に行ったときに，患者が病院の図書館でいろいろ調べたり，ビデオをみたりして意思決定していることを知り感激していました．自分が受けるのと同様な手術記録のビデオなども，もし患者が希望するならみせてあげることも，大事な情報開示といえるでしょう．

また2番目の（2）セカンドオピニオンとは，患者の求めに応じて，担当の主治医とは直接の関係者ではない第三者の医療者や専門家が，公平の立場で，前の医療者の提案した医療情報や治療方針などの当否を評価し，患者がそれらの複数の意見をもとに治療上の意思決定を行う仕組みです．健康診断で，未破裂の脳動脈瘤が見つかったとき，手術するかしないかが問題になります．大腸のポリープもそうです．もし患者が意思決定をしかねるなら，第三の医療者の意見を求め，これらの複数の意見を総合的に判断して，患者も医療者も納得するような形で医療を進めていくことが大事です．この場合，最終的に決定するのは患者です．

この方面で外科治療についてもいろいろと積極的に発言しているのは，慶應義塾大学附属病院の放射線科医の近藤 誠さんです．彼は『患者よ，がんと闘うな』（文春文庫）といった本を多数書いていますけれど，今のうちに読んでおいた方がいいでしょう．彼はいろいろな統計で，生物医学の雑誌に出たものもきちんとみて，論評の根拠としています．

また，合理的な判断が必要とされる医療倫理における意思決定の訓練にもなると思いますからね．

セカンドオピニオンの次の（3）提供されるべき情報の範囲も重要です．①は手術や服薬の必要性といった範囲の内容ですが，工学モデルまでの医療者の開示は，せいぜい②「患者の理性的な選択に必要な情報」までです．これは手術や検査の危険性や薬の副作用といった内容です．契約モデル（患者による元来のインフォームド・コンセントの実現）では③「非理性的な選択に必要な情報」まできちんと伝える必要があります．これは，治療を拒否したらどうなのか，放置した場合の予後や，代替医療を選択した場合に予想される結果を含んでいます．最近は日本でもようやく代替＝補完医療（CAM）の重要性が叫ばれるようになってきましたが，これからの医療者は，自分の狭い専門領域だけでなくこのような関

連領域の知識もないと，必要にして十分な情報開示はできにくくなることを示しています．

それから，輸血拒否の問題ですが，これも非理性的な選択に入ります．これは「エホバの証人」の事例で有名ですね．日本でも信者は40万人くらいでしょうか．この場合，患者は輸血は嫌だけれども治療は希望しているわけですから，できる限り「契約モデル」の立場から対応することが必要となってきます．例えば，手術で出血を最小限度にするのは外科医に当然求められる要請として，『外科医と「盲腸」』（岩波新書）などの著者である外科医の大鐘稔彦さんは，無輸血手術を行っています（『無輸血手術』，さいろ社）．患者は，外科の本筋から外れたことを要求しているわけではないし，近年，輸血自体の危険性も指摘されている．私たちは，はなから少し危ないな，出血多量になりそうだなどとの先入観から輸血しておきたいのであって，比較的大きな手術では輸血なしには手術できないという偏見をもっているのかもしれません

最後は（4）翻意権です．この言葉は，日本の「遠慮がち」な患者のために私がつくった言葉ですが，「要するに患者さんはいつでも医療者との約束を取り消すことが許される」という意味です．つまり手術当日の朝でも直前でも，医学的に不合理であっても，乗り気でないなら手術を拒否する権利があるわけです．この場合，患者を責めないことです．こういうことが起こるのは第一に〈患者-医療者関係〉がうまくいっていなかった証拠でもあるからです．もちろん，医療者側は，こういうことが頻繁に起こったら大変です．ですから，患者と医療者間のコンサルテーション（話し合い）は1回だけでなく，十分時間をかけて行い，時間を置いて患者の理解や意思を再確認するように日ごろから心がけることが望ましいわけです．

倫理学のアプローチ

次に，医療分野でも応用できる倫理学的アプローチにはどのようなものがあるか．表4に示した「義務論的アプローチ」対「目的論的アプローチ」という簡単な図式をみながら紹介します．

表4 倫理学的アプローチ[注2]

①義務論的アプローチ：マクロ的，集団主義的
　・規範（ルール，ガイドライン）に照合させて，その行為が正しいかどうかを決める．
　・規範（照合体系）に合致している場合には，正しいこと（善）としてその行為を選択する．
　・評価の確定した「通常的」医療に適しているが，評価の未定な先端医療には適用しにくい．
②目的論的アプローチ：ミクロ的，個人主義的→帰結主義，結果主義
　・とりうる行為の選択肢をいくつか考慮し，推測されるその各々の結果から生み出される価値，幸福の度合い（複数）を比較検討する．そのうちで，当事者にとって最も望ましい価値をもたらす選択肢（最も幸福をもたらすと予想される行為）を良いこととして採択する．
　・①のような照合体系が確立していない先端医療，実験的治療の場合の決定に有利．
　・＜修正＞行為功利主義（ミクロ的）→規則功利主義（マクロ的方向）へ．

①義務論的アプローチ：　日本では大多数の人が倫理や道徳というときイメージするのが，この義務論的アプローチです．このアプローチ（方法）は，みなさんは基本的に慣れているといえます．世の中には規範やルールや掟などの照合体系があります．私たちは自分の行動をそうした照合体系に照らし合わせて，それが正しいかどうかを判別しているのです．それはこのアプローチが，行為者の動機の正しさを問うているからです．

法律や学会のガイドラインなどもそうです．例えば新幹線でタバコを吸いたい場合，禁煙車では反道徳的で，喫煙車ではOKと判断するようなやり方です．さらに日常生活でも，こんなことをしたらよその人に笑われるからやらないというようなことも，この方法といえるでしょう．この場合「世間体」が照合体系というわけです．

マクロの視点からみて，一定の集団内で評価の確定している治療法の選択には適していますが，評価の確定していない先端医療などではあまり有効ではないのです．

②目的論的アプローチ：　一方，目的論的アプローチは，照らし合わせるべき規範（照合体系，対照表）がない場合に特に有効な方法です．ただし，このやり方は，私たちにはまだあまりなじみがありません．例えば，日本では，自分は脳死患者からの臓器移植を受けるべきかどうかといった判断は義務論的には決められない（という状態が続いていますし，このアプローチでは万人が納得する解決

はつきにくいでしょう）．体外受精などの他の先端医療と同様に，この目的論的なアプローチに依拠せざるをえません．

　目的論的アプローチでは，当事者（患者，家族，医療者など）が，まずいくつかの考えうる選択肢を想定し，各々にシミュレーションを行い，結果を推定します．そして，各結果の中でどれが一番幸福をもたらすか（あるいは不幸が一番少ない選択肢か）を評価，選定します．それがこの患者にとって最善の方法ということになるわけです．このように先端医療の推進には，ガイドラインのような義務論的アプローチではなく，目的論的アプローチの方が向いているといえましょう．

　もちろん，みなさんは，義務論的アプローチと目的論的アプローチを使い分けていく必要があります．前者でうまくいかなかったら後者を試みるなどして．

　体外受精や代理母の倫理に関しては，日本産婦人科学会などが，ガイドラインをつくって学会員がそこから逸脱しないように心がけています．しかし，目的論的アプローチをとる医師からすれば，その指針は歯止めにはなりません．ここは問題の多いところですが，先端医療がもっぱら目的論的アプローチで推進されてきたのは，この倫理的方法がミクロ的個人主義的判断を善としているためでもあります．しかし，このアプローチも少しマクロ的視点を加味して，それと同じ行為を多くの人が選択してもその集団にも幸福をもたらすような選択であるような傾向に修正が必要となっています．

　ちなみに，ブロディは，ショートカットによるアプローチも紹介しています．これは自分を基準にするやり方です．すなわち，もしその患者が自分だったとして，自分がその治療を受けて幸福になるならばその治療を採択し，自分がそうされるのが嫌ならその治療は採択しない．この方法は，先に述べた2つのアプローチがうまくいかなかったり，決定に緊急を要する場合に有効です．ただし，行為功利主義的な要素が強いので，倫理的な質の高さは補償されませんが．

　表5に示した4つの倫理原則は，「ヒポクラテスの誓い」以降から現在までの医療倫理の原則を大きくまとめたものです．この中の「自律性の尊重」は，特に昨今重要視されてきたものです．インフォームド・コンセントも，この原則にの

表5 4つの倫理(道徳)原則:社会秩序を織りなすルール[3]

(1) 自律性の尊重	:	プライバシー,自発性,自由な選択とその責任の受け入れなど.
(2) 善行原理	:	他人に善をなすこと.医療行為はそれ自体,善と見なされる.
(3) 無危害原理	:	危害,悪事をしない.その予防,その除去.互いに干渉しないこと.
(4) 公正・正義	:	利益,サービス,情報の平等な受益,公平な医療資源の配分など.各人に同等の治療を行う.

表6 ここでいう「倫理学」とは

(1) 正しい行為(行動)を研究するものである.
◎(2) 選択が分かれる場面で一番良い行動の方向を決めるための合理的な方法の研究.
(3) 指針を集めたもの.これに従えば,正しい行動をとることができる.
(4) 難しい選択に直面したとき,人々が,どのように行動するかを研究するものである.

っとっています.米国の生命倫理学者の中には,「ある人が自律権の保持者で自律的に判断した結果の選択は,道徳的に善行の考慮や適切な医療に優先すべきである」とする者もいます.いずれにしろ「自律性の尊重」は,目的論的アプローチの中心的原理ともいえましょう.

また,表6では,「倫理学」とは,(1)や(3)の照合体系を求めるようなやり方ではなく,(2)のような「選択が分かれる場面で一番良い行動を選択するための合理的な方法の研究」を指しています.つまり,医療倫理的判断も,論理的,科学的な基準に基づく必要があるわけです.また(4)は行動科学などに相当します.

「患者の権利章典」

表7の「患者の権利章典」.これは「患者の権利宣言」ともいいますが,1972年に裁定され1973年から施行されたもので,ぜひみなさんに読んでもらいたい.

まず,患者は親切ていねいな医療を受ける権利がある.裏返せば,当時の米国にもいろいろな不満があったんでしょうね.先ほどバイリンガルという話をしましたけども,当然,患者に理解できる言葉で,患者の意思決定に必要だと思われる情報を提供する.それから医師の名前を知る権利,これも日本の病院でも,まだ名札をつけていないところもあります.逆に名前を知るということは,親密さ

表7 「患者の権利章典」(1973年)

　米国病院協会は，以下の諸権利を順守することが，より効果的な医療に役立ち，患者や担当医および病院にとっても大きな満足をうる道であることを期待して，ここに患者の権利章典を提唱する．
　本協会は，また，診療の最も中心たるべき患者に代わって，会員病院がこの章典を支持することを期待する．適切な医療において〈患者-医療者関係〉が重要なことは周知のとおりである．この〈患者-医療者関係〉は，医療が（今日の病院治療のような）組織的な構造によって提供されるとき，新しい局面を迎える．法律的にも病院が患者に対し責任のあることは判例として確立されている．つまり以下の諸権利は肯定されているという認識が成立しているのである．（下線は引用者）

1) 患者は，親切，ていねいな医療を受ける権利がある．
2) 患者は自分の診断・治療および予後に関し，患者に当然理解できる言葉で，担当医から完全な情報を受ける権利がある．医学的に，そのような情報が患者のためにならないときは，彼の代わりの誰か適切な人に，それを可能にしなければならない．患者は自分の医療を調整する責任に当たる医師の名前を知る権利がある．
3) 患者は，あらゆる処置や治療が始められる前に「インフォームド・コンセント」に必要な情報を担当医から受ける権利がある．緊急の場合を除き，「インフォームド・コンセント」のための情報は，それぞれの処置や説明に限定せず，それによって起こりうる医学的に意味のある危険性および，予想される行動制限の期間をも含まねばならない．診療に関して，医学的に他の方法も存在するとき，または，患者が他の方法についての情報を求めたときには，患者はそのような情報について知る権利がある．また，患者は，この処置，治療に責任をもつ人の名前を知る権利がある．
4) 患者は，法律の認める範囲において治療を拒否すること，および，そのために起こる医学的な結果を知る権利がある．
5) 患者は，自分の医療計画に関するプライバシーについてあらゆる配慮を受ける権利がある．症例検討会，顧問医の診療，検査および治療のあらゆる場合に秘密が守られ慎重に行われなければならない．直接診療に関係ない事項については，公表する場合に患者の承認を得なければならない．
6) 患者は，自分の診療に関する，あらゆる記録が外部にもらされないと期待する権利がある．
7) 患者は，病院のできる範囲において，病院の診療内容に関して要求し納得できる対応を期待する権利がある．病院は，その要求の緊急度に応じてそれを評価し，診療内容を高め，あるいは他施設へ紹介しなければならない．転院が医学的に可能でも，患者が，転院の必要性や転院しない場合の代案について完全な情報を与えられた後でなければ，他の施設に移送してはならない．転院を頼まれた側の施設は，それをひとまず受け入れなければならない．
8) 患者は，自分の治療に関して，他の保健・医療機関や教育機関が，治療を受けている病院と関連がある場合，その情報を知る権利がある．患者は，自分の治療に関し，何らかの職能者が関与しているときは，その名前について情報を受ける権利がある．
9) 患者は，病院側が，自分の診療に関連して人体実験［臨床試験］を行おうとするときには，それを知らされる権利がある．患者は，そのような研究計画に関与することを拒否する権利がある．
10) 患者は，自分の治療の一貫性を期待する権利がある．患者は，あらかじめ，診療の予約日時，場所を知る権利がある．患者は退院後，担当医またはその代理者から継続診療の必要性に関して情報を受けるための仕組みを病院が備えていると期待する権利がある．
11) 患者は，どこが支払うにしても医療費の請求書を点検し説明を受ける権利がある．
12) 患者は自分の患者としての行動に適用される病院の規定，規則を知る権利がある．
　　　　　　　　　　　　　　　　　　　…
　権利の項目を列挙しただけでは，患者が権利として期待する診療は保証できない．病院は，病気の治療，予防，医療従事者および患者の教育，および臨床研究など多くの機能を満たさなければならない．すべてこれらの業務は，患者に対する配慮，特に人間としての尊厳への配慮を最優先させて実施されねばならない．この配慮の達成こそ患者の権利を守る由縁である．

も増してくるわけです．

　あらゆる処置や治療が始まる前に，インフォームド・コンセントを担当医から受ける．また診療に関して医学的に他の方法も存在するとき，または患者が他の方法についての情報を求めたときは，患者はそのような情報について知る権利がある．私が研修中のことでしたが，患者が「あなたのところで手術を受けたくない」といったときに，主治医は怒っていました．だったら，どういうふうにいったらよいか．どこの病院があなたにとってベストかということを考えないといけない．そして，プライバシー権の問題ですが，私たちは1970年代〜1980年代のころ，まだまだ患者さんのデータを本人に断らずに学会発表などで使っていたわけです．けれど，今は許可を得ないといけない．

　それから人体実験という言葉，日本の医学界では禁句のようになっていますね．ナチスドイツがやったことは有名ですが，中国で日本の医師，研究者がやったことに対してはあまり公にしたくないという気持ちもあるでしょう．そこで臨床試験とか治験とか言葉を変えて使われますが，基本的には同じことです．

　つまり，本人の許可なく人体実験をしたことへの反省から，第二次大戦後のニュールンベルグ裁判や世界医師会のヘルシンキ宣言を通じて，インフォームド・コンセントという言葉が出てきた経緯があります．

　人体実験とはどういうことか．漢方の場合は伝統的であることに意味がある．もう医学がこれ以上発達しなくていいとなれば人体実験はいらない．ところがわれわれがやる近代医学は新しい方がよい．医学は日進月歩であると近代医学の立場はいっているわけでして，これ以上医学が進んでくれないと困ると思っているわけですから．

　それを人間に応用するとき，いきなりは使えない．動物実験をして人間に応用する．動物にやったものが人間に使えるとする根拠は生物医学です．しかし，サルと人間は厳密には違う．ブタと人間も違う．ネズミと人間も違う．そうした厳密な部分を超えるためには，誰か人間が最初にやらないといけない．それが人体実験というわけです．

　しかし，これまでは，それを患者や市民に黙ってやってきた．これは米国があ

とになって反省をしているわけですが，例えば，障害者の施設でやったとか，癌の末期の人にやったとか，そういうことを1950年代～1960年代にやってきた．

こういう実験に対する反省から，もっときちんと被験者が実験の意味，危険性を理解し必要性も承諾してその上で納得して被験者になることが最低の条件とされるようになってきた．だから同意を得てやらないことは，倫理的にも法的にも言語道断となる．四半世紀前，まだA型肝炎，B型肝炎など区別できなかったころ，「精神薄弱児」と呼ばれる知的障害児の施設がありました．そこの子供たちに肝炎ウイルスを接種する研究すら行われたのでした．

それから，医療費のことですが，みなさんは，例えばコンピュータを買うときは，いろいろな情報を知って選んで買うでしょう．インフォームド・コンセントによる医療も，こうした商品と同じように医療情報を知って，（消費者としての）患者が医療を選べるようにしようというわけです．また，商品を購入したら明細書もみるでしょう．ところが病院ではほとんどの場合，額面だけを書いた請求書を提示されてそのとおりに支払いをしてきました．明細のない請求書といえば「ぼったくりバー」を思い出しますが，よく似ていたわけです．ですから，新しい立場の契約モデルでは，明細書もきちんとみせてもらい，患者は一つ一つの治療行為に納得ずくで支払う必要がありますね．それと値切ってもよいかもしれませんね．別の病院では，もう少し安かったとか．

ケーススタディ

さて早速ですが，これまでの説明を参考にしてケーススタディをしてみましょう．

表8～10に示す事例Aと事例Bは，ブロディのテキストの事例を私が編集したものです．

a．投薬要求のケース　　まず，事例Aを考えてみましょう．冒頭に「あなたは小児科の開業医です」とありますが，一種のロールプレイなので小児科医になったつもりで考えてみてください．また「両親は子供が風邪をひいたので抗生物質を出してほしいと希望しました」が，医師の診察以前に薬を要求するような受

表8 事例A：投薬要求

あなたは小児科の開業医です．ある日の夕方，4歳の女児が両親に連れられて外来を受診しました．その娘は，今朝から，熱感，せき，鼻水，のどの痛み，下痢を訴えています．両親は「風邪をひいたので抗生物質を出してほしい」と希望します．あなたは，診察の結果，子供の病気はウイルスによる「普通感冒」だと診断しました． しかし，あなたは，抗生物質は，この「普通感冒」には効かないと考えています． さて，あなたはどうしますか？

療（受診）行動を「投薬要求」といいます．

この場合は両親は，普通感冒（風邪）に対して抗生物質が効くと考えていますが，生物医学をきちんとやりますとそれが間違いだとわかります．これは日本だけでもないらしいけれども，不思議にも風邪のときに病院にかかると抗生物質がよく処方される．考えられる一つは，風邪をこじらせて肺炎になると困るので，あらかじめ抗生物質を出すということ．もう一つは抗生物質は高いので利潤が上がるからということ．

このケースですが，あなたはこの子はウイルスによるものだと判断し，だから抗生物質（抗生剤）は効かないと医学常識で考えた．さてあなたはどうしますか．

（1）ここで「抗生剤は細菌に処方するものでウイルスには処方しない」という生物医学の照合体系を使って義務論的に考えるならば，抗生剤は出してはならないはずです．ちなみに，インフルエンザ（A型，B型）（や帯状疱疹など）には抗ウイルス薬がありますが，この場合の診断は「普通感冒」なので適応外です．また，次の目的論的アプローチにも関係してきますが，抗ウイルス薬にも濫用による耐性の問題が出てきています．

（2）目的論的アプローチ：今度は，目的論的に考えてみましょう．ちなみに，生物医学（工学モデル）が倫理学から批判された理由の一つは，それが患者や家族の社会的，経済的，心理的問題に関知しないことでしたね．次に，これらに関知するという立場から，目的論的なアプローチを試みてシミュレーション（思考実験）してみましょう．

まず表9の「事例Aに対する結果の一部リスト」を参照してください．左の列の「抗生物質を処方した場合はどうなのか」と，右の列の「処方しなかった場合

表9 事例Aに対する結果の一部リスト

抗生剤を処方した場合	抗生剤を処方しなかった場合
（1）両親は満足する．	（1）両親は満足しない．
（2）両親は，これからも子供を連れてくるたびに薬をもらえると期待する．	（2）両親は，これからはあなたのところを再受診しない．近所でも悪口をいう．
（3）子供は薬に感作し，アレルギー反応などの副作用を起こす．	（3）子供は，副作用を起こさずにすむことになる．
（4）あなたは薬の正しい使い方に関して，両親の間違った考え方を助長することになる．	（4）あなたは薬の適切な使用に関して，両親に医学教育を行ったことになる．
（5）この抗生物質に対する耐性菌をつくることになる．	（5）この抗生物質の新しい耐性菌株の出現を防ぐことになる．
（6）両親は，抗生物質が「風邪」には効かないと後で知り，不満をいだく．	（6）両親は，不必要な投薬をしなかったあなたを見直し，再受診の可能性が生ずる．
（7）あなたは，自分の原則を放棄したことに不満をいだく．	（7）あなたは自分の原則に従って，満足する．
（8）自然治癒するものを，医療資源を浪費する（医療費を増やす）ことになる．	（8）診断が間違っていて，患者の症状が悪化する（肺炎になるなど）．

どうなのか」とを比較しながら考えてみましょう．

（1）抗生物質を処方すれば両親は満足する．ところが出さなかったら満足しない．

（2）その結果，両親は「子供を連れてくるたびに薬がもらえる．このお医者さんはいい人だ」と期待する．ところが断ってしまったら，もう来てくれないかもしれない．そうしたら病院経営に影響することになる．

（3）しかし物事は，もっと全体的集団的にみていかなければならない．そうすると，子供を薬に感作させて（体内に取り入れさせて）アレルギーを起こすかもしれない，出さなければ当然副作用はありえない．

（4）処方することは医学的に間違った薬の使い方を助長したことになる．これは社会的にはマイナス要因．一方，出さなければ薬の医学教育を正しく行ったことになる．これは社会的にはプラス要因．出さない場合，患者への説明に時間がかかりますが．

（5）重要な耐性菌の問題．院内感染で知られていますね．例えば，結核はま

た増えてきて世界中でかなりの人が死んでいる．私が教育を受けた1970年代は，結核の治療は医学上解決したかのように扱われてほとんど教育されなかった．今は教育の必要があります．しかも抗生物質が効かない耐性結核も出てきた．したがって，処方してしまうと耐性菌をつくることもありうる．出さなければそういうことにならない．

（6）翻意権ということを先ほどいいましたが，両親は抗生物質が風邪には効かないと後で知り不満をいだく．なぜあのときに本当のことを教えてくれなかったのかと．最近は，病院の処方薬がわかる本がいろいろ出ていますので，こういうことは調べればわかります．処方しなければ，逆に，誠実さを再評価される可能性が出てきます．

ちなみに，抗生物質は腸内細菌叢を変えますので，乱用すると下痢も起こします．人間はビタミンKは自前でつくれず，腸内の細菌がつくったものをいただいて生活しています．抗生物質を使った場合，それをつくる腸内の細菌が死んでしまって，ビタミンK不足になって，出血が止まりにくくなることさえあります．

（7）これは医療者自身の内面の問題です．みなさんもいずれ治療者のメンバーとなるのですからよく考えてください．特に，契約モデルの場合は，三位一体ではないですけれど，患者と家族と医療スタッフ共通の問題としても考える必要があります．

（8）自然治癒するはずの風邪に医療資源を浪費することになります．この場合，自然治癒は自己限定的，self limitedのわけです．

余談ですが，年々，医療費が上がっていますけれども，大学病院が新しい先端医療をやりすぎるからとは言い切れません．それよりも，心配なんでしょうが，子供がちょっと微熱が出ても救急車で来る場合もあるんですよね．家庭で少し様子をみることも減っているようですし，日ごろ子供の生活を管理することも必要なんですが，なかなか難しくなっている．健康にはライフスタイルが非常に関係してくるのですが，親は，最近のように幼稚園児が11時ごろまで起きていること（短眠化）が異常だと思わなければいけない．われわれのころは夜は9時にはもう寝ていました．今は遅寝のわりには朝は変わらないので睡眠時間も減ってき

ている．こういうことから考えても体力も落ちているのかもしれない．また，最近の子供は受け身が下手になっていて，転んでもまず手をつかないで顔から先につんのめってけがをすることになる．こういうケースを病院が全部治療することになりますから，ちりも積もればで医療費も増えますね．そうならないように医療者は，風邪の患者にもただ薬を出すだけではなく，生活や習慣にも踏み込んで予防を目指した指導もしていく必要があるでしょう．

　選択上，ネックになるのは（8）の右側でしょう．処方しないと，診断が間違っていて患者の症状が肺炎などに悪化するのではないかと．これも実際は心配はない．経過をみていけばいい．〈患者-医療者関係〉は1回だけではなく継続するものです．例えば，生活習慣病や治りにくい病気などの患者とは，その半生をつきあうことになるかもしれない．みなさんも将来こうした場面に出会ったら，継続して診ていく配慮が必要です．夜中に何かあったらいつでも電話下さいといい添えるだけでも，患者さんは安心する．その一言をいった方が患者さんは安心してよく眠れる．いわないと，また何か起こるんではないかと不安で眠れず，明け方再び病院に来させることにもなりかねない．

　以上を総合すると，この場合，抗生剤を処方するとプラス2点，処方しないとプラス5点となり，抗生剤は処方しない方がいいという判定になります．だから，目的論的なアプローチの場合なら処方しない方が，医者にとっても患者さんにとっても幸福度が高いという判断になるわけです．この事例は，通常的な医療の話なので，義務論的アプローチでも，目的論的アプローチでも同じ結果になりましたが，先端医療や実験治療，込み入った内容の医療では，両者に結果には違いが出てくるでしょう．

　事例B（表10）では，入院中の男性患者がリンパ節の生検を受けて，主治医のあなたはその病理の報告を待っている場合です．生検とは腫瘍など，組織の一部をとってきて，その細胞を顕微鏡でみて異常細胞がないかを調べる検査です．そして患者さんは「もし検査で癌だとわかったら死んでしまいたい．だけど結果がマイナス（異常なし）と出た場合も，先生が私のことを思って嘘をいってるんだろう」といっています．しかも主治医のあなたは大学を出たての研修医です．

表10　事例B：病名告知

① 入院中の男性患者S氏が頸部リンパ節の生検（バイオプシー）を受け，担当医のあなたはその病理の報告を待っている．
② 患者は検査のことで動揺し「もし生検で癌だとわかったら死んでしまいたい．また，もし結果が異常なしといわれても，それは私を心配させないための嘘だと思う」と述べている．
③ 生検の結果は悪性リンパ腫と出た．さらに，詳しい検査で腹部腫瘤も合併していることも判明した．
④ この病気は一般に化学療法によく反応するが，治療してみないと結果はわからない．
⑤ あなたは，患者に何と伝えるか？

注：悪性リンパ腫とは，免疫担当細胞の悪性腫瘍の総称．このケースは，そのうちのホジキン病に相当し，横隔膜の上下に病変がある3期で，ある内科書では5年生存率は欧米で71%である．治療は化学療法（抗癌剤，副腎皮質ホルモン），放射線療法など．各療法の完全寛解率は60〜90%で一般に治療に反応しやすい疾患．

（Q1）あなたは，この患者に病名についてどのように話しますか？
　1）検査結果どおりの病名を告げる（→Q2へ）
　2）検査結果と違う病名を告げる（→Q3へ）
（Q2）［病名を告げる場合］どのように病名を告げますか？
　1）すぐに告げる
　　a）「悪性リンパ腫という癌だった」と告げる
　　b）「悪性リンパ腫という悪性の腫瘍だった」と告げる
　2）後日，タイミングをみながら「悪性であった」と直接本人に告げる
　3）家族や第三者を介して患者本人にそれとなく伝わるようにする
（Q3）［本当の病名を告げない場合］どのようにいいますか？
　1）「悪性腫瘍」だが，「癌」ではないと告げる
　2）「悪性ではなく，良性だった」と告げる
　3）「検査では悪性か良性かの診断がつかなかった」と告げる
（Q4）治療の可能性については，どう話しますか？
　1）化学療法がよく効くから，きっと（必ず）良くなると告げる
　2）化学療法がよく効く（寛解率60〜90%）からやってみる価値ありという
　3）化学療法がよく効くが，あなたに効くかは治療してみないとわからないという

　検査の結果，悪性で，さらに腹部の中の腫瘤も合併していることがわかりました．この腫瘍は，一応化学療法には反応しますけれども結果は予測できません．このとき，あなたは患者さんにどういいますか．

　問題の選択肢ですが，（1）で検査結果どおりの病名を告げるということになると，工学モデルや契約モデルであり，偽りの名前を告げることは牧師モデルで

す．従来，後者は日本でも多かった．（2）で検査結果どおりの病名を告げるという場合，そのままずばりと告げるのか，タイミングをみながら告げるのか，あるいは家族，第三者を経由して患者本人に伝わるようにするのかなどの方法があります．私はどれでも告知になると思うのですが，問題は告げなかった場合です．今日では，牧師モデルで押し通せないことが一般的になってきたからです．

　例えば，以前なら，牧師モデルで，胃癌に対しては「胃潰瘍」だといって，切ってしまうことが行われていた．今は薬が良くなっていますので，胃潰瘍ではほとんど胃を切らない．もう一つは，こういうやり方をしますと，ストーリーを2つつくっておかないといけなくなる．患者とは「嘘のストーリー」で語り，スタッフ同士や家族では「真のストーリー」で語ることになり，たいへんみんなが苦労することになるわけです．

　（4）の治療に関してはどう話しますか．工学モデルの医療者だったら化学療法がよく効くけれども治療してみないとよくわからないというかもしれません．医学的には間違ってはいません．しかし，われわれ医療者の仕事は，希望を患者に与えるべき仕事でもあるんです．だから，この場合，多少，誇張してもいいと思うのです．むしろ，治療をすすめておいて「やってみないと治るかどうかはわからない」では，受ける患者の方も受ける張り合いがなくなるでしょう．

　ちなみに臨床では気持ちのもちようが結果を左右することもあると思います．悪い方にとった場合と良い方にとった場合は，心理的にも違ってきます．これに私が最初に気づいたのは研修時代，救命救急センターにいたときでした．同程度の熱傷の患者さんが2人入ってきて，片方は生きたいと願っていて，もう一方は患者自身がどうでもいいと投げやりな心境でした．熱傷の治療は同じようにやっていたのだけれども，生きる希望をもっていた方だけが助かりました．この差に研修医の私はすごくショックを受けました．工学モデルで考えると単なる偶然の結果かもしれないが，臨床で個々の患者を相手にするときには，そんなふうに確率では割り切れません．患者にとって自己の生存の意味は治療上も重要な問題だと思います．

　ですから，心理的なケアもきちんとやらないとだめです．夜中に子供が腹痛な

どで来るのですけど，来ただけで治ってしまったり，薬を飲んで5分くらいで治ってしまうこともある．それはどういうことだと思いますか．薬は口腔内で吸収される部分もありますが，普通は胃を経由して小腸から門脈に行き，肝臓を通過して壊されず残ったものが，全身の循環に入ってくる．そうすると，少なくとも数十分はかかります．だから5分で効くのは不思議なわけです．しかし，こういう場合，これは「本当の」病気じゃないと思うなら，それは工学モデルにすぎません．契約モデルでは，腸閉塞や虫垂炎なんかでなくてよかったと喜びます．患者にとっては，胃炎でも便秘でも腸閉塞でも苦痛は苦痛なのです．ですから，便秘だと思っても，虚心に相手の気持ちになって生活習慣などの解決策を患者や家族と相談することが，医療者には必要なのです．それができるかできないかは，工学モデルか契約モデルかの違いになってきます．

　ところで，致死的な病気でもエイズなら本人に病名を告げるのに，癌だけはなぜ告げたがらないのか．例えば心筋梗塞の場合も告げます．興味深いのは肝硬変の場合で，肝硬変は，肝臓癌が合併することはよくあるんですが，肝硬変は告げても肝臓癌は隠したりします．今や癌で死ぬ人は3人に1人になっています．ポピュラーな病気であるし，初期や治療可能な場合は病名告知をするようになってきています．また，脳卒中や心筋梗塞と違い，突然死が起こりにくい病気でもあります．末期であっても，近年，選択肢の一つとしてホスピスケア（緩和治療）も徐々に進められてきています．

　ですから，私の意見は，基本的にはどんなものも告げるべきだと思います．ただし，告げ方には工夫が必要です．「あなたは癌だ」というだけでは，患者本人はいろいろなショックを受けたりしますので，十分，時間をかけて説明を行うことも必要です．

　ちなみに，この事例Bは実例ですが，担当医は研修医だったので，患者の言葉にジレンマに陥り，精神科医にアドバイスを頼んでいます．精神科医は，患者と面談してから，担当医に告げても大丈夫といってくれました．そこで，研修医がおそるおそる結果を告げたところ，患者は，悪い結果だけど医師が本当のことを告げたことに感謝しました．というのも，患者は，検査を受けて以来，結果が気

表11 事例C：患者N氏（男性，48歳，高校教師，趣味はテニス），［主訴］全身倦怠・胃部不快感

① 上記の症状が出てきたため，M市立病院を受診して，胃のX線検査，内視鏡検査を受けた．年輩の内科の医師は，結果をみて「これは入院して，手術する必要がありますね．胃を3分の2ないし全部とらなければならないと思います．すぐに当病院の外科に行ってください」といった．患者は，驚いて「カイヨウですか」と尋ねた．内科医は，軽くうなずいたが，言葉を濁してはっきりとは答えなかった（そのため，N氏は，病気は「胃潰瘍」だと判断し，帰宅後，妻にもそう話すことになる）．

② 外科を受診すると，内科での胃のX線検査，内視鏡検査，CT検査の結果をみて，1週間後に入院と決まった．入院するとすぐに，来週の水曜日が手術予定日だと告げられた．血液検査，胸部X線検査など，術前検査が完了後，初めて土曜日の外泊が許可された．

③ 月曜日（手術2日前）の午後，患者は家族（妻）とともに呼ばれ，担当医から病気と手術に関する説明を受けた．担当医は「胃の検査結果は悪性です．しかし，手術してみないことには確定的なことは申し上げられません．手術では胃を3分の2か全部とることになります」と告げた．そして，手術承諾書の書類に，署名捺印した．

④ 水曜日，午後1時から，N氏の胃切除術が始まった．執刀医（外科部長）は，開腹後，胃癌の進行，腹腔内転移巣が広範囲に及んでいるため，胃の摘出は断念し，一部癌組織を採取した．家族の代表者1人を手術室に招き入れ，術野をみせながら「このように，癌の進み具合がひどいので，このまま閉めることにしますのでご了承ください」と説明し，手術を終えた．術後，主治医は，N氏には「手術はうまく終わり，胃を半分くらいとりました」とだけ話した．

⑤ 患者は，思ったより手術が早く終わったから，病気はそんなに悪くなかったと考えた．手術以来，執刀医や担当医師から，今後の治療方針や予後についての正式な説明はなされていない．点滴を持続しながら，2～3して重湯から食事が開始され，術後1週間で5分粥，3週間で全粥になった．
また，手術時に腹部に挿入したチューブから制癌剤の腹腔内投与（患者には「お腹をきれいにするため，ベット上で身体をよく揺るように」と説明）が，入院中8回（週1回）行われた．倦怠感と傷の軽い痛み以外には自覚症状はない．術前，78kgあった体重は70kgに減った．

⑥ 8月初旬に退院し，N422（胃・結腸癌に適応がある抗悪性腫瘍剤ドキシフルリジン．胃癌奏功率14.3%）という薬などを飲みながら自宅療養しつつ，週1回，抗癌剤の点滴を受けたり，血液検査するために通院中．また，8月中旬には，家族と隣の県にある実家に数日間旅行した．また，患者は，9月から職場復帰（週5日，2～3時の授業）した．今後のことは「何事も先生にきちんと聞いてから」と考えている．

⑦ 転帰：11月から腹水が溜まり，12月に再入院．翌年2月初旬に死去．

になって不眠状態が続いていたからでした．この事例のレッスン（教訓）は，患者を理解するときは，その人が表向きにいっている言葉を額面どおりに受け取るのではなく，その背景を含めて理解するようにしなければならないということでもあったのです．

　事例C（表11）は，1990年代の出来事です．高校教師のケースです．体力が

落ちてきたので健診を受けてみたら胃癌だったのだけれど、その医師は胃癌という病名をはっきりいわなかった。本人は潰瘍と思い込んだまま、外科に回され、手術も決まって、病院のスケジュールどおり事が運ばれていきました。手術でお腹を開けてみたら、胃癌が進行していて腹腔内にも転移があり、手術ができず、すぐにお腹を閉じました。

しかし、手術後、患者には「胃を半分くらいとりました」という嘘の話をした手前、実際胃をとった人と同じように術後のケアを行い、腹腔内には抗癌剤を本人に告知せずに投与しています。一見、工学モデルにもみえますが、根底は、典型的な牧師モデルの＜患者-医療者関係＞の実例です。

ただし、患者も牧師モデルであったので両者の間に不満が表面化しなかった。しかし、医療倫理を勉強していくと、みなさんは、きっとこれでいいのかと思われるでしょう。また、思っていただかないと困ります。どこを改善すれば、工学モデルではなく、契約モデルに近づけることができるか、一人一人よく考えてみてください。

（本講義の質問、問い合わせは、E-mail: muraoka@bukkyo-u.ac.jp まで。）

以上、医療倫理の基本的な見方について、＜患者-医療者関係＞のあるべき姿、医療情報をどう提供するのがよいのかなどを中心にお話ししました。実際の医療現場では、今日お話ししたような点にいろいろと気を配る良い医療者として活躍してくださることを祈っております。ご静聴ありがとうございました。

註

1) Veatch, R.M.: Models for ethical medicine in a revolutionary age. *Hastings Center Report,* **2** (June 1972): 5-7.
   H・ブロディ（舘野之男，榎本勝之訳）：『医の倫理』，東京大学出版会，pp.35-38，1985.
   村岡 潔：医者-患者関係．医療人類学研究会編『文化現象としての医療』所収，メディカ出版，pp.82-85，1992.
   村岡 潔：現代医療の倫理．『看護学入門5巻』（共著），メヂカルフレンド社，pp.34-40，2004.
   ［ヴィーチとブロディのモデルを村岡が改編したもの．］
2) H・ブロディ：前掲書，pp.325-328.
3) R・フェイドン，T・ビーチャム（酒井忠昭，秦 洋一訳）：『インフォームド・コンセント』，みすず書房，pp.3-20，1994.

G・E・ペンス（宮坂道夫・長岡成夫訳）：『医療倫理』第1，2巻，みすず書房，pp.1-38，2001．

参考文献
1) 赤林　朗，大林雅之編著：『ケースブック医療倫理』，医学書院，2002．
   ［27のケーススタディの本．事例Cの詳しい解説（アプローチ2のCase10）も掲載．］
2) D・ロスマン（酒井忠昭監訳）：『医療倫理の夜明け』晶文社，2000．
3) B・ラウン（小泉直子訳）：『治せる医師　治せない医師』，築地書館，1998．
4) A・ワイル（上野圭一訳）：『人はなぜ治るのか』，日本教文社，1984．
5) 医療人類学研究会，佐藤純一編：『100問100答　医療の不思議』，河出書房新社，2001．
6) 加藤尚武：『応用倫理学のすすめ』，『環境倫理学のすすめ』などの丸善ライブラリー・シリーズ．
7) 今井道夫，香川知晶：『バイオエシックス入門』（第2版），東信堂，1995．
8) 黒田浩一郎編：『現代医療の社会学』，世界思想社，1995．
9) 佐藤純一，黒田浩一郎編：『医療神話の社会学』，世界思想社，1998．
10) E・N・フォーマンほか（松田一郎訳）：『小児医療の生命倫理：ケーススタディ』，診断と治療社，1998．

大阪大学名誉教授　中川米造

医療とは何か

　私は現在（1997年）71歳でございまして，そろそろ引退をしなきゃならないなと思っておりますし，まして妙な病気が出てきました．去年，癌が見つかって腎臓を1つとりました．外科医の検査ではきれいにとれたということだったのですが，1年経って検査写真を撮ってみると，何とあちらこちらに転移がありまして，肋骨のところだとか，それから肝臓に2つ，3つ，腰椎に1つ．「ああ，そうすると，あまり時間はないかもしれんなあ」ということを考えるのです．それで，さすがに来年の仕事は遠慮して断っていますが，今年いっぱいは何とかこなせるかなと考えています．うちで仕事をやっているとボヤンとしているのですが，こうやって話をさせてもらいますと急に元気になりまして，寿命が少し伸びるような感じがしております．さて，手前勝手なことから始めてしまいましたが，まずは「原点」ということについて考えてみようと思います．原点というのは，実は戦後の日本人が指針を失ったややこしい時代にずいぶん使われた言葉です．医療も原点の求め方によってずいぶんと変わってきます．

医療の原点

　理論的には原点というものは設定の仕方でどこにでも置けるはずなのですが，原点の置き方によっては大変な問題になります．例えば，ガリレオ・ガリレイ（図1）の地動説というのはよく知られた学説なのですが，あれは原点変更とい

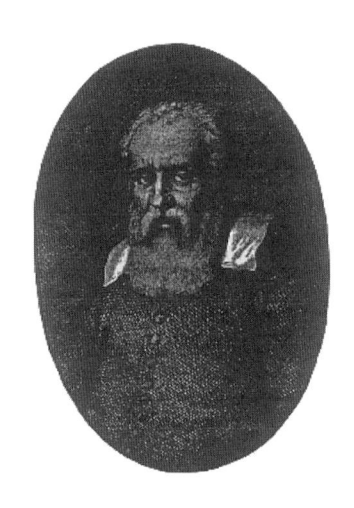

図1　ガリレオ・ガリレイ（1564-1642）
（フリー百科事典『ウィキペディア』より）

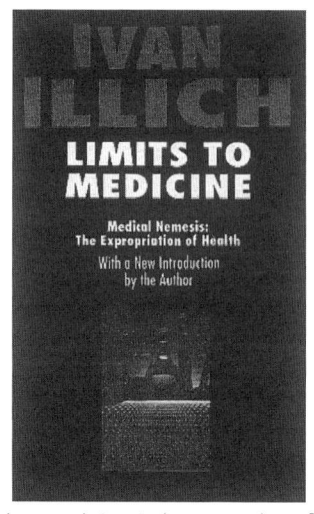

図2　イワン・イリッチ（1926-2002）の『脱病院化社会―医療の限界―』，晶文社の原書

う技術的な面における原点変更なのです．つまり地球を原点として全体の動きを計算するか，または太陽を原点にして惑星の動きを計算するかという問題に対して太陽を原点にした方が断然計算が簡単だという説なのです．それまでは地球を原点にして計算していましたから，非常に厄介な計算をしなければなりませんでした．

　医療に話を戻しましょう．このごろあちらこちらの医師会などからインフォームド・コンセントについて話をせよといわれることが多くなりました．医師会の医師たちの疑問はインフォームド・コンセントのような時間も労力もかかるものをどうやってやればいいのかということです．今の医療制度の下では1人の患者さんにかけられる時間は数分しかない，そんな短い時間の中でインフォームド・コンセントについて何分しゃべればいいのだという憤りがあります．しかも，しゃべったとしても患者さんがわかるはずがないではないか，自分たちは6年間も医学校にいて，そのあとずっと専門的な研究をやって初めてわかった言葉を，どうして数分間でしゃべれるものかというわけです．さらにお金の問題もあります．しゃべって一体いくらになるのか，現行の医療保健制度はていねいな説明をカウ

ントしてくれませんから．まあこのごろは説明に対しても少しお金が出るそうですが……．

それからターミナルケアについてもよく聞かれます．だいたい昔は病院で死ぬ人の数が少なかったし，病院に入ってきたとしても1週間かそこらであっさり終わりになってしまう．ターミナルケアの時間もなかったわけです．ところが最近はだんだん在院日数が長くなって，半年，1年，中には3年に及ぶこともあります．そして徐々に悪くなっていって最後は病院で亡くなるというのが一般的になってきました．そのような長いスパンの病院での患者さんに対する対応の仕方が難しい．特に死んでいく患者さんに何をすればいいのかわからない．これらが問題，頭を悩ます大問題なのだというわけです．

これらの問題が大問題になってしまうのは，いわば原点をどこに置くかに関係してくるのではないでしょうか．原点を要素還元主義に置くと，これは絶対に解決のつかない問題です．全体を構成要素に分けて分析していくことで詳細がわかればすべてがわかるという要素還元主義は，非常に科学的な装いなので，医学も科学的であろうとする19世紀からそのようなモデルが医学の中に入ってきました．確かに要素還元主義という原点から発展していろいろな便利な機械が発明されましたし，多くの病気の原因も発見されてきましたし，それに伴ってさまざまな治療法も工夫されてきました．その勢いからすると，病気というもの自体がいずれ消えてしまうのではないかという幻想まで抱かれたのですが，ところが最近になってだんだんとその幻想が，どうも怪しいぞということになってきました．

科学的な医療とマネージドケア

アメリカでこのごろ，マネージドケアについての論議が盛んになってきています．特に医療倫理学（medical ethics）や医療人類学（medical anthropology）といった分野の学者からのマネージドケアに対する反論が非常な勢いで巻き起こり大騒ぎになっています．どのようなことかといいますと，ご存じのとおりアメリカの健康保険というのは，個人が民間の健康保険会社といろいろな形で契約をするわけです．なにがしかの治療を医療機関で受けた場合，契約に応じて保険会

社が支払いをするわけですが，支払う前に保険会社では治療費が妥当なものであったかどうか検討するわけです．

妥当かどうかは，治療が科学的に保証のあるものであるかどうかで決めようということになりました．その決定を医者たちに任せていたのでは不正が行われる可能性があるから，保険会社は自らが調査して行われた治療の科学的な裏づけをとり始めました．そして，科学的に効果が検証されていない治療に対して，これも駄目あれも駄目とどんどん削り始めました．自分たちの治療に異議を申し立てられた医者たちはカンカンになりましたし，患者の方でも医者から請求された治療費が保険会社からきちんと支払われないわけですから，頭にきたわけです．しかし，医者たちが文句をいうと保険会社の方では涼しい顔で「おまえさんがた，科学的な医療やってんの？　治療に科学的な証明がなければそれは科学じゃないんじゃないか」ということで泣き寝入りさせられるという事態が起きてきました．そこで何とかこんな事態を打ち破らなければいけないなということで，先に述べたような医療倫理学や医療人類学などまでを巻き込んでの大論戦になっているわけです．

さて，日本ではどうなっているのかといいますと，まず健康保険のシステムがアメリカとは全く違うので問題があまり先鋭化することはありません．日本の医療はきちんと科学的に医師会が責任もってやっているのだからそれでいいではないかということになってしまっているのですが，本当にその根拠がどれほど科学的に確実なものであるかということになりますと，心許ないものです．

さて，常に「科学的に」という言葉が繰り返されるのですが，「科学的に」が正しいことだという考えは19世紀以来，つまり工業化時代に伴って出てきた考え方で基本的には「科学的に」ということはイコール「能率良く，効率良く」という発想につながります．能率や効率を考えた場合，名人芸は極力排除する必要があります．誰にでも理解できて誰にでもできるものでないと，能率，効率は高めることができません．そのため主観はできるだけ排除して客観性を重視することが必要になってきました．それで医学も科学的にやろうということになってきたのですが，おかしなことに病気は減らない．また本当に医学は病気をどのぐら

い治しているのかこれは今まであまり議論したことがない．最初のころは，科学的にやるのだからすべての病気はそのうち全部治るというような楽観的な空気がありました．1960年代のはじめころは純粋な病気だけでなく社会的状況や文化が絡んだアルコール依存症のような問題でも，先ほど出た医療経費の問題でも，とにかく何でも客観的に科学的に研究すれば，対処法も見つかるはずだと考えられておりました．これを思想家のイワン・イリッチはメディカリゼーション（医療化）という言葉で表しました（図2）．もっといえば，社会全体に問題があればそれを病気と同じモデルで考えて，科学的分析をしてコントロールしようというのです．ですから学校でガサガサする子供は，ADHD（注意欠損多動障害）という病気としてリタリンという薬の服用で．実存的な悩みは単に鬱傾向ということで抗鬱剤の服用でコントロールしようとします．

　また，日本などはまだましですけれども，アメリカなどはGDP（国内総生産）の13％を医療費に使うというような状況になっています．これは実はとんでもないことです．GDPというのは1年間でその国で使われたお金の全合計ですから，そのうちの13％が医療行為にザーッと注ぎ込まれているということになります．まあ，それで国民が健康になる，病気が減ってくれるというならば仕方ないとしても，現状は逆でして，病人はますます増えてきております．これは一体どうしたことか．なぜこんなことが起こるのか．高い金を使って一体どうしてくれる！　という医学，医療に対する疑問の声があちこちで上がり始めました．

医療の限界

　偉いお医者さんが非常に謙虚にいう言葉として，例えばアンブロワズ・パレ（1510-1590：図3）という外科医の次のような話があります．手術が成功して患者さんがパレにお礼をいうと「私が治したのではない．私はただ傍観しただけである．神がこれを治したんだ」と答えたそうです．そうすると周囲の人々は「ああ，この人は何と謙虚で素晴らしい医者だな」といいました．それからパレはさらに有名な名医になってくると「いや，私が治したのではない．患者さんの治癒力が治したんだ」というようになったそうです．すると周囲は「ははあ，何

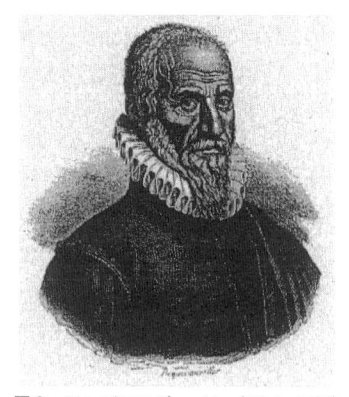

図3 アンブロワズ・パレ（1510-1590）　　**図4** 近代医療の効果判定
（*New England Journal of Medicine*, 1977年2月22日号より）

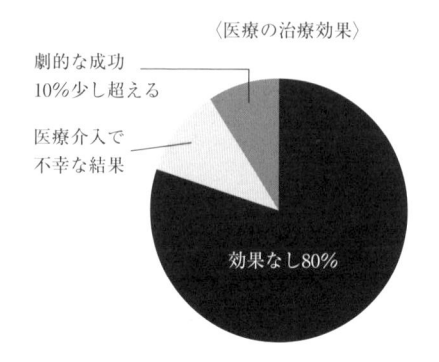

〈医療の治療効果〉
- 劇的な成功 10％少し超える
- 医療介入で不幸な結果
- 効果なし80％

と謙虚な人だ」と恐れ入ったそうです．しかし，パレの言葉は謙虚さから出たのではなく案外，本当のことだったかもしれません．

　本当に治せる病気がどのくらいあるのか．勝手に治ってしまう病気もかなりありそうです．もっというと医者が病気をつくってしまうこともあるでしょう．これをイアトロジェネシス（医原性）といいます．この言葉を最初にいい出したのも先に出てきたイワン・イリッチなのですが，どうも近代医学というのは病気をつくっているのではないかという疑いをイリッチはもちました．それをソーシャル・イアトロジェネシス，つまり社会全体が病気というものを医療経営者と組んで紡ぎ出す．ここで社会全体というのは病院，製薬会社など医療産業などが構成要素ですからそれらが結託して一番儲かる方法を考えている可能性があるのではないかとイリッチは考えたようです．

　インフォームド・コンセントの問題においては医者の説明の根拠は科学にあるわけですが，医学という分野はさまざまな因子があまりにも複雑に絡み合っているために確実なことはいえない．そうなるとこれは確率でしか説明し得ないわけです．まことに歯切れの悪い説明になってしまいがちです．患者さんにとっても分かりにくいものになりがちです．昔は医師の権威でもってごり押ししてきたし，それに慣れている医師にとってはインフォームド・コンセントはまだるっこしさ

以外の何者でもないようです．世間一般から思われているほど医学は整然とした客観的な知識の体系ではないために，経験的な話にもっていくか，確率的な話にもっていくしかないのです．

　それでは将来医学が素晴らしく進歩して，身体を構成する要素である分子のすべてがわかるようになったら全体が分かるかというと，これも怪しいのです．要素と，たまたま全体との関係が，いつも一応統計的に1対1で対応する場合というのは非常にまれです．力学的な世界では常に条件を一定にして，他の要素を出来るだけ排除して，または排除できるような条件にしてやる．それによって，いわゆる法則性というのが出てくるわけですけれども，残念ながら生物体のような複雑なものが1つの要素でどんどん変わっていったら生きてはおられませんよ．だから，安全装置として多くの要素が組み合わされてできている．

　科学，医学もそうですが，このごろの流行の言葉にコンプレクシティというのがあります．日本語では複雑性というように訳しますけれども，そうではなくて，このプレクシティというのは網の目のことです．布が編み込まれたような．そのような編み込み構造があるので，この中の1つ分子を変えたって，分子1個をとったって，そんなに簡単に変わるものではないのです．しかし予測というのはなかなか難しい，特にこの複雑性の場合には．

　例えば，天気予報を例にとってみましょう．あれは科学的にはすごいのです．全国で3000か所の測定点で，一応気象に関する12ぐらいの要素を全部あげて，そいつを式にあげて，それを全部刻々東京の気象庁にありますクレイの大型コンピュータで計測施設の予測点基準というのを作っていって，それを順次見ながら，天気予報をするわけです．当たるのは非常に短期，明日ぐらいの予測は比較的当たるけれども，長期予測で当たったのが記憶にありますか？　今年は冷夏でした．予測は暑かった．暑いといってたら冷夏になった．これほど精密な計測をしても当たらない．

現代の医療への疑問

　先ほどのイリッチのソーシャル・イアトロジェネシスですが，もう少し補足し

ておきましょう．イリッチの主張は社会的医原病や文化的医原病と名づけた現実を明らかにすることでした．彼のいう社会的医原病というのは，近代国家では医療が社会権の一つとして承認されたことによって，形はいろいろですが医療供給体制が社会化され医療施設や医療スタッフが増員され，さらに医療費支払いが患者から医療側に直接渡される必要がなくなったために，医療側も医療費についてあまり気にしなくてもいいという状況になりました．ただ医学的な理由だけで，もっと言ってしまうと，医師の主体的判断だけで医療行為を決定できるようになりました．そこへ医療産業が新薬や新しい器械を開発，改良し，導入を図るという構造ができ上がりました．それを行政も支援するという協同関係ができたので病人を増やして，共に栄える体制ができ上がりました．つまり社会的に病人は作り出されるというわけです．さらに文化的医原病となると，こうした庇護的お任せ的な体制の中で，人々はいささかの痛みも悩みもすべて，ただ忌避すべきもの，意味なきものとして直ちに医療問題とされます（これを医療化，medicalizationという）．そしてすべての問題を医療施設に委ねてしまうという文化ができ上がります．

　病気になると，全部お任せをすることによって自分は何もしない．だから，死の問題，癌の問題，そのようなものが全部消えてしまう．極端にいうと医療的な処置で完全にすべての痛みを取り去ることができたとしたら，それは幸せなことなのでしょうか．痛みがなくなった人間というのはいったいどういう状態なのでしょうか．一種の閉鎖状態になるかもしれません．つまり人間というのは痛みや不安があるとコミュニケーションによって癒されようとします．死の恐怖，しつこい癌の痛みなどに対して，人は周囲の人と交わることで人間らしい威厳をもって不安や痛みに対峙していくことができます．しかしすべての不安，痛み，恐怖が医療的な方法で取り除かれたとしたら，コミュニケーションがなくなり，閉鎖状態となります．人間というのは文字どおり「人」の「間」の存在です．人とのコミュニケーションがなければ物体でしかなくなってしまいます．また健康の定義についても「病気でないこと」という，いささかの陰影もない単線的な論理で解釈されるようになってきています．以上がイリッチの主張です．

彼の主張に対しては，当然のごとく猛然と反論が医学界から巻き起こりました．反論の多くは，イリッチの主張のうちの「医学が実際にはあまり病気を治していない」という部分に集中しました．いずれの反論も，イリッチの論証の根拠がはなはだ偏ったものだというものでした．しかし反論が繰り返されているうちに，医療の内部から，イリッチの主張に胸を開く者も現れ始めました．

世界で最も医者によく読まれている New England Journal of Medicine という医学雑誌がありますが，これの1977年2月22日発行号の論説に，同誌の編集長インジェルフィンガーは，イリッチらを引き合いに出しながら「近代医療を適用しても80％の患者は別に良くも悪くもならず，あるいは自然に落ち着くところに落ち着く．医師の働きはそれが有害でない限りこれらの原則的な経過に影響するところはない．また10％をやや上回る症例においては確かに医療的介入が劇的な成功をみせている．ただし残りの7～8％は医師の診断や治療が適当でなかったために不幸な結果を招いている」と述べています（図4）．

イギリスの元 英国王立内科医師会会長のブラック（Black, Sir Douglas）は「近代的な治療で顕著に影響させ得るのは10％ほどしかない」という推測を発表していますし，オックスフォードの内科教授ピカリング（Pickerring, Sir George）は「一般医がみている患者の90％は治療効果がわかってないか，またはその病気に影響する治療はない」といっています．京都の医師たちの熱心な勉強会グループがありまして，そこでその話をしますと「そんなに治りますか，1割もねえ」というのです．ある開業医は「うちだと，そうねえ，4～5％がいいとこだよ」といわれてました．こちらが「それではあとは，どうしてるの」と問うと「あとはつきあっている」と答えます．さらに彼らは興味深いことを付け加えてくれました．「つきあっているというのはそれだけで大事なことなのです．高度な機械などを使っての治療よりも，患者さんの気持ちを和らげて，病気とつきあえるような状態にもっていかせるということ，これがたいへんに大事なことでして．そのためにはと，対話というのが非常に重要になってきましてね」．

医学の論理とパラダイムシフト

　医学の論理について話を進めてみましょう．少し逆説的な話ですが，医学が科学的であるためには客観的でなければなりません．感傷的であってはなりません．感情が含まれると客観性が崩れます．冷酷である必要はないのですが，感情的には中立であることが必要といわれています．だから，たとえ相手が人間であっても冷静にやらなければならないということになります．このあいだ，ある臨床科の教授と医療の倫理の問題について話していたとき，突然彼がいい出しました．「要するにわれわれが病気をちゃんと治せないから，ごたごた倫理の問題が云々されるのですな，もし治せたら少々何か問題があったってとどこからも文句は出ないわけですわな」と．いわれてみると確かにそんな気もする．彼の論理によれば，多少応対が乱暴でも病気の苦しさから解放されるのならば辛抱できる．インフォームド・コンセントも必要ない．患者は病気について知る必要はさらさらない．ただでさえ忙しい病院，診療所の毎日，直接関係のないことに時間をかけるのは全くの無駄というものである．必要なのは診断のための情報であり，医師のたずねることに無駄なく答えてくれさえすれば，それで十分である．いろいろと医療に批判があるが，結局それは治せないということが原因ではないのかというわけです．

　しかし，もう一度原点に戻ってみましょう．現代医学では治療の方針というのは単純に病気というものをすべて悪と考えます．そして病気によって出てくる症状はいけないものなので，それを強力に強引に押さえ込むことが，すなわち治療だということになります．しかし，それでいいのでしょうか．例えば，近ごろでは免疫学者などの研究によってかなり常識になっているのですけれども，熱が出るということは免疫能力の産生に役に立つ．そうすると，風邪をひいたときに熱が出たからといって解熱剤をやるというのは正しいのかということになります．解熱剤が免疫力を落としていることになっているのですから．実際に昔，「はしかのときに解熱剤を飲ますな」という医者間の言い伝えのようなものがありました．なぜかというと，はしか患者に解熱剤を飲ますと，内向する合併症を起こす

というのです．

　そのころはなぜか理由はわかってなかったのですが，今から考えれば，はしかというのはエイズのように免疫力が落ちるのだそうです．そこへ向けて解熱剤で免疫力を下げたら，それはもう合併症を起こすのに決まっているというわけです．ただ，風邪の場合だと……確かに風邪をひいて熱が出た．それで，解熱剤を飲ませた．それによって少し楽になったという．実際に解熱剤を飲ませた場合と飲ませない場合と，アメリカで2～3の研究があります．比較実験をみるとあまり差がない．飲ませない方が，ある研究だと0.7日早く治り，他の研究では1.4日遅く治っています．いずれにしても大して差はないようです．ということは解熱剤を使っても使わなくても変わらないということになります．あるいは解熱剤を使ったにもかかわらず治ったという妙な結論になります．結局，医者というのは何をしているのかという疑問が出てきます．

　私は昔，医学部の学生のころ，何か医学の統一理論というのが出来やしないかと思って一生懸命調べてみたのですが，結局ない．てんでんばらばら．その上，医学理論というのはファッションのようにしょっちゅう変わっていく．正しいとされていたことが，次には間違いとされていくことは珍しいことではありません．私が耳鼻科医になってちょっと腕が上がってきたころ，カリフォルニアの方では，扁桃腺のある人は雇わないという企業が出てきました．アメリカという国は何でも極端から極端に走る国のようですが，ともかくその企業の言い分は「扁桃腺があると欠勤率が高まる．欠勤率が高まると企業が損をする．だから，はじめから扁桃腺がなければいいではないか」というのです．それで扁桃腺のない者だけを雇うということになったそうです．そんな論文を読んだものだから「なるほど」と思って，京都で「あんたも切れ．あんたも切れ」と言っていました．時代というのは怖いもので，耳鼻科医すべてが扁桃腺は切るべしとなっていたのですから．

　ある夏に私の教室では子供たちを集めて集団扁桃腺摘出手術ということをやりました，私だけで200人ぐらいやりました．最初のうち扁桃腺をとるのに1時間半もかかっていたのが終わりのころは5分間でパッパッとできるようになっていました．扁桃腺をとった子供たちの追跡調査をしてみると，やはり熱が出ないも

のですから欠席が減っていました．とった子は1～2日ぐらい減った．成績は0.7ぐらい上がった．「ああ，いいことしたわい」と思って威張って学会で発表したのです．ところが翌年になったら，アメリカでちょうどポリオが流行しまして，それで調べてみるとポリオになるのは扁桃腺をとった子供に多いことが判明しました．これでは何をしていたことやら．医学というのは確実な部分もあるけれども，それから導かれたファッションで患者さんをコントロールしてしまいます．

科学というのは真理ではなくて，科学者集団が寄ってたかって「うん，それでいきましょう」ということで，「これはまあ認められるぞ」ということでコンセンサスを出すわけです．これはパラダイムという言葉でいわれています．パラダイムというのは何かというと，社会学の用語です．社会学の用語というのは，実は世間の常識に関連したやり取りの中からできてくるものです．だから，人間のコミュニケーションの中で出てきたある1つの考え方のファッションの部分が，科学の正体なのです．しかも能率，効率などということをいいながら，結局あとになって逆向きに進んでいたということがわかったりするのです．

■医療の原点に戻ろう――医療者が心を開く

そうすると科学信仰ではなくて，やはりもう一度医療の原点に戻って考えてみなければなりません．つまり，苦しめる人間，助けてくれといっている人間，一人一人がみんな違う問題を抱えている．一人一人がもっている社会的な背景，心理的な背景，そのようなものが違うわけで，それが薬で治るということはないわけです．そのためには個人自身の痛み，苦しみというものを十分に医療者自身が理解して共感していくことが医療なのではないでしょうか．ところが医療者自身の心の中にある病気とか死という観念に対する恐怖感のために壁ができてしまう．怖い，だから，みないという選択肢を選びます．そのために医療者は自分の心を閉ざしたまま患者に向かうのです．だから，閉ざすのではなくて開けてみる．自分の恐怖感も含めてオープンにしてみる．その対応の中で援助者としてのスタンスができてきます．医療者のコミュニケーションというのは，そのような悩める者，苦しめる者が自分を開く手助けをするということなのです．私どもは，解

氷，解氷というのですが，じつは心の氷解かしをやっているのです．医療者が自分の心の氷を解かして，初めて患者さんが心を開いてくるのです．

人間はやはり大人になってくるとみんな自分の1つのスタイルができてきますし，病気になるとこれはこのようなものだと別のスタイルをつくってしまって，そこから逃げ出せないのです．だから，これを解かすためのアプローチという．だから，援助的なコミュニケーションの基本というのは相手を解氷させる．そのためには自分が解氷しなければいけない．自分が解けなければ相手は解けないわけですから．だから，医療のコミュニケーション，医療的なコミュニケーションというのは，一つの技術として確立されなければならないということになります．

そしてまた，その解氷していくことによって，実は病気というのは決してマイナスだけではなしに，それが一つの成長の機会にすらなりうるということがあります．だから，非常に元気なときは何でもできるような幻想を抱いているわけですけれども，だんだんと，これも駄目あれも駄目というように制限されてくると，残されたものの中で何を自分は選んで，そして自分のアイデンティティを確立するか，これが人間の個人としての成長になっていきますから，そのような意味では医療というのはやはり人間性が中心になってきます．科学も大事ですけれども，その中の一部でしかない．これを使うことはいいのですが，科学だけに限ったら何もできません．患者さんに死が近づいてきたら何もできることはないと諦めてもう近づかない，そのような状況になってくるわけです．しかし，科学ではなく人間性を中心に置くと，別に技術があろうとなかろうと悩んでいる人がいるわけですからそばにいればいい．そばに行って座っていればいい．話を聞けばいい．

そろそろ20世紀も終わりですが，そろそろ新しい医療観が始まろうとしています．主観的な病気観や文化的なコンテクスト，個人のコミュニケーションの問題，そして個人の成長というような，そのような心理学や行動科学や歴史学，そのようなものが大変大幅に医学の中に入ってきています．つまるところ医学というのは人間学なのだと思います．しかし人間学としての医学が日の目をみるまで，あと20年はかかるだろうと思います．私はそのころにはいません．しかしでき

るところまで寿命が尽きるところまではやってみようと思います．今日はご静聴ありがとうございました．

編者あとがき
過去の医療から未来の医療へ

　医学概論は，大阪大学で1947年に開講され，その歴史は半世紀を超えています．現在では，医学部の講義の中で，必須のものとなってきています．医学概論とは，「われわれを取り巻く医療環境の中で，医学医療を多面的に見つめ，理解を深める」ために存在しています．古くは，医学とは何か，社会の中の医学の立場，病気とは何かなどということを社会的，哲学的に考察し，突き詰めてきました．過去においても現在においても，「医学とは何か」という永遠のテーマを医学概論は追求しているといえますが，現在の医療は，非常に大きな問題を山積みしているといえます．

　現在，分子生物学をベースとした遺伝子機能解析の迅速化，また，それに伴う基礎医学から臨床医学へのトランスレーショナルリサーチが進められ，エビデンスに基づく先端医療が進められてきています．脳死の問題や臓器移植の問題が話題となっていますが，最近では，世界各地で癌，循環器疾患などの領域で遺伝子治療が行われ，一定の成果を上げています．遺伝子治療は今後，魅力的な治療法の一つとしてますます研究，臨床応用されていくことは間違いないといえるでしょう．また，近年，新しい診断方法として遺伝子診断というものが導入されてきており，発癌リスクの診断などで利用され進められています．このように，遺伝子診断，遺伝子治療というものは，現代の難治疾患に対して大きな威力をもつものと思われます．

　しかし，先端医療というものは新技術です．人類の歴史を振り返ってみると，社会に価値観の変動や大きな流れをつくり出すような新技術は，社会に円滑に適

応してきたとはいいがたいのではないでしょうか．青銅器の時代から鉄の時代に移り変わるときに，鉄は農具として生産を上げるという役目を果たしたというよりは武器として使用されたという経緯があり，近年にしても，ノーベルが平和利用のために発明したダイナマイトも彼の意に反し，第一次世界大戦における大量殺戮戦争の成立の中核となりました．

遺伝子というものは，それ自体が遺伝情報という形の情報であるといえますが，現段階で私たちが情報として認識できるのは「その遺伝子が何をしているのか」ということと，「遺伝子機能が消失しているか否か」という2つの情報を明らかにしたときで，それを遺伝子診断と呼んでいます．遺伝子およびこの遺伝子診断を情報ととらえるなら，そこにはプライバシー，守秘義務などの問題が浮上してくることは間違いありません．また，その「その遺伝子が何をしているのか」ということを解明する遺伝子解析技術とて，その秘めている力が莫大であるからこそ，人間に対してマイナスな方向にも利用されかねません．うまく使いこなすということは難しいですが，破壊の方向に活用することは案外に簡単であるということは，これまでの人類の歴史が証明しています．

遺伝子診断と遺伝子治療という分野を例にとると，有用性，効果はサイエンスのレベルでは間違いなく証明されていますが，社会の中でどのような影響を与えていくか，どのようにコントロールされていくべきかということに関してもこれから考えていく必要があるでしょう．人類は，自分のまわりのものに対し，開発，制御を行ってきましたが，今は，自分たちの内なる物質，そしてそれの情報としての側面の扱いに対する認識を考える段階に入っているといえます．

ここでは，遺伝子に力点を置いて問題点をあげましたが，未来の医療はこれだけに限定されるものではありません．

医学概論は，このように，医療が人類にとり，間違いを起こさないように，多面的かつ包括的に医療を見つめることを目的としています．このような，自分た

ち自身を規定する究極の分子である遺伝子が医療に登場する時代においては，医学概論が不可欠であり，私自身医学生として，本書収載の医学概論講義を受講し，深い感銘を受けるとともに，上に述べた想いをさらに強くしました．このような折に，同講義ご担当の森本兼曩教授から，本書編集作業へのおさそいを受け，喜んで参加，ご協力することにいたしました．この本が，みなさんが医学概論を学ぶ上で，お役に立てることを心からお祈りしています．

　最後に，この本を編集させていただくに当たり，多大なるご指導をいただきました森本教授をはじめとする講師，著者の先生方に，深甚の謝意を示したいと思います．

　平成17年3月吉日

大阪大学医学部医学科学生　駒 沢 伸 泰

索　引

欧文

basic science　40, 41
CAM　207
CDC　9
disease‐oriented research　40
EBM (evidence‐based medicine)　32, 62
gold standard　64
Heligman　47
Hensley　53
Hollingsworth　54
internationalism　36
medicine　172
MEDLINE　68
narrative‐based medicine　32
nationalism　36
PAIDS　39-41
patient‐oriented research　40, 41
Pollard　47
PubMed　68
QOL　30, 83
RCT（randomized controlled trial）　73
Strehler　46
THP　155

ア行

アイデンティティ　23, 24
アセトアルデヒド　116, 132, 138
アトピー　2
アメリカンスタンダード　42
アルツハイマー型の老年の痴呆　94
イアトロジェネシス　230
医学の学問構成　175
医学の言葉　199
医学の敗北　90
胃癌死　12
医原性　230
医師‐患者関係　197
医師と患者の関係　182
医師の頭の構成　179
医師の役割　160
異常　188-190
遺伝医学　11
遺伝的要因　163
遺伝素因　8
医は仁術　42
イリッチ，イワン　226, 229
医療　172, 225
医療改革　161, 164
医療経済　157, 158, 169
医療者＝援助者　200
医療人類学　184, 227
医療費の請求　212
医療倫理学　197, 227
インジェルフィンガー　233
インパーソナル　183, 184
インフォームド・コンセント　42, 171, 185, 186, 193, 199, 206, 213, 226

嘘のストーリー　220

エビデンスレベル　67
エリクソン　23, 24, 33
エレルベルガー　27, 28
嚥下性肺炎　101

延命　75, 80

オピオイド　84
お任せ医療　203

か行

介護保険　161, 162
ガイドライン　209
解剖実習　181
化学工場　146
確率的考え方　190
カセイソーダ　137
家族のケア　82
価値観　66
カネミ油　126
カルテ　179, 180
加齢　5
癌　2, 163
環境因子　10
環境汚染　119, 135, 137
環境保全　36
環境ホルモン　10
環境要因　163
環境履歴　13
肝硬変　221
幹細胞　58
観察研究　69
癌死　76
患者‐医療者関係　197, 198, 202, 208
患者学　195
患者と医療者間のコンサルテーション　208
患者の権利章典　211, 212
患者の自己決定　203

間接喫煙　11
間接中毒　137
感染症　1
完全生命力関数　47
緩和医療　83

機械論的身体観　173, 182, 183
偽会話　103
気管支喘息　72
希釈放流法　116
規則功利主義　209
義務論的アプローチ　209
急性中毒　145
禁煙外来　159
金山　137

愚行の権利　206
苦痛　221
　　──に満ちた死　78
クリニカルパス　71
グローバルスタンダード　42
桑原武夫　25

傾聴　86
珪肺　145
契約モデル　198
ケーススタディ　214
結核　53, 177
結核死亡　52
結果主義　209
健康増進医学　9
健康度　5, 6
健康法　30, 29
健康保険　164
健康ポテンシャル　7
健康予知予測　17
検査　80
現代医学　182-184
現代医療　183, 184

抗鬱剤　28

公害の原点　119
工学モデル　198, 204
孔子　24, 25, 32
高脂血症　204
公衆衛生学　144, 145
公正・正義　211
抗生物質（抗生剤）　215
呼吸困難　85
国勢調査　43
国民医療費　157, 160, 161, 165
国立がんセンター　11
心の氷解かし　237
心の学　38
故障確率密度　51
事の学　37, 41
小林和正　49
コミュニケーション　82, 103
混合型痴呆　98
コンプレクシティ　231
ゴンペルツ　44
ゴンペルツ関数　45

さ　行

財政　157
臍帯水銀値　128
在宅死　76
作業環境測定法　156
作業環境測定士　156
作業関連疾患　155
作業療法士　167
サリドマイド　126
産業医　156
産業医学　143, 150, 153, 154
産業保健　150
産業保健活動　143, 147

自我　22
自己　22, 26
自己実現　17
四住期　26, 29
自然治癒力　200

自然保護　36
持続皮下注入ポンプ　85
実験研究　69
死の医学化　80
シミュレーション（思考実験）
　215
社会医学　4, 143, 177, 178
社会再適応評価尺度　191
社会的規範　66
社会的ケア　87
社会的な合意　189, 190
重症度　70
熟知同意　206
終末期医療　91, 92
上気道炎　63
症状のコントロール　82, 83
情報開示　185
縄文人生命表　49
初期故障　52
職業病　119, 145, 149
食物連鎖　119, 135, 137
ショートカットによるアプロー
　チ　210
自律性の尊重　210
素人の言葉　201
人口構成　43
人種差　70
人生後半の課題　27, 33
人生という文脈　192
人生の物語　192
心臓病　2
人体実験　212, 213
診断　80, 193, 195
塵肺　145
診療ガイドライン　71, 72
数理生物学　45
ストレプトマイシン　73

生活習慣病　1, 159
生活（史）の文脈　193-195

索　引

生殖年齢　50
精神性　3
精神的ケア　79, 86
　　──の不足　79
生物医学　65, 197
生物学的ヒト　199
生命力　50
　　──の基本方程式　55
　　──の定義　53
　　──の定式化　53
世界で初めての胎児性中毒　124
セカンドオピニオン　207
説明モデル　172, 184, 185
善行原理　211
全人的な痛み　81
全人的な死　81
選択バイアス　70

創造の病　27, 29
ソーシャル・イアトロジェネシス　231

た　行

ダイオキシン　126
胎児性水俣病　122
対処不能　193
耐性菌の問題　216
代替＝補完医療　207
タバコ　159
ターミナルケア　75, 227

中年の危機　27
直接中毒　119, 137
治療　80, 193, 195
鎮痛補助薬　84

伝統的生活様式　13

統計的考え方　190
統合失調症　21

糖尿病　2, 159
糖尿病性昏睡　205
頭髪水銀値　132, 140
投薬要求　214
ドーキンス，リチャード　8

な　行

新潟水俣病（阿賀野川水銀中毒）　131
ニュールンベルグ裁判　213
人間機械論　199

寝たきり　167
年齢別生存率　43

脳血管疾患　2
脳ドック　65

は　行

バイオメディシン（生物医学）　176
肺癌死　12
ハイリスクグループ　191
長谷川式痴呆スケール　96
パターナリズム　198
パラダイム　236
パレ，アンブロワズ　229

ヒステリー　21
ビタミンK　217
批判的吟味　68
ヒポクラテスの誓い　210
病院死　76, 77
病気　188-190
病者学　195
費用対効果　158
病名告知　221
微量汚染　141
ヒンドゥー　26, 29, 32

副作用　64

福田信男　46
不思議　37, 38, 40, 41
不定愁訴　29
福田の死亡モデル式　47
プライバシー　212
ブラック　233
ブレスラウ　49
ブレスロー，レスター　11
フロイト　21, 22, 24, 27, 32
文化人類学　184

平均寿命　50
ヘルシンキ宣言　213

放射線医学総合研究所　46
放射線影響研究所　54
牧師モデル　198, 203
ホスピス　30, 221
ホスピスケア（緩和治療）　221
翻意権　208, 217
翻訳の問題　185, 186

ま　行

末期癌　189
マネージドケア　227
摩耗故障　52
慢性疾患　168
満足度　187

南方熊楠　35
水俣病　108, 119
ミーム　8
未来医療　41

無危害原理　211
無機水銀中毒　137, 139, 140
娘細胞　58
無輸血手術　208

メチル水銀　116, 130, 137, 139,

　　　　140
メディカリゼーション　229
メンタルヘルスケア　155

目的論的アプローチ　209
物語　31, 192
　　──を基礎とする医療　32
物の学　38, 40
モルヒネ　79
モンテカルロ式　47

や 行

矢後純一　46
柳田國男　36
病いの問題　193-195
やりすぎの医療　77

有害物質　148
有機水銀　115
有機水銀中毒　115, 132, 137
ユング　21, 22, 24, 27, 33

抑鬱病（抑鬱症）　28, 29

予防医学　9

ら 行

ライフイベント　191
ライフサイクル　19-21, 24, 25, 27, 32, 33
ライフスタイル　2, 163, 217
ライフスタイル-健康度モデル　5, 8
ランダム化比較試験　62, 71

理解的な態度　86
理学療法士　85, 167
リードタイムバイアス　69
リハビリテーション医師　166, 167
量-反応関係　151
緑黄色野菜　13
臨床医学　18
臨床疫学　66, 68
臨床研究　67
臨床実験　212
臨床判断のよりどころ　65

倫理学　211

霊的な痛み　88
レビンソン　19

老人医療費　165-167
老人保険　163, 164
労働安全衛生法　156, 156
労働衛生研究戦略協議会　150, 151
労働衛生法規　156
労働科学研究所　145
労働基準法　148, 149, 156
労働者災害補償保険　148
ロス，エリザベート・キュブラー　33
論語　24, 25

わ 行

ワイブル関数　47, 50
和解　89

講師プロフィール

1. 略歴
2. 自身の学部への入学動機
3. 学生生活を振り返って
4. 研究テーマの変遷
5. 自身の研究分野を目指した理由
6. これからの研究の目標
7. 日本の医療に関して思うこと
8. 現在の学生に期待すること

森本兼曩

1. 1946年生まれ
   1971年　東京大学工学部原子力工学科卒業
   1980年　同大学院医学系研究科修了
   1978～　カリフォルニア大学サンフランシスコ医学校留学
   1980年　（フルブライト委員会・日本学術振興会米国大学院派遣）
   1981年　東京大学医学部助手
   1984年　東京大学医学部助教授
   1987年　大阪大学医学部教授
   1998年　大阪大学大学院医学系研究科教授

2. 中学，高校時代から物理学に興味があり，また，自治会活動などを通じ社会に役立つ仕事をしたいと願っていたこともあり，原子力工学を専攻した．しかし，原子力工学体系の実体は，国家的な経済エネルギー政策の中軸としての巨大科学技術体系であり，どうも歯車の一つとしての役割しか担えないと気づいた．人間と環境を対象にしながら，自身の生き様を存分に試していける学問をやりたいと思い，東京大学医学系大学院とカリフォルニア大学サンフランシスコ医学校（大学院）に学んだ．

3. 時は大学闘争の時代であり，全学ストライキで授業がなくなった教室や安田講堂で，日夜，大学での教育のあり方，科学技術の歴史的意義あるいは生きることの意味など，時を忘れて真剣に議論をした．

   一方，教養学部時代からの芸術系のクラブ活動で，古典音楽鑑賞会（クラシック音楽の研究，鑑賞団体）の気のいい仲間たちと，演奏会やレコードを通じて，西洋音楽のもつ精髄に触れる時間をふんだんにもつことができた．また，東大文学部で渡辺　護教授による西洋音楽史，あるいは東京芸大での小泉文夫教授による民族音楽

講義など，出席率100％で楽しんだ．大変によき時代であった．
4．放射線，ならびに環境有害物質の染色体遺伝子への影響を評価する研究から，より広く，ライフスタイルと健康度との関連性にかかわる実証的研究，そして，ストレス・ヒューマンサポートを含めた包括的健康医学体系の創生研究へと進んだ．

　この間，環境と人間とのかかわりを考究する中で，自然共生的なライフスタイルの重要性を認識した．また，その具体的な表象としての医学医療体系を実現するための「医学概論」の再構成を目指している．

5．6．健康破綻（疾病）は種々の環境要因と遺伝要因の交絡のもとに生ずる．そこでまず，種々の日常生活習慣と身体的，精神的および遺伝的健康度との関連性を明らかにするため，産業労働者，一般住民，学生などの特性集団をコホートに実証疫学的研究を進めている．健康度の指標としては，健康診査で行われるような一般的な身体的健康度指標とともに，GHQなど精神的健康度を反映する指標，あるいは唾液中ストレスホルモン測定をも取り入れ，包括的に評価し，quality of lifeを重視した新しい生活習慣病予防医学体系の確立目指している．

　発癌予防にかかわる特異的指標としては，ナチュラルキラー細胞活性，染色体変異，活性酸素による遺伝的損傷などを測定する一方，アレルギー発症危険度の指標として血清中総IgE値とアトピー遺伝子変異の解析を行い，いずれも，喫煙，飲酒，ストレスなどのライフスタイルによって大きな影響を受けていることを明らかにしてきた．

　近年の目覚ましい高度技術社会進展の反面，コンピュータ技術者などでは，新しいタイプの，いわゆるテクノストレスが問題化している．このような今日的課題に対しても，ストレス要因，生活習慣，性格傾向などの関連性に注目した包括的アプローチを行っている．さらに，光トポグラフィなどの脳機能イメージング機器を導入し，視覚，聴覚，嗅覚などの一次感覚刺激と，運動反応性や計算課題処理能との関連性に与える，情動，性格特性の影響を解析する脳科学研究に力を注いでいる．

　分子遺伝学的方法も飛躍的に進歩し，各個人の遺伝素因に関しても，実験疫学的解析が可能になってきた．発癌，アレルギーなど重要な健康問題に関して，このような分子遺伝疫学的アプローチも行っているが，同時に，遺伝子解析・診断にかかわる医療倫理学も重要な研究テーマとしている．

7．治療学としての隆盛とはうらはらに，予防医学の真の意義が理解されていないように感じる．また，医学医療の統括者としての社会医学の重要性を認識してほしい．
8．現存の枠を常に疑うことにより，その裏にある真理を解き明かしていってほしい．その際に，澄んだ研究者の心が必要だが，温かい医療者の心も忘れないでほしい．

松澤佑次

1. 1941年生まれ
   1966年　大阪大学医学部卒業
   1967年　大阪大学医学部付属病院にて医学実地修練修了
   　　　　大阪大学医学部第二内科入局，研究に従事
   1977年　大阪大学医学部第二内科助手
   1977～
   1979年　米国カリフォルニア大学サンディエゴ校留学
   1988年　大阪大学医学部第二内科講師
   1991年　大阪大学医学部第二内科教授
   2000～
   2002年　大阪大学医学部付属病院病院長
   2003年　大阪大学名誉教授
   2003年　（財）住友病院院長

2. 獣医師で和牛の品種改良をライフワークにした父の希望もあった．性格が一番医学部に向いていると考えました．

3. 入学した年が60年安保の年でした．御堂筋でデモをしたのを覚えています．
   卒業間近になって，インターン廃止運動のため，自主的実地修練と称して自分たちで卒業後1年間の研修を運営しました．

4. 最初は，リン脂質の代謝，特にdrug-induced lipidosisの研究をしており，その後，家族性高コレステロール血症に代表される高脂血症の成因についての研究を進めてきました．同時に動脈硬化の成因についても研究を進めてきました．そして，糖尿病や高脂血症，動脈硬化が，一つ一つ個別の疾患ではなく，大きく関係のあるものだということを「内臓脂肪症候群」という概念で包括できることを発見しました．現在はその流れと分子生物学の発展により，アディポネクチンなどの内分泌，代謝，抗発癌の多くの作用をもつホルモン因子を発見し，臨床の場に還元しようとしています．

5. 私の研究の観点は，常に患者の病態から何かを導き出すという姿勢をずっと保ってきました．医学研究とは，現実に苦しむ患者に還元するために存在するのであり，医学を研究するものはその姿勢を崩してはいけないと思います．私は，肥満，代謝病など身近な病気に焦点を当てて現在まで，研究分野を広げ，進めてきました．

6. 脂肪細胞のもつ機能と生体との関連を，総体的に追及し，"adipomics"というような概念で，代謝性疾患の原因追及，治療を進めていきたい．

7. 医は仁術なりという言葉に表現される医師としての使命感と，それに対する強い信頼感の中で医療が行われるべきである．医療内容を患者に誠意をもって説明する，それに対して医師を信頼して納得するという人間関係を築いてインフォームド・コンセントの価値があると考えるべきである．
8. 本書でも述べたように，patient-oriented researchをベースとして，基礎医学の研究者やサイエンティストの協力も得て，患者さんから得たものを最終的に患者さんに還元することを目標にしてほしい．

古川 俊之

1. 1931年生まれ
    1955年　大阪大学医学部内科学卒業
    1960年　大阪大学大学院医学研究科博士課程修了
    1965年　大阪大学医学部助手
    1972年　大阪大学医学部講師
    1975年　東京大学医学部医用電子研究施設教授
    1987年　東京大学先端科学技術研究センター教授
    1989年　国立大阪病院院長
    1991年　東京大学名誉教授
    1996年　国立大阪病院名誉院長
    1996年　金沢工業大学客員教授
    1998年　政策研究大学院大学客員教授
2. 信念のない話ですが，理学部数学科と自分も友人も思っていました．父が小学校の校長で，敗戦後の日教組との闘争に疲れ果てて54歳で若死にして，不合理な教育の世界に入るな，自由がある医師になれと言い残したのでつい受験して受かってしまいました．信念のないことです．
3. 医学部の基礎講義は砂を嚙むような日々でした．今でも多くの青年を蝕んでいると思います．2年次に細菌学の講義が始まってやっと息を吹き返して，Dubosのテキストをアルバイトの資金を貯めて購入，勉強に身を入れ始めました．弱冠30歳代の天野恒久先生のお陰です．臨床には仰ぎ見る先生はなく悶々としているうちに，未来の臨床は客観的な計測検査が支配すると感じて，孵化したばかりの臨床検査部に入りました．臨床が科学になるとホラを吹き込んだのは，後に第一内科教授になった阿部 裕先生です．
4. 先輩たちの誰一人として統計処理がわからないのに仰天した．ただ一人河田 肇先生は，当時としては破天荒な多変量解析を導入したものの，内科学会の権威は全員

お手上げでした．これでは間尺に合わないと思い，工学部の電子工学科，情報処理の先達であった宮脇一男先生の勉強会に押しかけて屁理屈をこねていました．途中は省略します．こんな偏った研究には陽は当たるまいと覚悟していたところに，東大医用電子研究施設の大島正光先生の後任としてあげられ，少人数の軍勢で何でもやる職につきました．阪大内科では腎機能の計量分析，工学部ではコンピュータのいろはと情報通信～遠隔医療，病院内の患者のトラフィック分析など，たいていは本邦初演の仕事が楽しい思い出です．

5．数学をやると競争者が怖がる，専門研究者がいない，さらに老化は生物医学を通じての大命題なのに，研究者の対応は冷ややかすぎると感じました．老化を生物観察で研究するには，桁違いの研究費が必要ですし，観察者の方が先に死ぬ確率も考えねばなりません．そこで使えそうなのは数学とコンピュータという超高速の乗り物です．個体だけでなく，社会集団についても数理は強力な武器になります．東大に先端科学研究センターが設立されたときは，医学部から挙手しました．医学部からは藤正 厳さんを助教授として立ち上げ，社会福祉や税制のあり方，人口計画，都市計画，交通システムと間口を広げ，専門の方々からは素人が何をいうかと非難され，また反芻したりと生涯闘争の有り様です．

6．客員ながら金沢工業大学と政策研究大学院大学が続いています．

福井 次矢

1．1951年，高知県生まれ．1976年京都大学医学部卒業後，聖路加国際病院内科にて研修，内科医員．その後，米国に留学しコロンビア大学 St. Luke's Hospital Center で Research Associate（実験心臓病学），ハーバード大学 Cambridge Hospital で Clinical Fellow（内科）．1984年にハーバード大学公衆衛生大学院を卒業し，Master of Public Health を取得．帰国後は，国立病院医療センター厚生技官（循環器科），佐賀医科大学助教授，教授（総合診療部），京都大学教授（総合診療部，大学院医学研究科臨床疫学，社会健康医学系専攻健康情報学）を経て，2004年9月より聖路加国際病院内科医長・副院長，聖ルカ・ライフサイエンス研究所臨床研究推進センター長．テキサス大学健康情報科学大学院特任教授（Adjunct Professor），京都大学名誉教授．2005年4月より聖路加国際病院院長．

2．生まれて10歳まで育った村（高知県土佐清水市中の浜）の医師に親近感を覚えていたこと，学問としての医学に興味があったことなど．

3．英語やフランス語，スペイン語の勉強，文学，文化人類学，哲学などさまざまな領域に首を突っ込み，知的生活を楽しんだ．1つだけ心残りは，生活のためにアルバイトをせざるをえなかったために，部員として名を連ねていた陸上競技（短距離，

跳躍）に全力を尽くせなかったこと．
4．循環器の基礎研究（心筋虚血の生理学），その後は一貫して，一般内科領域のさまざまなテーマに関する臨床疫学的研究．
5．テーマは何であれ，その時々の「理に適（かな）った医療行為」を追究することが，医療の質を高めるために直接役立つ研究と思ったから．
6．科学的妥当性の高い方法で聖路加国際病院の診療データを収集・解析し，その結果を直ちに病院の職員にフィードバックして，聖路加国際病院の診療の質を日々高められるような，医療現場で真に役立つ実践的な研究とそのシステム作りを行いたい．
7．わが国の医療は，世界の国々の中ではかなりレベルが高く，医療の提供体制が整えられているとは思うが，もっともっと医療への投資が行われるべきで，そのような国民のコンセンサスが得られるようなキャンペーンを開始してほしい．
8．医学と医療は，科学的側面においても人文学的側面においても，いくら勉強してもしつくせないほど興味あるテーマに満ち満ちています．「自分の欲せざるところ人に施すことなかれ」という倫理原則をしっかり胸に抱いて，科学的側面あるいは人文学的側面のあらゆるテーマについて勉学に励む日々を満喫してほしいものです．

柏木哲夫

1．1939年生まれ．1965年大阪大学医学部卒業，同大学精神神経科に3年間勤務し，主に心身医学の臨床と研究に従事．その後，3年間，ワシントン大学に留学し，アメリカ精神医学の研修を積む．1972年帰国し，淀川キリスト教病院に精神神経科を開設．同時にターミナルケア実践のためのチームを結成．その後，同病院にて内科医としての研修を受け，1984年にホスピス開設．副院長，ホスピス長を経て，1993年大阪大学人間科学部教授就任（人間行動学講座）．淀川キリスト教病院名誉ホスピス長．大阪大学定年退官後，2004年4月より金城学院大学学長．日本ホスピス・緩和ケア研究振興財団理事長．1994年日米医学功労賞，1998年朝日社会福祉賞，2004年保健文化賞受賞．
2．母がナースをしており，小さいときから病院や医師というのが，環境として存在していた．
3．教養時代はESSに入り，英語に興味をもった．学部に入ってからは，卓球部に所属した．勉強にはそれほど熱心ではなかった．
4．心身医学，特に心因性頭痛の研究，アメリカ精神医学の経験，精神科レジデント．帰国後，ターミナルケア，ホスピスケアへの特化．
5．アメリカでのレジデント生活の終わりに末期癌患者へチームアプローチを経験してホスピスケアへ関心が移った．

6. ホスピスケアの体制づくり．霊的ケア（スピリチュアルケア）を深める．緩和ケアの発展．
7. これまで診断や治療，延命を中心に発展してきた日本の医療に「ケア学」が不足していると思う．
8. 教科書に書かれていること以外にもっと広い視野をもち，医学以外の分野にも関心をもってほしい．人間理解の重要性を念頭に置いて勉強してほしい．

大井　玄

1. 1935年生まれ
    東京大学医学部卒業
    ペンシルバニア大学グラジュエイト病院内科レジデント
    デューク大学血液学フェロー
    東京都立衛生研究所副参事研究員
    東京大学医学部衛生学助教授
    帝京大学医学部公衆衛生学教授
    東京大学大学院医学系研究科教授
    国立環境研究所所長
    東京大学名誉教授
2. 先祖が代々町医者でしたが，親父は事情があって医者になれませんでした．その無念さと志を感じ取ったからかもしれません．
3. アルバイトに明け暮れ，勉強に身が入らず，今振り返り忸怩（じくじ）たるものがあります．
4. 環境汚染の生物指標，痴呆老人の精神症状発現条件，終末期医療，日本におけるエイズ流行予測，生命倫理．
5. 環境問題も，終末期医療，痴呆老人，エイズなど，すべてそのときの身分の変化，置かれた情況の変化に対応するために研究課題として取り上げたにすぎません．
6. 「科学」という思考パラダイム以外の，あるいはそれを含む思考パラダイムを考えたいと思っています．それはデカルト，ニュートン的な世界認識とは当然，別なものでしょう．
7. 医療側も，患者側も，健康な人も広く少しずつ我慢し合って成立し，誰でも利用でき，安くてかつ質の高い公平な日本型医療（WHOの評価では世界一）は崩壊しつつあるようです．「医師-患者関係」も悪くなる一方であろうと予測します．その根本には「つながり」を見失ったバラバラな人間観とエゴイズムが日本人の伝統的なコスモロジーを追い払ったことがみられます．
8. 地球という，人間活動に対し相対的に狭く狭くなった場，閉鎖系システムで，自然

境境，生態系，種々の文化が破滅的な混乱なしに，存続できるためにはヒトは何をなすべきか．それは日本という閉鎖系システムで平和にしかもダイナミックに生活してきた祖先たちの倫理意識，宇宙観にヒントがあるように思います．聖徳太子，菅原道真などの思想が，若い人たちによって再発見されることを期待しています．

原田 正純

1. 1934年生まれ．熊本大学大学院医学研究科（神経精神医学）修了，医学博士
   熊本大学医学部神経精神科助手，講師
   熊本大学体質医学研究所助教授，同遺伝疫学助教授
   熊本学園大学社会福祉学部福祉環境学科教授
2. 鹿児島で親父が田舎で医者をしていたし，ほかに才能がないと思った．
3. 学生時代は演劇部，美術部，剣道部など軟硬両派に属して忙しかった．
4. 胎児性水俣病と同時に脳波の臨床的な研究で睡眠の研究に凝っていた．その後，三池炭塵爆発による一酸化炭素中毒，土呂久砒素中毒，カネミ油症，二硫化炭素中毒，覚醒剤中毒など臨床中毒から広く海外の中毒事件，環境問題に関心をもつようになった．
5. 1人の患者の治療に苦慮しているのに，現代は大量に不治の病を生産している．治せない病人を目前にしたとき，私たちに何ができるか，何をすべきかを探ってきた．
6. 若い人に己の生き様を，考えや価値観は多様であることを伝えたい．
7. 風通しを良くして，市民や患者の目線で世界をみないと独断的で狭い世界の中でしか通用しない非常識を常識と思ってしまう危険性がある．細分化・専門化と同時に統合的・社会的視点が必要である．
8. 記憶力よりも想像力を育ててもらいたい．それは相手の立場に立って考えることである．また，私が水俣病で人生や生き様が変わったように，それぞれの水俣病（一生かけてこだわるテーマ）を見つけてほしい．

小泉 明

1. 1926年生まれ
   東京大学医学部医学科公衆衛生学専攻，同大学院（旧制）卒業
   東京大学医学部助手，助教授，教授（人類生態学，のちに公衆衛生学講座担任）
   アメリカ合衆国ハワイ大学客員副教授（公衆衛生学）
   同ハーバード大学客員教授（公衆衛生学）
   昭和大学医学部教授（衛生学担当）
   国立環境研究所所長

産業医科大学学長
　　日本医師会副会長
　　日本医学会副会長
2．高校（旧制）時代に自然科学（特に化学，生物学）の研究に関心を抱き，同時に結核予防に携わりたいと思った．
3．学生のサークル活動で「結核研究会」に所属し，結核の文献調べ（本読み）や農・漁村の結核予防，健診に出かけた．
4．産業医学を中心に保健活動論を幅広く研究．
5．石川知福教授（東京大学医学部公衆衛生学教室の初代教授）の労働衛生学の研究と先生の人柄に強く心を惹かれた．
6．セルフケア（人々の自主的保健ならびに初期医療活動）への介入方法．
7．先端的専門医療は狭い分野で高水準だが，医療全般のネットワークのあり方に問題が多い．
8．医学への情熱．

西村 周三

1．1945年生まれ
　　1969年　京都大学経済学部卒業
　　1972年　京都大学大学院経済学研究科博士課程中退
　　1972年　京都大学経済研究所助手
　　1975年　横浜国立大学経済学部助教授
　　1981年　京都大学経済学部助教授
　　1987年　同教授
2．大学入学当時はまだ日本は貧しく，医学にも興味があったが，広く貧困をなくしたいと思い経済学を選んだ．その後，急速に日本には貧困がなくなったので，今から思えば，医学を選んだ方がよかったと思っている．ちなみに自慢すると，ゆうゆう医学部に合格する学力はあった．
3．普通，学生時代はあまり勉強しなかったことを自慢する人が多いが，私は，自然科学，社会科学，人文科学まんべんなく，相当よく勉強したと思う．そして学生時代の勉強「癖」がその後とても生きた．
4，5．医療経済学を選んだのは，あまり深い理由はなかった．「リスクの経済学」に関心を抱き，その応用分野を探していたら，医療に行き当たった．
6．医療経済学にとどまらず，疫学一般も含めて研究したい．
7．社会との関連での疾病に関心が低い．特に精神科を中心に，遺伝子の病気と社会の

病気との合成としての「精神科医療」に関心が高まることを望む．
8. 7（日本の医療に関して）で述べたようなことに関心をもってくれるような，スケールの大きな医学研究者が出ることを望む．

武井秀夫

1. 1948年生まれ

    1973年　東京大学医学部医学科卒業（医学士）
    　　　　関東逓信病院第二外科
    1980年　東京大学教養学部学士入学（文化人類学専攻）
    1982年　東京大学教養学部教養学科第一・文化人類学分科卒業（教養学士）
    1984年　東京大学大学院社会学研究科文化人類学専攻修士課程修了（社会学修士）
    　　　　博士課程進学
    1986～
    1990年　コロンビア・アマゾンにて先住民文化現地調査，アンデス大学客員教授
    1990年　東京大学大学院総合文化研究科文化人類学専攻博士課程単位取得退学
    　　　　天理大学助教授
    1994年　千葉大学文学部助教授
    1998年　千葉大学文学部教授（現職）

2. 医学部：　中3の秋に失明寸前の状態から治療で回復した経験が，高校の3年間でしだいに大きな重みをもつようになったと思う．

    文化人類学科：　医学部時代に考えていたさまざまな疑問や，臨床経験を通じて考えさせられたことなどから，人間にとっての医療の意味について根元的に問い直す必要を感じるようになった．また，ひどく体調を崩していた自分自身にとっても，それを考えることが緊急の課題だったのだと思う．

3. 医学部：　駒場が2年間，本郷がストライキの14か月を含めて5年間．本郷ではボート部，山岳部，美術サークルで活動．授業の出席率は必ずしもよかったとはいえないが，読書量は相当なものだったと思う．

    文化人類学科：　一回り若い人たちと一緒のクラスだった．知識に飢えていた．土曜も含めて25コマの授業に出た学期もあった．大学院博士課程のとき，アマゾン先住民集落でフィールドワークを行い，予知的ビジョンをみたり，ゲリラ戦に遭遇したり，人生観が変わるような，さまざまな経験をすることになった．

4. 文化人類学を学び始めたとき，まず必要だったのは，「科学的に思考する」ことに順応しすぎていた自分の思考を中和，ないし，リハビリすることだった．そこで，現代医学から一時的に距離を置き，民族医学を中心に研究を進めていたのだが，フ

ィールドワーク先のコロンビア・アマゾンの先住民地域で，進行中のプライマリ・ヘルスケア・プロジェクトに巻き込まれ，国際保健医療への文化人類学者の関与の必要性を痛感しつつ帰国することになった．それから今まで約15年間のテーマは，シャーマニズムと現代医療を両極に拡大しつつあると感じている．
5．この点についてはすでに2（入学動機）に書いたが，3（学生生活を振り返って）に書いたようなさまざまな経験を重ねるうち，この選択はある種の必然だったのではないか，と考えるようになった．自分としては「人間の病苦」に導かれて一本道を歩んできたつもり．
6．病気と正義や法との関係について，もっと掘り下げていきたいと考えている．
7．現在，南米チリで医療協力の仕事をしている関係で，ついついこの国の医療制度の問題点と日本の現実とを比較しがちである．そして，医療資源の公正な配分は？という問いが常に意識されている．しかも，公正性のありようは，文化によっても異なってくるので，単純な比較ができるわけでもない．私たち団塊の世代が高齢者になったとき，日本の公正性はどんな形をしていることだろうか．
8．人間としての常識を身につけること．人間同士としての当たり前の敬意を払って人に接することができなければ，適切な人間関係（医師-患者関係はそれの一部）はつくることができない．「患者様」という言葉の慇懃無礼さに違和を覚える感性をもってほしい．

村岡　潔

1．1949年生まれ
　　1975年　日本医科大学卒業
　　1975年　日本医科大学附属病院第四外科学教室入局
　　1976年　同病院救命救急センター助手
　　1977年　東京労災病院脳神経外科医員
　　1981年　山形県北村山公立病院脳神経外科医員，後，医長
　　1986年　大阪大学医学部大学院医学研究科博士課程入学
　　　　　　環境医学・集団社会医学概論専攻（主任：中川米造教授，1990年より森本兼曩教授へ）
　　1993年　大阪大学医学部大学院単位取得退院
　　1993年　医療文化研究センター（医療倫理部門）主任研究員
　　1995年　大阪大学医学部附属病院・環境医学基礎系シニア医員
　　　　　　環境医学教室（主任：森本兼曩教授）所属
　　1998年　佛教大学文学部仏教学科助教授

　　　　　　専攻科仏教看護コース：医学概論・医療思想史
　2004年　佛教大学社会福祉学部社会福祉学科助教授
　2005年　同教授
　　　　　現在に至る
2．高校時代，母がハンセン病の施設（多磨全生園）で看護師をしており，病気で困っている人を助けたかった．また，父が獣医であったことも影響があったと思う．
3．入学時はラグビー部において体を鍛えていたが，そのうち，学生運動や医学部の自治権をめぐる争いに巻き込まれた．ノンセクトで派閥には入っていなかった．その後，文芸部に籍を置き，以来，顧問だった柄谷行人氏の多大な影響を受けてきた．また，中国文学者・竹内 好主宰の「中国の会」に通い，魯迅を読んだり，そこの自主上映運動のはしりでもある「アジアの映画を観る会」に参加するなど，もっぱら文科系の生活を楽しんでいた．
4．最初は，杉浦和朗先生に師事し先生と脳浮腫に対するステロイドの最適投与量と意識レベル研究（最も科学的なエジンバラ・コーマスケールの作成）や，平衡神経科学（坂田英治先生の薫陶を受け，眼振と意識レベルの相関性，小脳変性症のめまいなど）の研究．次いで，医学概論（医療思想史，医療倫理学，仏教医学）．また「医療行為の決定における倫理意識と価値判断」などのテーマで先端医療のあり方を研究中．また，近年バーチャルリアリティにも関心がある．
5．脳神経外科に入った理由は神経に興味があったことや，「あこがれ」や「先進的」というイメージがあったから．さらに救命救急センター（救急医学）を経由したのは，医師の基本を身につけたかったから．医学概論を始めたのは，学生のときに横尾先生（元 解剖学教授）から医学概論の講義を受け，興味をもったことに始まる．臨床上の医の倫理については，杉浦先生から多大な影響を受けた．
6．先端医療の医学概論（医学哲学），医療思想史的研究，医療倫理学と医療人類学の医療へのシステマティックな適用，バーチャルリアリティのヘルスケアへの応用など．
7．ハードはまあまあのようだが，ソフトは今一つ．ハードを世界の標準に合わせソフトの部分を良くすればもっと世界に貢献できる．もっと余裕をもって医療を行ってほしい．医療者の過労は，患者に跳ね返るから．
8．＜医師のことば＞と＜患者のことば＞，その両方がわかる医療者になってほしい．

中川米造（中川 晶氏による代筆）
1．1926年　京城（現ソウル）生まれ
　1949年　京都大学医学部医学概論専攻卒業

	同耳鼻科教室入局
1980年	大阪大学医学部教授
1989年	大阪大学退官
	滋賀医科大学教授
1991年	滋賀医科大学退官
1996年	佛教大学教授（佛教看護コース）

1997年9月30日永眠

2. 物心ついたころから，自分は将来医師になると決めていたという．自分も兄弟も身体が弱かったので，よく医師の世話になったとのこと．その影響かもしれないと聞いたことがある．

3. 医学部入学したころは戦時中で，まともな授業がなかったとのこと．それでもさまざまな学生委員会を組織して，あちこち飛び回っていたらしい．舞鶴で海外からの引き揚げ者援護のために働いたり，時には復員船でシベリアや中国まで引き揚げ者を迎えに行くこともあったらしい．そのような場所で救急処置などを実地で勉強したとのこと．

4. 「医学とは何か」という問題がわかるまでは医者にはなれないと決めていたと聞いたことがある．最初は海外の医学哲学に関する文献を読みあさったとのこと．その後，大阪大学医学部で当時「医学概論」という講義を講じられていた哲学者の沢潟久敬教授のもとで研究を開始した．その後，医学概論は医学の基礎をなすものという考えから医学概論を医哲学・医学史・医療社会学の3本柱で構成する医学の基礎学として位置づける．哲学からは，ベルグソンとカントの考え方に影響を受けているといわれている．臨床医学では，臓器移植，脳死が現実的なものになると医学は市民のためにあるという観点から，多く発言した．また医療の起源への関心から，アフリカやインドへ学術調査に出かけ，魔法医や呪術医の文化人類学的な研究を行った．1990年代になると，医療行動科学という分野の確立に力を注いだ．医療行動科学は医療に心理学，社会学，文化人類学的な視点を導入しようという試みで，医学イコール生命科学になろうという方向とは異なった視点を守ろうとした．

監修者・編集者略歴

森本兼曩（もりもとかねひさ）

1946年　兵庫県に生まれる
1980年　東京大学大学院医学系研究科
　　　　修了
現　在　大阪大学大学院医学系研究科
　　　　社会環境医学講座教授
　　　　医学博士
主　著　『ライフスタイルと健康』
　　　　（医学書院，1991）
　　　　『ストレス危機の予防医学
　　　　　―ライフスタイルの視点から』
　　　　（NHKブックス782）
　　　　（日本放送出版協会，1997）
　　　　『がんで死なないために読む本』
　　　　（三笠書房，1997）
　　　　『遺伝子が人生を変える』
　　　　（PHP研究所，2001）
　　　　　など

駒沢伸泰（こまざわのぶやす）

1980年　大阪府に生まれる
現　在　大阪大学医学部医学科学生
主　著　『阪大医学生が書いた
　　　　　やさしい「がん」の教科書』
　　　　（PHP研究所，2003；PHP
　　　　文庫，2004）
　　　　『遺伝子の宿題』（PHP文庫，
　　　　2004）

現代医学と社会
　―〈医学概論〉講義―

2005年4月25日　初版第1刷

　　　　　　　定価はカバーに表示

監修者　森　本　兼　曩
編集者　駒　沢　伸　泰
発行者　朝　倉　邦　造
発行所　株式会社　朝　倉　書　店
　　　　東京都新宿区新小川町6-29
　　　　郵便番号　162-8707
　　　　電　話　03（3260）0141
　　　　FAX　03（3260）0180
　　　　http://www.asakura.co.jp

〈検印省略〉

©2005〈無断複写・転載を禁ず〉　壮光舎印刷・渡辺製本
ISBN4-254-30082-4　C3047　　Printed in Japan

前東大 杉本恒明・東大 小俣政男・
順天堂大 水野美邦総編集

内　科　学（第8版）

32202-X C3047　　　B5判 2344頁 本体28500円
32203-8 C3047　　　B5判 (5分冊) 本体28500円

カラーで読む『内科学』。内科学の最もスタンダードな教科書・専門書としてゆるぎない評価を受けている定本が全面カラー化でさらに見やすいレイアウトを実現。最新の知見に基づき内容を一新した決定版。携帯に便利な分冊版(分売不可)あり。〔内容〕総論：遺伝・免疫・腫瘍・加齢・心身症・環境・中毒・医原性疾患／症候学／治療学：移植・救急／感染症・寄生虫／循環器／血圧／呼吸器／消化管・膵・腹膜／肝・胆道／リウマチ・アレルギー／腎／内分泌／代謝・栄養／血液／神経／他

和田　攻監修　長橋　捷・山崎信行・藤田俊一編

医 学 略 語 辞 典（増補版）

30058-1 C3547　　　B6判 576頁 本体9000円

医学略語は病名，物質名，指示事項などに頻用され，その数も驚異的に増加している。本書は，基本的で歴史をもち頻用されている略語はもちろんのこと，新しいもの，使用頻度が少ないもの，特定の領域でのみ用いられ周辺分野の人にはなじみのないもの，などまで，幅広く収録。約22,000語をABC順に配列し，略語，原語(全綴り)，日本語訳の順に記載。医学生から，研修医，実地医家，研究者，コメディカルの人々に至るまで，関連領域の人々の必携書

東大 松島綱治・京府医大 酒井敏行・
東大 石川　昌・富山医薬大 稲寺秀邦編

予 防 医 学 事 典

30081-6 C3547　　　B5判 464頁 本体15000円

「炎症・免疫，アレルギー，ワクチン」「感染症」「遺伝子解析，診断，治療」「癌」「環境」「生活習慣病」「再生医療」「医療倫理」を柱として，今日の医学・医療において重要な研究テーマ，研究の現状，トピックスを，予防医学の視点から整理して解説し，現在の医療状況の総合的な把握と今後の展望を得られるようにまとめられた事典。医学・医療・保健・衛生・看護・介護・福祉・環境・生活科学・健康関連分野の学生・研究者・実務家のための必携書。

高野健人・伊藤洋子・河原和夫・川本俊弘・
城戸照彦・中谷陽二・中山健夫・本橋　豊編

社 会 医 学 事 典

30068-9 C3547　　　B5判 420頁 本体13000円

現在の医療の状況を総合的に把握できるよう，社会医学において使用される主要な用語を見開き2頁で要領よく解説。衛生学・公衆衛生学・法医学・疫学・予防医学・環境医学・産業医学・医療情報学・保健計画学・地域保健学・精神衛生学などを包括したものである社会医学の内容を鮮明に描き，社会医学内の個々のジャンルの関連性，基礎医学・臨床医学との接点，境界領域の学際的知見をも解説。医療・看護・介護・保健・衛生・福祉分野の実務者・関係者，行政担当者の必携書

川島紘一郎・平井俊樹・斉藤和幸訳

臨 床 倫 理 学

30080-8 C3047　　　A5判 176頁 本体3400円

ヒト被験者を使用する臨床試験は病気の治療と予防等に重要な役割を果たしている。倫理原則を遵守した臨床試験が，新しい治療法などの開発に必要不可欠である。本書は米国の実情を含めた，あるべき倫理的臨床研究を紹介した教科書，入門書

筑波大 加納克己編

疫 学 概 論 ―理論と方法―

31083-8 C3047　　　A5判 152頁 本体2800円

疫学は病気の原因を追究し，方法論を重視する学問であり，近年，高度な統計科学的方法を駆使し進展が著しい分野である。本書では，疫学の基礎から，方法について平易かつ具体的に解説。〔内容〕疫学の基礎／研究の実際／データと統計解析，他

上記価格（税別）は2005年4月現在